AF455077

PROTHÈSE FONCTIONNELLE

DES BLESSÉS DE GUERRE

TROUBLES PHYSIOLOGIQUES ET APPAREILLAGE

PAR

le Dr DUCROQUET
Chirurgien orthopédiste de l'hôpital H. de Rothschild

PRÉFACE DU Pr AUG. BROCA

Avec 218 figures

MASSON ET Cie, ÉDITEURS
LIBRAIRES DE L'ACADÉMIE DE MÉDECINE
120, BOULEVARD SAINT-GERMAIN, PARIS-VIe
1919

PRÉFACE

Me demander une préface pour un livre dont l'auteur est, sur le sujet, d'une compétence fort supérieure à la mienne, est d'une assez douce ironie, si ce n'est pour que je dise — et je le fais avec plaisir — que je dois à M. Ducroquet toutes mes connaissances en appareillage ; heureux si, par compensation, il a pu tirer de notre longue intimité quelques enseignements d'anatomie et de médecine opératoire pratiquement utilisables.

Car la caractéristique de ce livre est dans la valeur des recherches de physiologie musculo-articulaire qui servent de base à une prothèse fonctionnelle raisonnable. Cette physiologie mécanique n'est plus à la mode ; elle a été détrônée par la chimie et si la médecine a profité de cette révolution j'ai quelque idée que la chirurgie en a pâti. Il faut connaître le fonctionnement exact des jointures à l'état normal pour comprendre leurs défauts à l'état pathologique et par conséquent les suppléances ou les corrections possibles par certains appareils ; pour savoir que tous nos mouvements naturels sont à axes multiples et que par conséquent nos charnières artificielles seront toujours des à peu près ; pour établir des appareils simples et légers, ne visant d'ordinaire qu'un but au lieu de chercher, comme font les novices et les empiriques, des restaurations fonctionnelles multiples. Un peu de science amène à la complexité ; beaucoup de science en éloigne : c'est la conclusion à laquelle on arrive en lisant ce livre. Et que l'auteur me permette, en terminant, de constater, à sa louange, qu'il n'a rien « inventé », qu'il a seulement mis au point, grâce à l'expérience acquise depuis la guerre, des principes, des mécanismes, des appareils pour la plupart connus, mais auxquels manquait, pour être réellement efficaces, le « coup de fion » où se reconnaît l'artiste.

Aug. Broca.

CHAPITRE PREMIER

CONSTITUTION GÉNÉRALE D'UN APPAREIL. LES POINTS DE FIXATION

Un appareil quel qu'il soit et quel que soit son but, doit rester solidaire du membre ou du segment de membre qu'il est appelé à recouvrir. Cette solidarité est obtenue par le choix judicieux des points de fixation.

C'est ce choix qui détermine les principes de notre conduite, les buts que nous devons viser et les moyens pour y parvenir. Buts et moyens varient suivant l'appareil que l'on veut établir.

Quel que soit le segment de membre envisagé des règles communes régissent :

1° Le membre inférieur.

2° Le membre supérieur.

LES DIVERS MODES DE FIXATION DES APPAREILS DU MEMBRE INFÉRIEUR

Les points de fixation permettent d'assurer un rapport constant entre un point déterminé du membre et la partie de l'appareil qui y correspond.

Les points de fixation sont de trois ordres :

a) Ils fixent l'appareil de bas en haut et l'empêchent de descendre sous l'influence de la pesanteur ; ce sont véritablement *les points de support* de l'appareil.

b) Ils fixent l'appareil de bas en haut et l'empêchent de remonter grâce aux *points de contre-ascension*.

c) Ils empêchent l'appareil de tourner par les *points de contre-rotation.*

Les points de supports seront donc généralement représentés

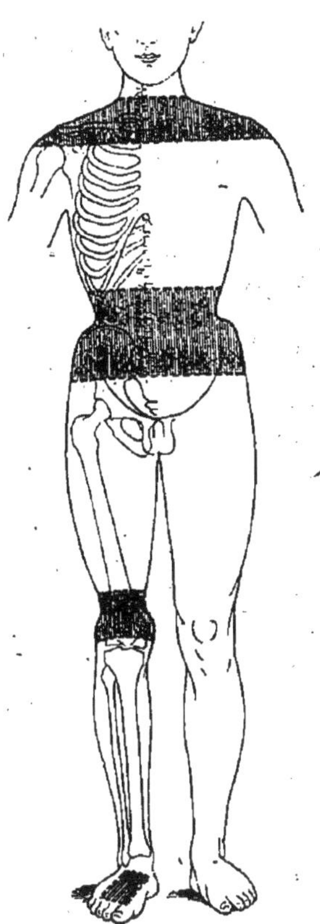

Fig. — Les diverses régions utilisées comme point de support sont marquées en hachures.

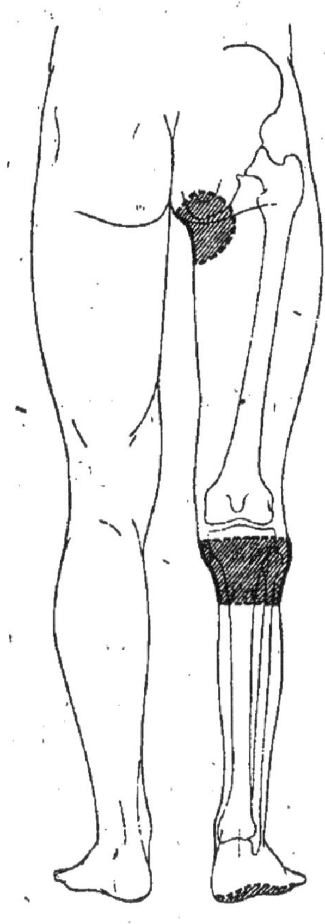

Fig. 2. — Ces trois régions sont utilisées comme point de contre-ascension.

par une surface conique à grande base inférieure ; en remontant de bas en haut nous trouvons (fig. 1) :

La face dorsale du pied ;

La partie supérieure des condyles fémoraux ;

Le dôme des hanches.

Les points de contre-ascension s'opposant à toute élévation seront représentés par une surface plane ou une surface conique ayant sa grande base dirigée vers le haut ; en remontant de bas en haut nous trouvons (fig. 2) :

La plante du pied ;

Les plateaux tibiaux, cône à grande base supérieure ;

L'ischion, surface plane.

Grâce à ces deux sortes de points, l'énucléation de l'appareil du segment du membre qu'il recouvre est rendue impossible.

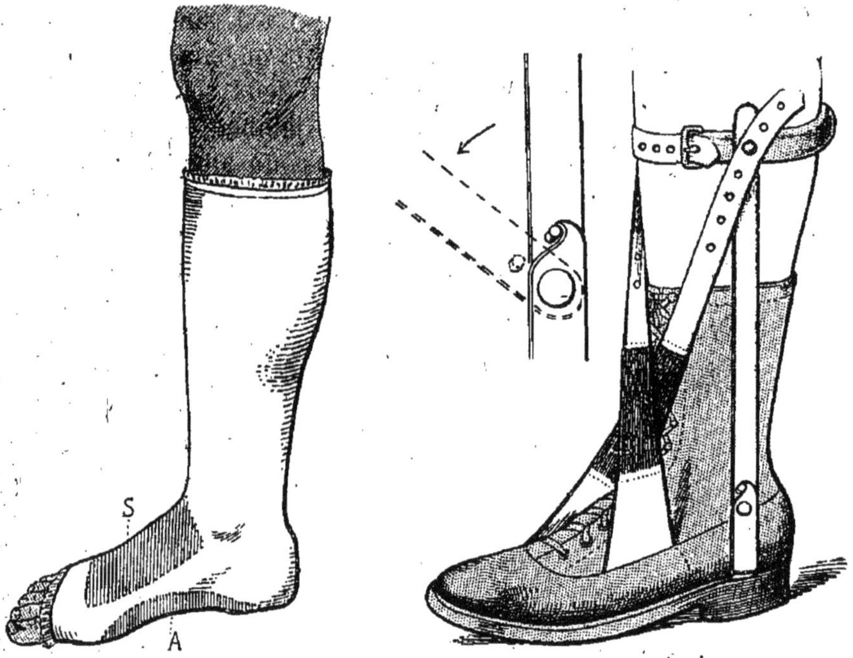

Fig. 3. — Botte plâtrée avec son point de support S et son point de contre-ascension A.

Fig. 4. — Appareil à tracteur élastique. La chaussure assure la fixation du système.

Les points de contre-rotation sont trouvés dans la forme même du segment à envelopper. L'irrégularité de la région crée le point de contre-rotatiou. Prenons le genou pour exemple, une coupe passant par le milieu de la rotule et les condyles fémoraux nous donne une section triangulaire ; si ces parties osseuses sont moulées par l'appareil, elles l'empêchent de tourner autour du membre.

On comprend que deux triangles concentriques apposés ne peuvent tourner l'un sur l'autre.

Il en est de même pour le bassin à cela près que la coupe de cette région osseuse est plus ou moins trapézoïde.

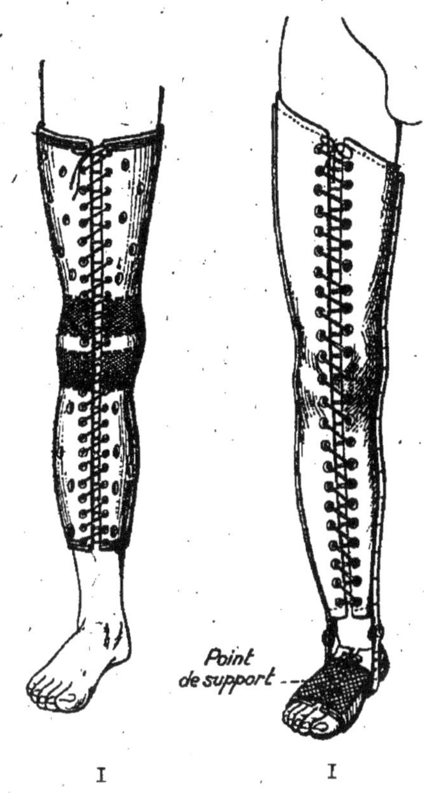

Fig. 5. — En I, genouillère avec son point de contre-ascension et son point de support direct. En II, le point de support de la genouillère est indirect, c'est le dessus du pied.

Dans d'autres cas, on trouve dans les rapports des segments articulaires un obstacle à la rotation, il en est ainsi pour une botte qui englobe le pied ; les deux segments, pied et jambe, formant entre eux un angle droit. On trouve facilement pour chaque articulation ces trois points de fixation.

Articulation tibio-tarsienne. — Au pied, par exemple, c'est la partie dorsale qui forme point de support et la face plantaire point de contre-ascension (fig. 3) ; la rotation de l'appareil se trouve empêchée, nous l'avons dit, par ce seul fait que la partie jambière et la partie podale forment un angle droit.

Dans l'appareil de prothèse musculaire pour paralysie sciatique c'est le soulier qui assure la fixation de l'appareil (fig. 4).

Articulation du genou. — Une genouillière en cuir qui entrave les mouvements de flexion du membre trouve son point de support au niveau des condyles du fémur, son point de contre-ascension sur les plateaux tibiaux (fig. 5-I). L'appareil n'a aucune tendance à remonter, entraîné par son propre poids, il tend plutôt à descendre. De ses trois points de fixation le point de support est le plus important et parfois il est insuffisant. Cela se produit dans deux cas, lorsque le sujet est gras et qu'il n'y a

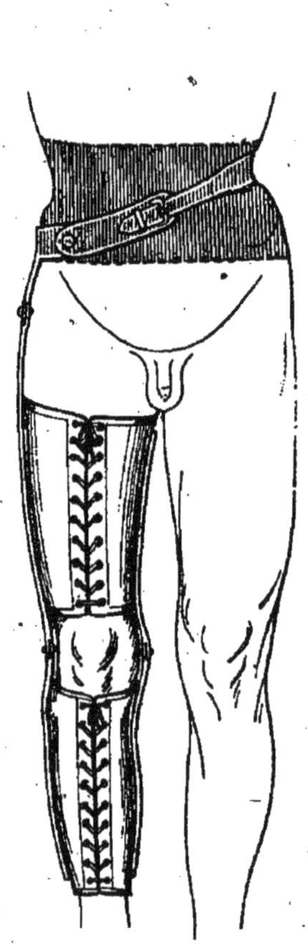

Fig. 6. — Genouillère ayant comme point de support indirect le dôme des hanches.

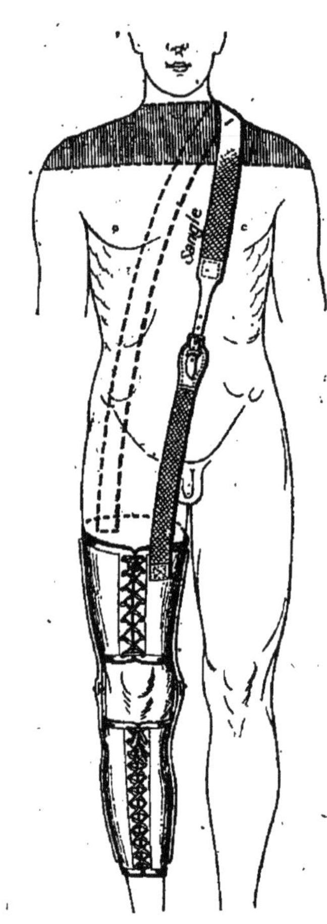

Fig. 7. — Genouillère ayant pour point de support indirect le dôme des épaules.

pas possibilité de mettre en valeur son point de support, et lorsque l'appareil est articulé et qu'on a dû enlever, pour permettre la flexion du genou, une grande partie du point de support. L'appareil glisse le long du membre jusqu'à la rencontre ducou-de-pied. On est amené dans ces cas à utiliser le point de support d'une articulation voisine, pied ou hanche et parfois même le dôme des épaules.

De ces procédés la prise du pied est le meilleur, car elle assure la suspension de l'appareil de façon invariable, en même temps qu'elle empêche sa rotation.

On peut à cet effet user de trois moyens : utiliser une partie podale qui englobe tout le pied (fig. 5 II), une semelle métallique fixée à un étrier ou un étrier qu'on fixe directement sur une chaussure ordinaire. Si on se sert du dôme des hanches, le meilleur procédé consiste à placer une plaque pelvienne qui supporte la tige des hanches, au-dessous de la crête iliaque (fig. 6). Une ceinture fixée de chaque côté aux extrémités de cette plaque entoure le bassin et passe au-dessus de la crête iliaque de l'autre côté. Le cuissard est suspendu à ce point de support en dehors par l'attelle fémorale externe.

La suspension par bretelles qui utilise comme point de support le dôme des épaules a pour avantage de laisser le bassin libre ; le mutilé ne se sent pas tiraillé par la pièce de hanche (fig. 7).

L'articulation de la hanche. — Les trois points de fixation de cette région sont : le dôme des hanches qui assure la suspension de l'appareil. l'ischion qui empêche sa rotation et le bas) sin dont la forme trapézoïdale met obstacle à la rotation.

LE MEMBRE SUPÉRIEUR
SES DIVERS MODES DE FIXATION

Nous avons à étudier successivement :

1° Les points de support ;
2° Les points de contré-ascension ;
3° Les points de contre-rotation.

1° Points de support. — Les trois régions utilisées (fig. 8-I comme support sont :

La partie supérieure du poignet ;
Le dessus des condyles ;
Le dôme des épaules.

2° **Contre-ascension.** — L'appareil résiste à une pression de bas en haut (fig. 8-II) par :

La commissure du pouce et de l'index ;

La partie supérieure de l'avant-bras ;

Le creux de l'aisselle.

3° **Les points de contre-rotation.** — Un appareil bien ajusté ne peut tourner (fig. 8-III) parce que :

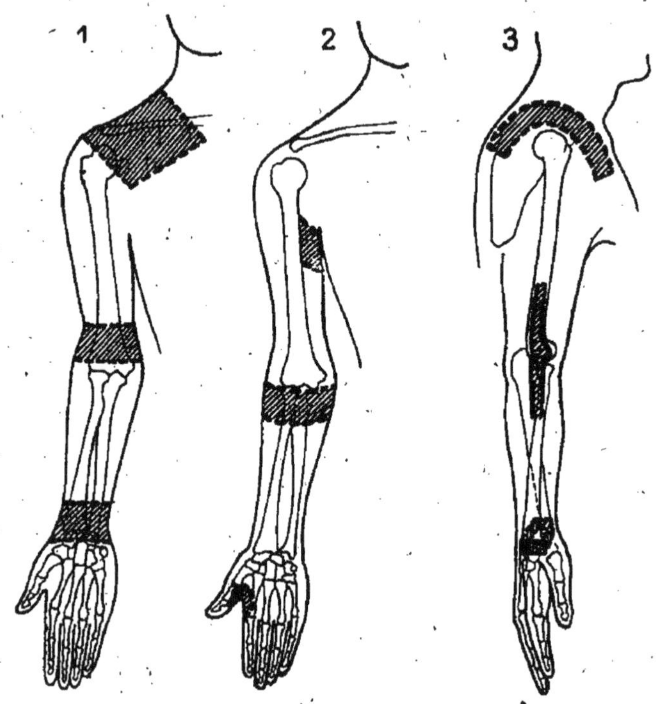

Fig. 8. — On voit en 1 les trois régions qui forment point de support ; en 2 les points de contre-ascension ; en 3 les points de contre-rotation.

1° La section de l'avant-bras est elliptique et non circulaire.

2° Parce que la flexion du coude, donc celle de la charnière, n'est possible que dans le sens sagittal par rapport à l'humérus.

3° Parce que le baudrier de l'épaule y met obstacle.

Procédant comme nous l'avons fait à l'occasion du membre inférieur, il faut déterminer pour chaque articulation les points de fixation qui lui conviennent. Prenons un appareil articulé au niveau du coude. Il tendra constamment à descendre, à glisser le long du membre supérieur; des trois points de fixation, le point de support est le plus important. Si les attelles brachiales sont cintrées et suivent la forme de l'extrémité inférieure de l'humérus elles assureront la suspension de l'appareil (fig. 9). Il est souvent difficile de suivre le modelé de ces parties latérales de l'os et l'on est obligé d'emprunter à l'articulation de l'épaule son point de support Les fabricants se servent d'une épaulière que des lanières réunissent au bras (fig. 11 et 12). Nous avons coutume de réaliser beaucoup plus simplement le point de support. Il suffit de prolonger le brassard au-dessus de l'épaule (fig. 10).

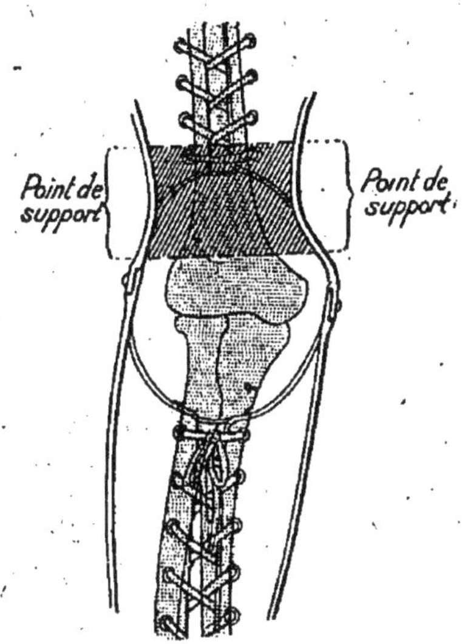

Fig. 9. — Les attelles humérales cintrées au-dessus de la palette humérale fixent très solidement l'appareil.

Une sangle en cuir passant sous l'aisselle du côté sain fixe l'appareil et entrave sa bascule en dehors.

Dans les appareils de prothèse pour l'articulation de l'épaule ce procédé fournit également un excellent point de support direct. La sangle sous-axillaire étant mobile au niveau de son union au celluloïd ne gêne en rien les mouvements d'abduction du bras. Le cuir, trop souple, se prête moins bien que le celluloïd à la confection de ce point de support.

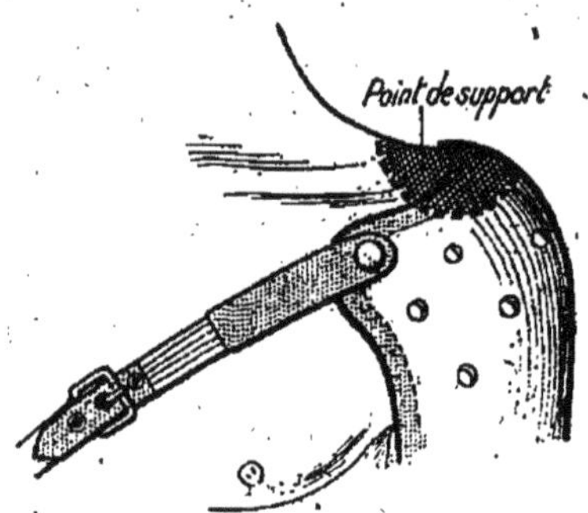

Fig. 10. — Ce brassard qui remonte jusqu'à l'épaule assure la fixation d'un appareil du membre supérieur.

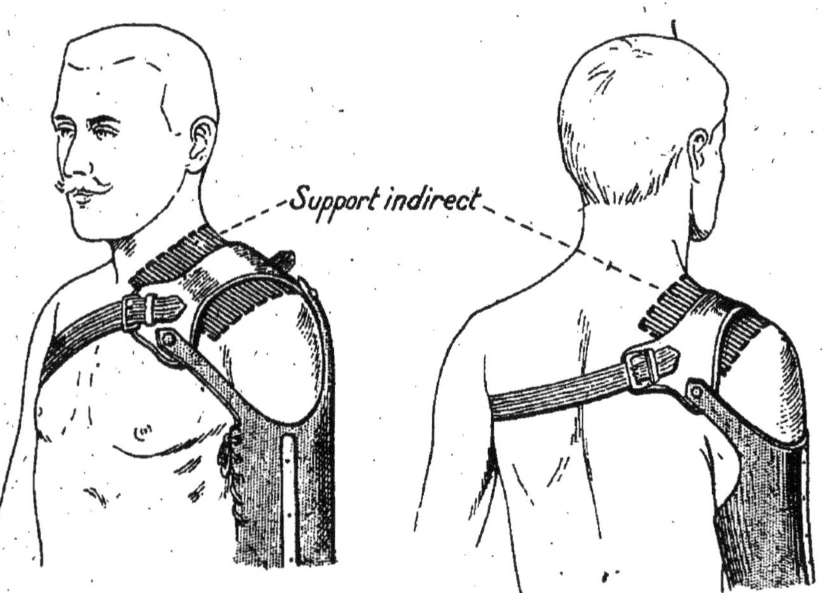

Fig. 11 et 12. — Epaulière assurant la fixation d'un brassard.

CHAPITRE II

AXES ET MÉCANISMES ARTICULAIRES

Les diverses parties d'un appareil orthopédique doivent obéir aux mouvements que leur impriment les divers segments du membre auquel ils correspondent. Cela revient à dire que les axes mécaniques de l'appareil doivent coïncider avec les axes anatomiques de l'articulation et que le problème consiste à trouver, pour chaque articulation, ces axes.

Les articulations du corps humain ne sont ni des chappes, ni des charnières qui elles ont des axes invariables ; ce sont des mécanismes complexes qui ont souvent non pas un centre mais des centres de mouvements. Dans ces conditions l'axe mécanique doit se rapprocher du point moyen où aboutissent ces axes, et être compris de façon à entraver aussi peu que possible le mouvement articulaire.

Il n'y a du reste aucun inconvénient à ce qu'il n'y ait pas de concordance absolue, mathématique, entre les axes mécaniques et anatomiques, car il y a toujours un certain jeu inévitable entre le membre et l'appareil qui l'entoure quelque parfaite qu'en soit l'application. Les chairs sont dépressibles et varient elles-mêmes de forme, grâce au jeu des muscles, dans les divers mouvements.

Un repère anatomique étant choisi comme centre d'axe il est facile d'en vérifier la valeur. Nous avons utilisé la technique suivante : fixant sur chacun des segments mobiles, une tige dont les extrémités viennent en contact au lieu présumé point d'axe, nous mobilisons les deux segments articulaires ; si l'endroit est bien choisi les pointes doivent rester en contact, et si elles s'écartent l'expérience doit montrer que tout autre endroit donnera une différence plus importante. L'expérience peut être faite sur le vivant ou sur le cadavre.

Dans le premier cas, nous fixons, s'il s'agit de la tibio-tarsienne, nos tiges au moyen d'emplâtre de Zedeno (fig. 13) ; la tige supérieure est placée sur la jambe, l'inférieure sur le pied, les pointes s'affrontent au niveau du centre de la poulie astragalienne qui correspond au bord inférieur de la malléole interne ; le pied placé en extension, l'écart de la pointe ne dépasse pas 2 millimètres, ce qui est négligeable. Si la rencontre des pointes s'était faite au niveau même de l'articulation l'écart eut été plus considérable 1 centimètre à 1 centimètre et demi.

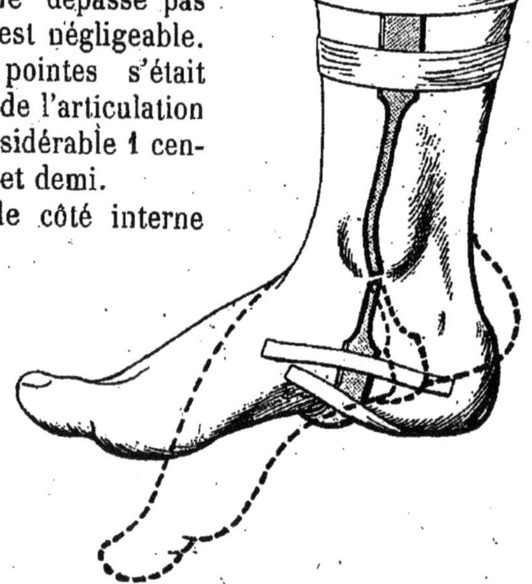

Fig. 13. — Mode de recherche expérimentale du niveau articulaire de la tibio-tarsienne.

Expérimentant sur le côté interne du genou d'un cadavre, fixons nos tiges sur le fémur et sur le tibia ; affleurons les pointes au niveau de l'insertion supérieure du ligament latéral interne et pratiquons la flexion du genou ; les pointes chevauchent et, en flexion de 90°, la tige tibiale monte de 1 centimètre et recule de 8 millimètres. Malgré cet écart ce point doit être pris pour centre mécanique car tout autre endroit donnerait comme nous le verrons un écart plus important (fig. 14). Les tiges ne sont pas fixées directement sur l'os, mais placées sur deux plaquettes qui, elles, sont assujetties à l'os au moyen de vis. Les tiges présentent deux rainures et en desserrant les vis qui les maintiennent sur la plaquette il est facile de varier le lieu d'affleurement des pointes.

LES ARTICULATIONS DU MEMBRE INFÉRIEUR

Articulation metatarso-phalangienne. — Parmi les multiples articulations du pied, seule la tibio-tarsienne et les métatarso-phalangiennes doivent être envisagées individuellement pour l'orthopédiste.

L'extrémité antérieure de chaque métatarsien présente la

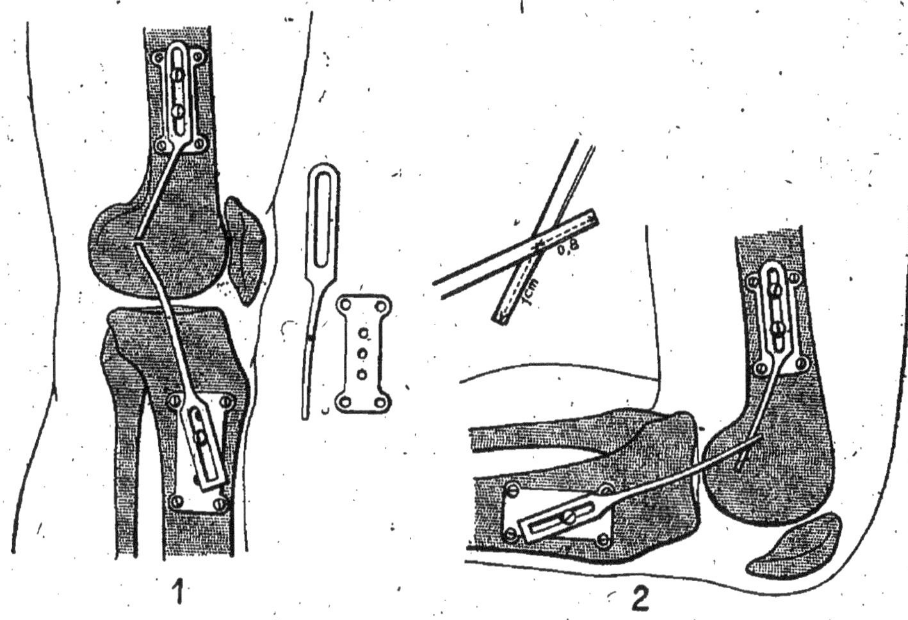

Fig. 14. — Procédé expérimental permettant d'établir la valeur du centre articulaire. — En 1, les pointes sont en contact, ; en 2, le genou est fléchi, les pointes chevauchent.

forme d'une tête aplatie transversalement, sa surface articulaire s'étend plus du côté de la flexion (côté plantaire) que du côté dorsal.

Les mouvements articulaires se réduisent à la flexion et à l'extension ; le mouvement de flexion est très limité ; par contre, l'extension est beaucoup plus étendue, c'est grâce à ce mouvement que le déroulement du pied est possible.

L'axe de flexion-extension des articulations métatarso-phalangiennes pris sur une ligne (fig. 15) allant du centre de la tête du premier métatarsien au centre de la tête du cinquième, n'est pas très exact, car les différentes articulations métatarsiennes ne sont pas sur une même ligne. Les trois articulations médianes sont en avant de la ligne que nous venons de déterminer, de telle sorte que pour corriger en partie l'erreur qui en découlerait, on se fixe comme axe, une ligne partant non pas du centre des têtes articulaires phalangiennes extrêmes, mais de leur extrémité antérieure. Pratiquement on se contente d'un à peu près plus grand encore. Au lieu de fixer une charnière à l'extrémité de cet axe on divise tout simplement à ce niveau par une languette de cuir, par un caoutchouc ou par un ressort métallique la partie podale des appareils que l'on réunit au reste du pied.

Cette partie podale antérieure devenue mobile sur la partie postérieure permet au pied de se dérouler. L'axe de l'appareil étant au-dessous de l'axe véritable, il y a, pendant les mouvements, un peu de glissement des doigts du pied sur la partie de l'appareil qui le recouvre.

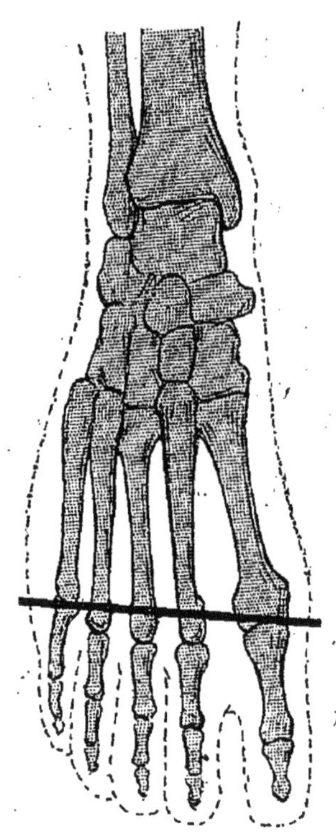

Fig. 15. — Le trait situé à l'avant du pied indique l'axe de flexion des articulations métatarsa-phalangiennes.

Articulation tibio-tarsienne. — Elle est le siège de deux mouvements principaux, la flexion et l'extension. Dans ces mouvements la poulie astragalienne glisse dans la mortaise tibio-péronnière.

Si, comme nous l'avons fait précédemment, on recherche le centre de cette articulation, on voit que les mouvements s'effectuent autour d'un axe transversal qui passe par le corps de

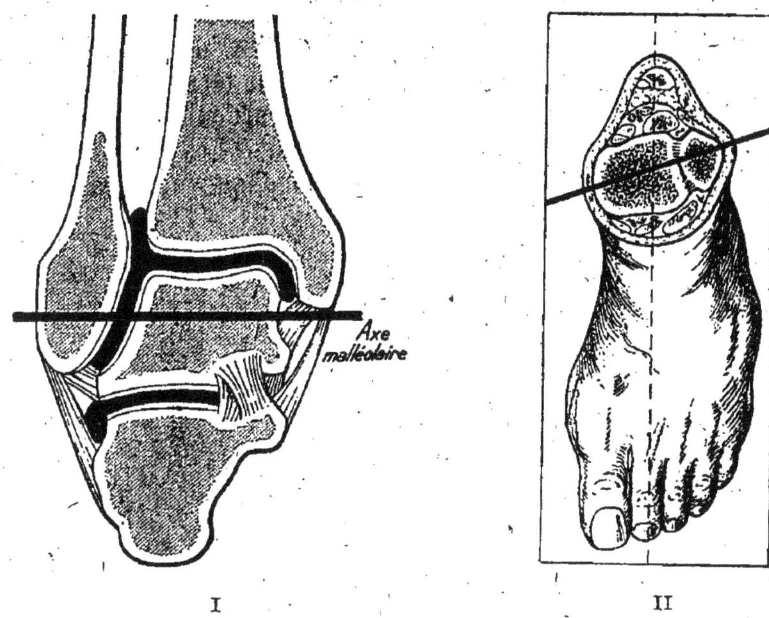

Fig. 16. — I, L'axe de l'articulation passe par le centre de l'astragale ; II, il est oblique et non transversal.

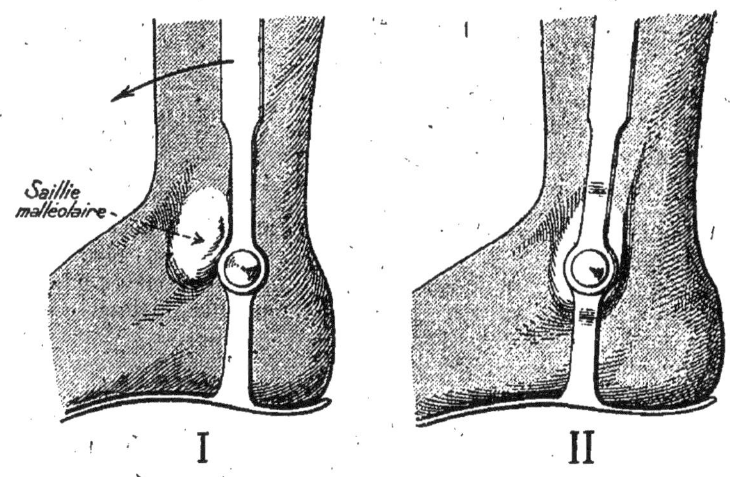

Fig. 17. — I, Position défectueuse de l'axe derrière la saillie malléolaire interne ; II, axe en bonne position à la pointe de la malléole interne.

l'astragale et répond à l'axe du cylindre auquel appartient cet os. Cet axe se trouve juste au-dessous de la malléole interne (fig. 16-I), il est oblique et non transversal, sa partie interne est plus antérieure que sa partie externe (fig. 16-II). La malléole interne se trouve plus en avant que la malléole externe. La position de l'axe *au-dessous de la malléole interne*, dans les appareils bien ajustés, est de pratique importante.

Si l'axe est *derrière la malléole* l'attelle jambière râcle, ébrase la malléole durant les mouvements de flexion du pied (fig. 17-I); si au contraire l'attelle épouse la tubérosité même de la malléole la flexion du pied libère de tout contact cette proéminence (fig. 17-II).

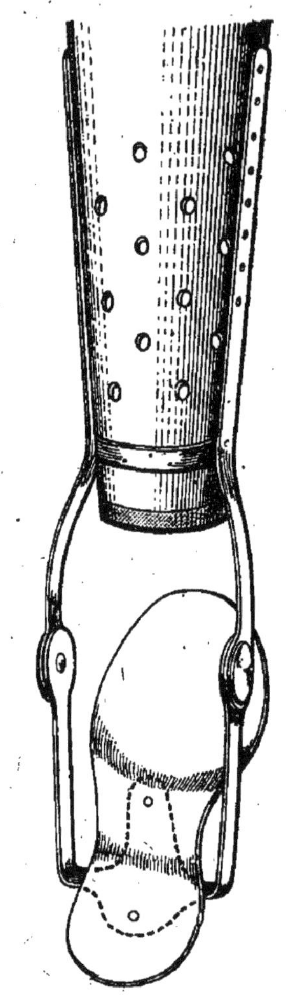

Fig. 18. — Mode d'union d'une jambière à une semelle élastique.

Que la partie de l'appareil qui correspond au pied soit une simple semelle (fig. 18) ou un chausson (fig. 5-II) de cuir ou de celluloïd, deux branches métalliques assurent sa réunion aux attelles jambières. La réunion de ces parties varie suivant les cas.

Si les mouvements de l'articulation doivent rester libres, l'assemblage par superposition est ordinairement employé (fig. 19-I). Toutefois la réunion par embrevage (1) est infiniment plus résistante (fig. 19-II).

Le meilleur procédé consiste à prendre comme axe de réunion un rivet à tête fraisée ou en boule de suif (fig. 19) ce qui est

(1) On appelle embrevage en terme de mécanique, la réunion par un axe de deux pièces encastrées de moitié l'une dans l'autre.

plus facile, tout aussi solide mais augmente un peu l'épaisseur du nœud articulaire.

Le mode de réunion des axes est important. Dans les appareils français on utilisait avant la guerre un procédé déplorable contre lequel nous avons toujours luttés. On prenait un axe dont l'une des extrémité présente un pas de vis et un épaulement carré, destiné à maintenir une rondelle de cuivre coiffée d'un écrou de fixation percé lui-même de deux trous qui servent de prise à l'outil de serrage. Cela a un avantage, les parties podale et jambière peuvent être facilement séparées, cela

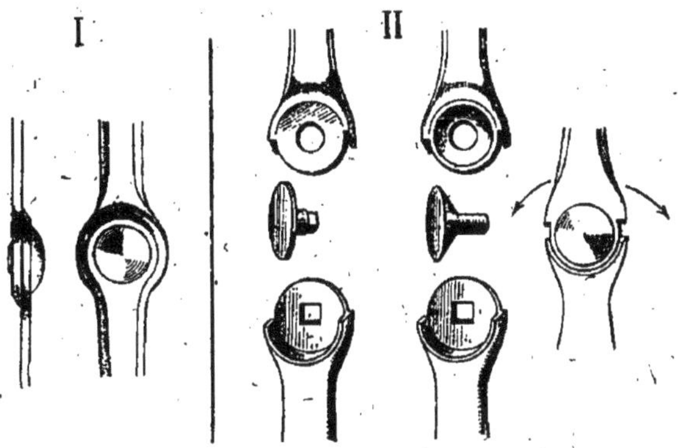

Fig. 19. — Articulation mécanique pour la tibio-tarsienne : I, assemblage par pièces superposées ; II, assemblage par pièces embrevées ; à gauche rivet à tête en boule de suif ; à droite rivet à tête fraisée.

facilite garnissage et réparations ; mais ce procédé a deux inconvénients considérables, l'écrou se dévisse sans cesse, la rondelle de cuivre use très vite, et en peu de temps l'articulation a un jeu énorme.

La chaussure est souvent utilisée dans les appareils orthopédiques comme point de support. On fixe à cet effet un étrier à la semelle de la chaussure. Sa direction en cet endroit doit être oblique afin de reporter en avant l'axe qui correspond à la malléole interne (fig. 20). Il y a intérêt à munir le mutilé d'un appareil à charnière démontable qui lui permet de changer de chaussures. Ces charnières sont de divers modèles, ce sont des chappes (fig. 21-I) ou des tenons (fig. 21-II) qui sont en prises lorsque l'appareil est appliqué sur la jambe. Il suffit de rabattre l'appareil et de placer les attelles jambières en position horizontale pour dégager la chappe ou le tenon.

*
* *

Articulation du genou. — Depuis les travaux de F. Martin (1) il est de règle que la charnière du genou se trouve en un

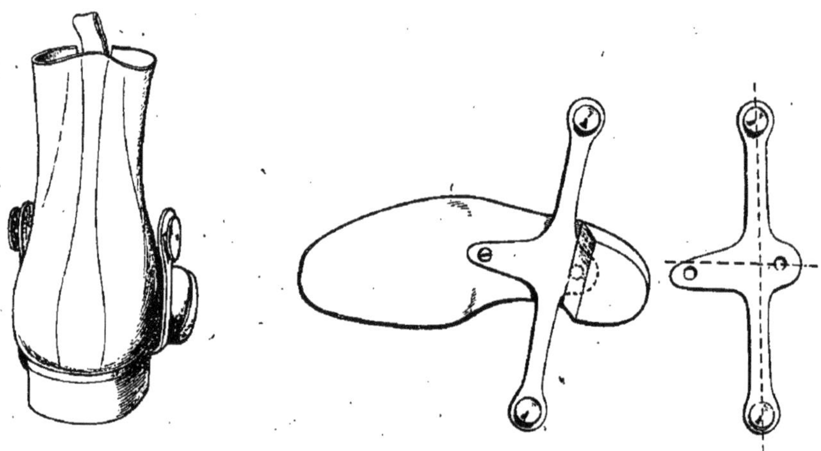

Fig. 20. — Mode de fixation d'un étrier sur une chaussure. L'étrier est oblique par rapport à la semelle, grâce à cela l'articulation interne est plus antérieure que l'externe.

point correspondant à la réunion des trois quarts antérieurs avec le quart postérieur des condyles. Cette situation du pivot articulaire aux trois quarts postérieurs est en effet physiologique, elle répond à l'insertion condylienne des deux ligaments latéraux, et Martin a démontré que les ligaments croisés B et C viennent s'insérer sur une ligne virtuelle AD qui réunirait les deux points d'insertion supérieurs des ligaments latéraux externe et interne A et D (fig. 22). Il a d'ailleurs effectué cette démonstration d'une manière très simple : en enfonçant une broche au travers des condyles, et réalisant ainsi d'une façon effective la ligne de réunion

(1) F. Martin. *Essai sur les appareils prothétiques*. Paris, 1850.

de l'insertion supérieure des deux ligaments latéraux, il se trouve

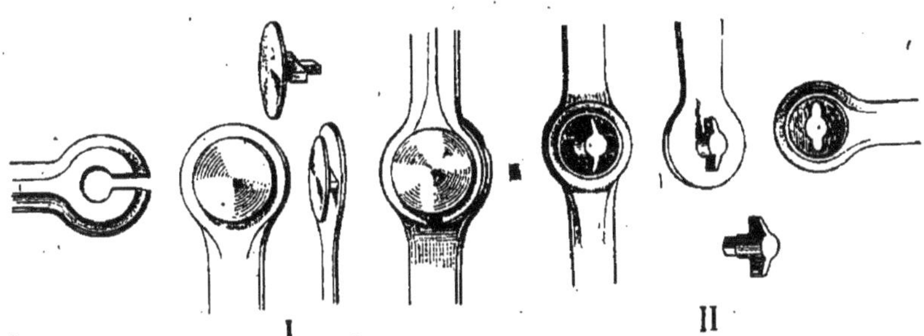

Fig. 21. — Mécanisme d'une articulation tibio-tarsienne démontable. I Bouton à partie articulaire aplatie et tige jambière ouverte. II Mécanisme plus résistant mais moins élégant. La tête de l'axe est plus saillante.

que cette broche rencontre en effet sur son passage l'insertion supérieure des deux ligaments croisés.

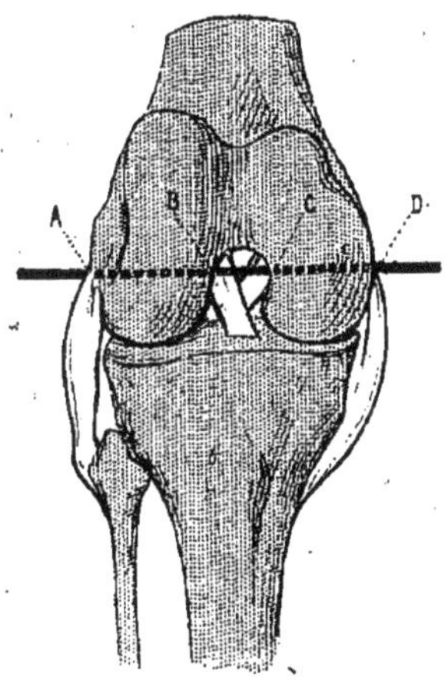

Fig. 22. — AD niveau de l'axe du genou ; il correspond à la partie supérieure de l'insertion des ligaments latéraux et des ligaments croisés.

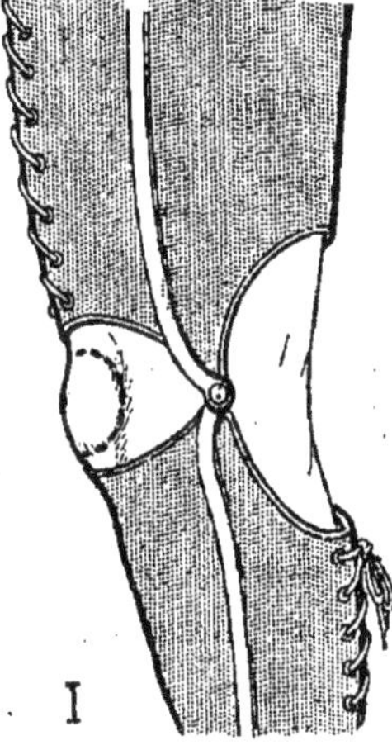

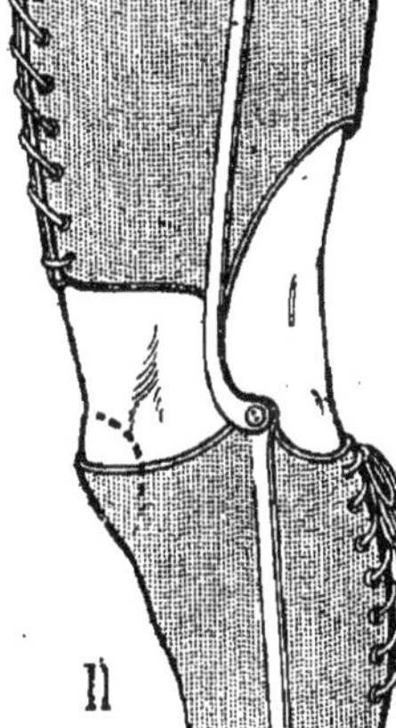

Fig. 23. — Bonne position du centre articulaire située à mi-rotule, au trois quarts postérieur de la face latérale ; en I les deux attelles sont recourbées à l'arrière ; en II l'attelle inférieure est droite

On a continué depuis cette époque à recourber à l'arrière les extrémités articulaires des attelles fémorales et jambières (fig.-23 I) le niveau de l'axe correspondant au milieu de la rotule.

Chez l'adulte à formes musculaires bien accusées on peut recourber l'attelle fémorale à l'arrière et laisser droite l'attelle jambière ; si en effet on considère le profil du membre inférieur on voit que la partie médiane de la cuisse se trouve en avant de la partie médiane de la jambe (fig. 23-II).

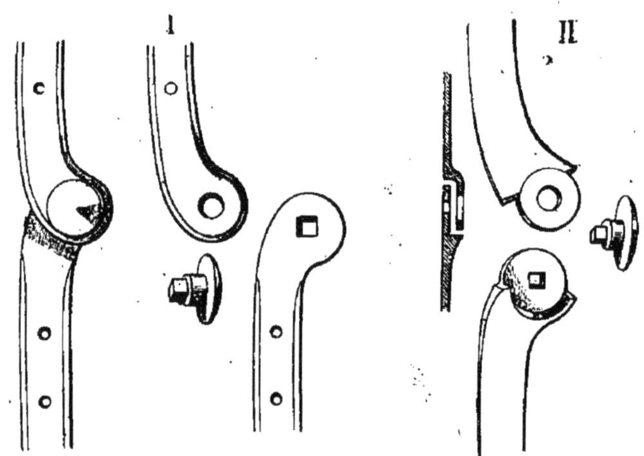

Fig. 24. — Articulation du genou — axe concentré. — I. Assemblage par pièces superposées. — II. Assemblage par pièces demi-encastrées dites embrevées.

Au niveau de l'axe articulaire l'assemblage des pièces peut être fait par superposition ou par pièces embravées (fig. 24-I et II).

Dans ce dernier procédé l'épaulement de l'embrevage qui se trouve à la partie antérieure de l'articulation limite à la rectitude le mouvement d'extension du genou.

Etudes sur le mécanisme du genou. — Le point d'axe que nous venons d'accepter est le meilleur sans pour cela être parfait ainsi que nous allons le démontrer.

Rappelons que d'après les travaux des frères Weber le mouvement de flexion-extension du tibia sur le fémur se trouve en réalité être un mouvement de roulement et de glissement simultané des surfaces articulaires l'une sur l'autre. Or si nous considérons un tibia en extension sur un fémur et que nous fassions exécuter au fémur un mouvement de flexion, nous voyons que, dans ce mouvement, le fémur a subi un mouvement de glissement qui le transporte d'arrière en avant. Si nous supposons le tibia immobile, il faut donc admettre qu'indépendamment de son mouvement de rotation, le fémur a subi un mouvement de glissement d'arrière en avant (fig. 25 et 26-I).

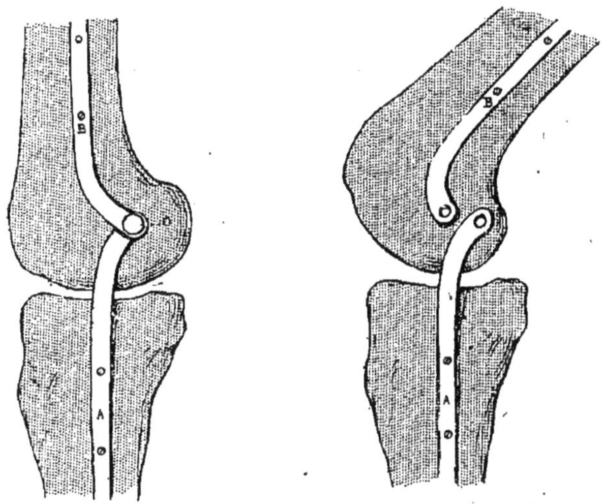

Fig. 25. — Articulation correcte placée au trois postérieur du genou; si les branches sont solidaires des segments osseux les parties articulaires s'écartent au moment de la flexion du genou et le fémur glisse en avant.

H. Meyer a démontré que la courbe de l'extrémité articulaire du fémur était formée de deux arcs de cercles BC et CD de rayon et de centre différents O et O′ (fig. 26-II). L'insertion des ligaments latéraux se fait assez exactement sur le centre O de la petite circonférence postérieure, c'est-à-dire de celle du plus petit rayon. Supposons un mouvement de flexion du fémur sur le tibia. Au début de la flexion les divers points de l'arc CD les plus rapprochés de C se déplacent circulairement autour du centre O, de telle sorte qu'on se trouve en présence d'un mouvement de rotation pure et simple (1).

(1) Tillaux, *Anatomie topographique*.

Pendant ce mouvement, où le fémur tourne sur place, ces points abandonnent le tibia et se portent en haut.

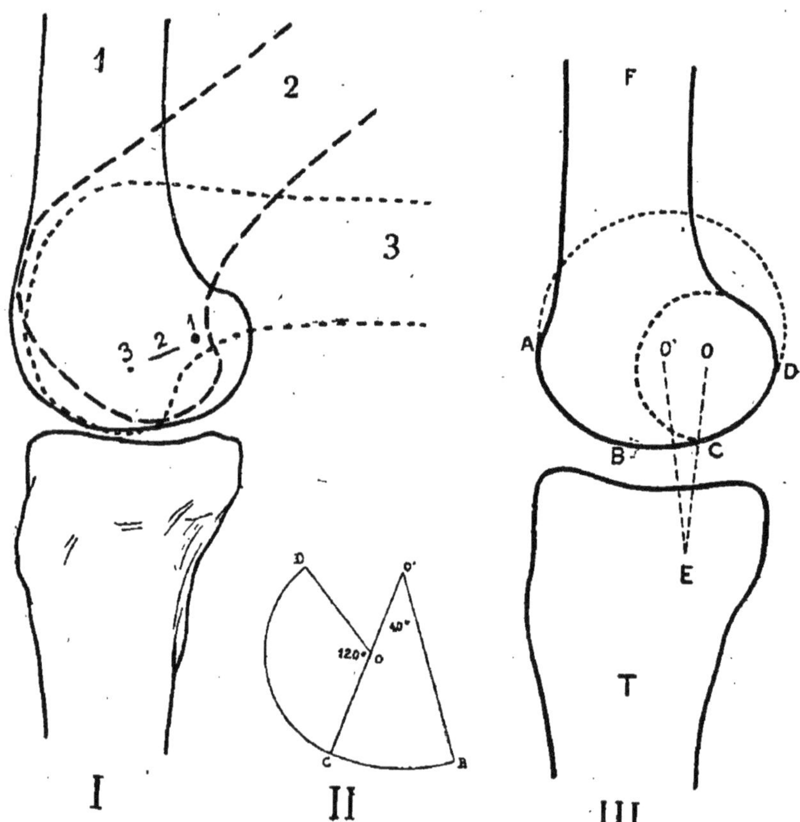

Fig. 26. — I. Dans le mouvement de flexion le centre articulaire se déplace et vient en avant en position 1, 2 et 3. — II et III. L'extrémité inférieure du fémur est formée de deux courbes de rayons différents BC et CD.

Tant que l'amplitude du mouvement ne dépasse pas 15 à 20°, le mouvement ne change pas d'espèce, et il n'en changerait jamais si le ligament latéral EO restait toujours tendu (fig. 26-III). Mais lorsque l'amplitude augmente, le ligament se relâche ; car les points de B en D, etc., arrivés au contact du tibia, abaissent le centre O, lieu d'insertion des ligaments latéraux. Ceux-ci ayant perdu leur tension, l'action de la pesanteur tend à pousser le condyle en avant et il se produit alors un mouvement de glissement qui ne se trouve arrêté que lorsque le ligament latéral a pris une nouvelle position EO' qui le tend à nouveau et s'oppose à toute propulsion ultérieure. Le centre O se trouve donc immobilisé en O' et le mouvement de rotation pure et simple réapparaît autour de O'. Le mouvement de flexion du genou peut donc se décomposer ainsi : au début rotation et glissement, puis rotation pure dans la flexion extrême. *Dans le mouvement de flexion, au fur et à mesure que les points de contact du fémur vont de B en D, il y a un mouvement continu d'abaissement et de translation en avant du centre 1, 2 et 3, centre final autour duquel se meut le fémur* (fig. 26-1) *et correspondant aux positions 1, 2 et 3 du fémur.* En somme et pour nous en tenir au point de vue qui nous intéresse, le mouvement de glissement du fémur combiné à son mouvement de rotation a pour résultat de déplacer au fur et à mesure de la rotation du fémur le centre mécanique de rotation.

Le tibia ne décrit pas une circonférence autour du point condylien d'insertion des ligaments ; la courbe qu'il décrit est en réalité beaucoup plus complexe, puisqu'elle est constituée par des portions de circonférences dont le centre se trouve de plus en plus rapproché de la partie antérieure du condyle fémoral, à mesure que la flexion du fémur s'accentue.

Il est facile de faire une démonstration expérimentale de la réalité de ces considérations un peu complexes. Sur une articulation préparée dont on a mis à nu l'insertion supérieure du ligament latéral externe, fixons nos deux tiges, l'une au tibia l'autre au fémur mais de façon que les extrémités se touchent et soient au niveau du ligament (fig. 27-$_1$). Si nous fléchissons le genou à 45° les points chevauchent de 2 millimètres, en flexion de 90° l'extrémité de la pointe fémorale baisse de 1 centimètre et vient en avant de 8 millimètres (fig. 25 et fig. 27-1). Cependant c'est ce point que nous avons choisi comme centre d'axe articulaire et c'est justice, car si nous cherchons un autre point d'axe les différences sont encore plus importantes. Voici en effet le résultat de trois autres expériences.

Dans le premier cas les pointes sont placées aux trois quarts postérieurs du genou mais au niveau de l'articulation (fig. 27-$_2$

rangée supérieure); on constate en flexion de 90° une avance de 15 millimètres de la pointe fémorale qui en même temps s'élève de 3 centimètres (fig. 27-$_2$ rangée inférieure).

Si les pointes sont placées au milieu de la face externe du fémur (fig. 27-$_3$ première et deuxième rangée) il y a divergence

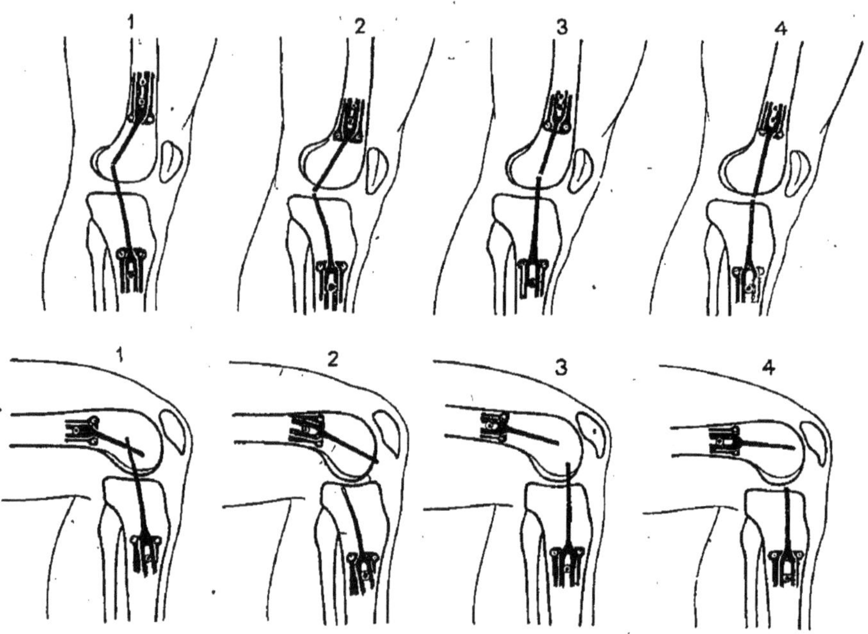

Fig. 27. — Procédé permettant de prouver la valeur du lieu choisi comme point de centre. La rangée supérieure donne le genou en position droite. Dans la seconde rangée le genou est fléchi mais les tiges ont conservé une même position sur le tibia et le fémur. Le minimum d'écart des pointes correspond à la position I où les pointes se trouvent au niveau de l'insertion des ligaments.

des pointes en flexion à 90° et l'on constate une élévation de 3 centimètres et une avance de 5 millimètres si la pointe est au niveau de l'articulation, si elle est à mi-rotule l'élévation est de 2 centimètres et l'avance de 12 millimètres (fig. 27-$_4$).

Des inconvénients des axes irréguliers. — Les expériences que nous venons de relater montrent que dans certains cas la pointe fémorale se lève de 3 centimètres et dans d'autres s'avance de plus de 1 centimètre.

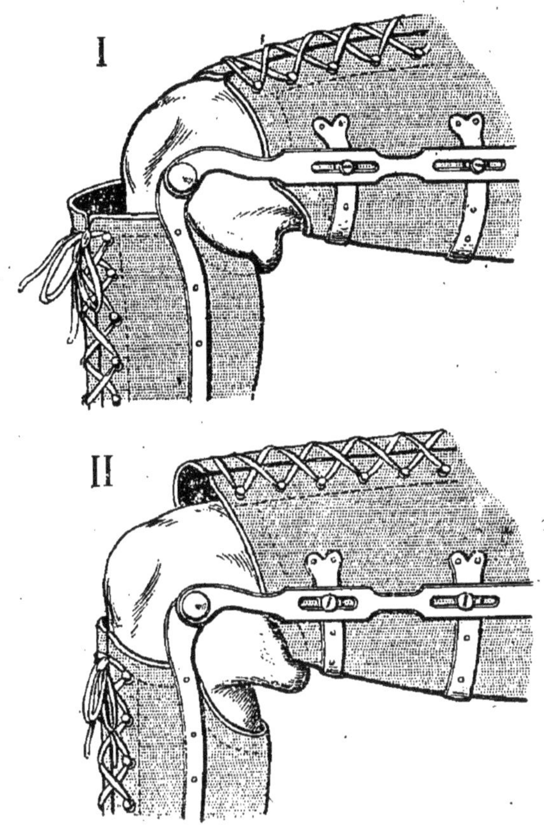

Fig. 28. — Inconvénients d'un axe incorrect en I l'axe répond au milieu de l'articulation du genou, le genou fléchi, la jambière baille en avant. En II l'axe est au-dessus du genou mais à la partie médiane de son flanc latéral, le genou fléchi, le cuissard s'écarte de la cuisse dans le haut.

A ces deux ordres de faits correspondent des inconvénients bien différents.

Si l'axe se trouve placé à un endroit où la pointe fémorale lève on voit qu'en flexion à 90° le cuissard baille à la partie supérieure de la cuisse et comprime au contraire sa partie inférieure. Ce mécanisme est facile à comprendre ; le rivet métallique qui réunit les attelles jambières et fémorales les rend dépendantes l'une de l'autre et l'attelle fémorale ne peut suivre le mouvement de la cuisse (fig. 28-II).

Si au contraire l'attelle fémorale est située à un niveau qui correspond au milieu des condyles elle entraîne l'attelle jambière et les articulations viennent faire sous les vêtements une saillie inesthétique (fig. 28-I).

Si l'axe est placé au niveau indiqué par Martin, il y a également avance de l'attelle fémorale mais comme il est aux trois quarts postérieurs du genou il n'arrive jamais à le déborder comme cela a lieu s'il est placé à sa partie moyenne.

*
* *

Articulation coxo-fémorale. — La tête du fémur, selon Bertin, est un globe qui tourne sur lui-même et le corps du fémur est une manivelle dont les muscles se servent pour faire tourner le globe osseux sur le centre de la cavité cotyloïde, ce centre étant aussi celui du mouvement.

Notre but étant de rechercher quelles conditions doivent présider à la construction d'un appareil orthopédique qui n'entrave le jeu de l'articulation que juste dans la mesure où nous le désirons, nous allons étudier successivement les trois sortes de mouvements que peut effectuer l'articulation de la hanche.

1° Le mouvement de flexion-extension qui se passe dans un plan parallèle au plan sagittal du corps.

2° Le mouvement d'abduction-adduction qui se passe dans le plan frontal du corps.

3° Le mouvement de rotation du membre sur lui-même.

Nous étudierons ce dernier, le membre étant supposé en extension modérée, c'est-à-dire dans le prolongement de l'axe longitudinal du corps.

1° *Mouvement de flexion-extension.* — Si le mouvement de flexion de la cuisse sur le bassin s'exécute tout entier dans un plan parallèle au plan sagittal du corps, c'est-à-dire sans aucune combinaison d'abduction ni de rotation, on admet que l'axe de mouvement est un axe transversal figuré par une ligne qui passe dans le milieu de la tête de chacun des fémurs, le prolongement de cet axe vient aboutir à la partie supérieure du trochanter (fig. 29). Si nous enveloppons le bassin dans une ceinture pelvienne et, si d'autre part, le fémur est fixé dans un cuissard modelé sur lui, une articulation métallique située à la hauteur du trochanter dans le prolongement de l'axe réel de la hanche permettra exactement tous les mouvements de flexion. En effet, l'appareil ne saurait apporter aucune entrave dans de telles conditions ; considérons deux points quelconques juxtaposés, l'un appartenant à l'appareil, l'autre à la cuisse : il est facile de voir que l'arc de cercle qu'ils décriront ayant même longueur de

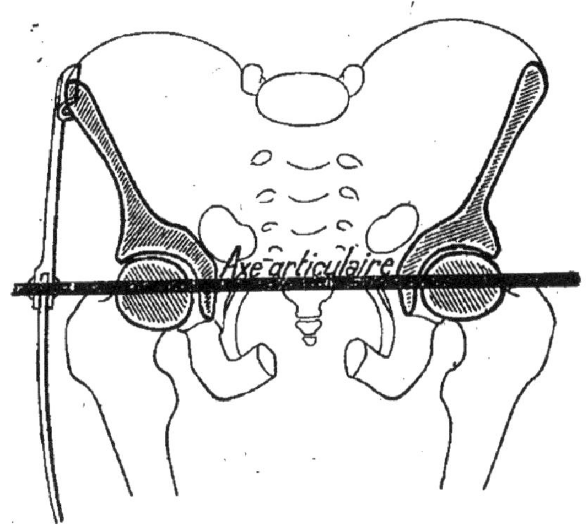

Fig. 29. — L'axe de l'articulation de la hanche passe au-dessus du grand trochanter.

rayon, ils ne cesseront à aucun moment de garder leurs positions respectives.

Un appareil muni d'une articulation dont l'axe se trouve sur la ligne que nous venons de déterminer sera donc parfaitement construit pour permettre tous les mouvements de flexion et d'extension du membre.

2° *Mouvement d'abduction-adduction.* — Ici l'axe autour duquel se meut le fémur passe par la tête fémorale et se trouve perpendiculaire au plan frontal du corps.

Il est évident que nous pourrions résoudre le problème d'une façon très simple, en plaçant notre articulation sur le prolongement de l'axe articulaire en avant de la tête fémorale, au niveau du pli de l'aine. Mais nous devons tout de suite éliminer cette solution si nous voulons conserver les mouvements de flexion.

C'est pourquoi, dans tous les appareils construits jusqu'ici, on se contente de juxtaposer à l'articulation de flexion déjà fixée à la partie externe de la ceinture pelvienne une articulation se mouvant dans un plan perpendiculaire et susceptible de permettre l'abduction-adduction (fig. 30). Mais on voit tout de

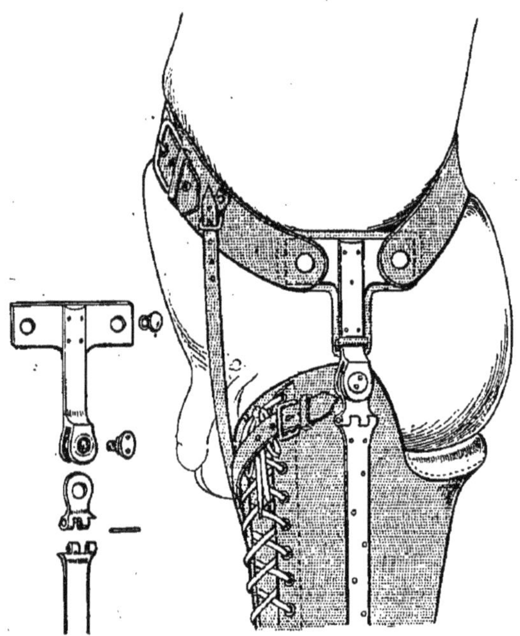

Fig. 30. — Suspension pelvienne. Détail de l'articulation coxo-fémorale. Chappe pour l'articulation de flexion ; en dessous charnière pour l'abduction.

suite que cet appareil ne saurait remplir la même fonction que l'appareil de flexion; nous ne nous trouvons plus ici sur le prolongement de l'axe des mouvements ; nous sommes en présence de cette situation absurde : le membre évolue autour d'un axe et l'appareil évolue autour d'un autre ; les deux circonférences décrites autour des centres différents ne sauraient donc coïncider, c'est-à-dire que l'appareil ne peut absolument pas suivre les mouvements du membre.

Cette charnière qui permet un léger degré d'abduction a pour but de remédier aux fréquentes ruptures de l'attelle fémorale occasionnées par les mouvements d'écartement du membre. Nous avons fait adopter ce procédé par le ministère de la guerre pour les pilons articulés qu'il fournit aux amputés de cuisse.

L'axe mécanique et l'axe anatomique n'étant pas au même endroit, l'appareil s'écarte du membre au niveau de la hanche si l'angulation en abduction est trop prononcé.

Mouvement de rotation. — L'axe de rotation n'étant jamais utilisé en chirurgie de guerre nous n'en parlerons pas.

L'assemblage des pièces articulaires se fait ordinairement par superposition, mais lorsque l'appareil travaille beaucoup à ce niveau on peut utiliser l'assemblage par chappe (fig, 30). On y a rarement recours.

LES ARTICULATIONS DU MEMBRE SUPÉRIEUR

Articulation du poignet. — Dans l'articulation radio-carpienne les mouvements qui nous intéressent le plus sont les mouvements de flexion-extension ; ils se font autour d'un axe transversal passant par les sommets des apophyses styloïdes.

Les mécanismes prothétiques utilisés permettent une flexion libre ou limitée.

Si la flexion est libre, on peut utiliser l'assemblage par superposition des pièces métalliques.

Parfois mais rarement on a recours à l'axe d'abduction-adduction qui devra se trouver à la partie dorsale de l'articulation.

* * *

Articulation du coude. — Pour l'orthopédiste l'articulation du coude ne possède que des mouvements de flexion-extension. Le centre de la trochlée et des condyles représentent les extrémités de l'axe articulaire. La section du coude en montre de façon parfaite la réalité (fig. 31). On voit l'arc de cercle que forme la grande cavité sigmoïde du cubitus épouser exactement la surface de la trochlée ; c'est cet arc de cercle qui se meut

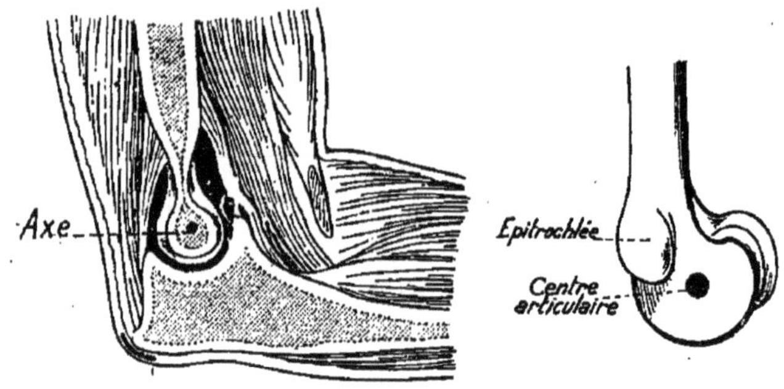

Fig. 31. — L'axe du coude répond au centre de l'épitrochlée.

sur la trochlée avec pour axe de mouvement l'axe même de celle-ci. Nous avons vérifié les mouvements du coude en usant de la méthode indiquée plus haut. Le centre de la trochlée est rigoureusement le centre de l'axe, mais la moindre variation en dehors de ce point occasionne dans les mouvements de flexion, un écart important des pointes.

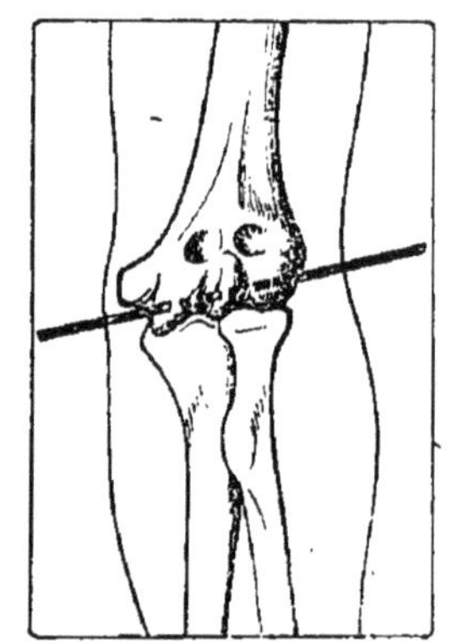

Fig. 32. — L'axe articulaire du coude est oblique.

L'épitrochlée et l'épicondyle se trouvant au niveau, mais en arrière de l'axe du coude, il suffit, pour déterminer celui-ci, de repérer ces saillies en tenant compte de leur situation. Comme pour le genou il y a lieu de recourber en avant l'extrémité articulaire des attelles.

L'axe longitudinal du bras et de l'avant-bras se trouvent en arrière du centre articulaire ; aussi est-ce à juste titre que les orthopédistes courbent à l'avant les attelles brachiale et antibrachiale ; de cette façon l'articulation peut se reporter un peu en arrière dans les mouvements de flexion sans faire saillie.

D'autre part, l'axe est légèrement oblique, l'épitrochlée se trouvant plus haut que l'épicondyle (fig. 32).

Si l'articulation est libre on peut utiliser l'assemblage par superposition, ou, ce qui est plus élégant et moins volumineux, l'assemblage par pièces embrevées.

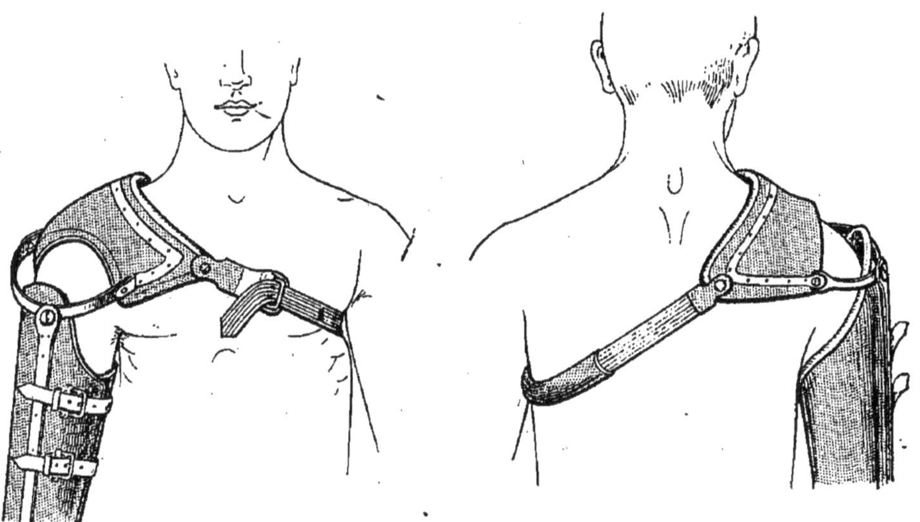

Fig. 33. — Mode d'union de l'épaulière et du brassard. A la face externe du brassard se trouve l'articulation de flexion, en avant et en arrière de l'épaule l'axe d'abduction.

Articulation de l'épaule. — Comme pour l'articulation de l'épaule, trois axes sont à considérer : axe de flexion, axe d'abduction, axe de rotation.

On admet que l'axe de flexion est transversal et figuré par une ligne qui passe par le milieu de la tête de chacun des humérus.

L'axe d'abduction autour duquel se meut l'humérus se trouve dans un plan perpendiculaire au plan frontal du corps.

Les mouvements de rotation ont lieu avec, pour axe, l'axe central et longitudinal du bras.

Les mouvements de flexion sont possibles, dans un appareil qui englobe l'épaule et le bras, à condition qu'entre ces deux parties se trouve interposée une articulation dont l'axe soit situé dans la direction de l'axe de flexion. L'assemblage par superposition suffit pour ces articulations qui travaillent peu.

Si l'on veut limiter le mouvement d'extension, ce qui parfois est nécessaire, on utilise la superposition de deux pièces embrevées mais on aura soin de conserver en arrière l'épaulement qui formera butée.

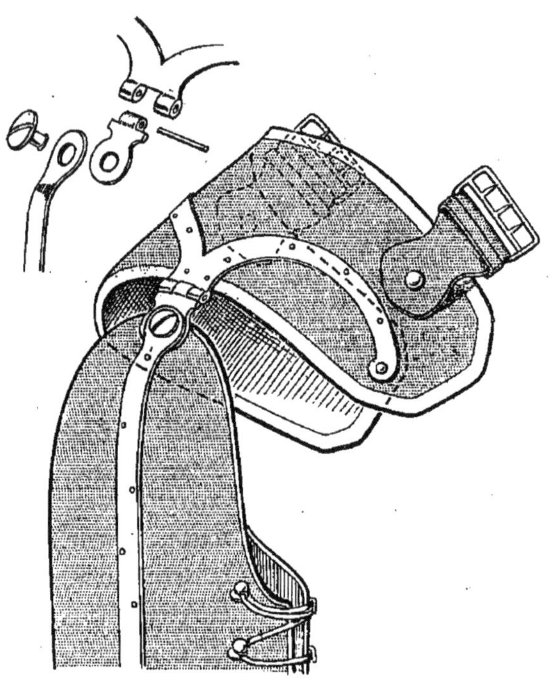

Fig. 34. — Mode de jonction du brassard et de l'épaulière. Détail du mécanisme articulaire. En bas, axe de flexion ; au-dessus, axe d'abduction.

Il est possible de munir le mutilé d'un appareil qui permette à la fois la flexion et l'abduction. Il suffit d'articuler l'attelle brachialè au niveau de l'axe de flexion avec une pièce demi-circulaire dont les deux extrémités, situées au niveau de l'axe d'abduction, se trouvent elles-mêmes articulées avec des attelles métalliques fixées sur l'épaulière (fig. 33).

Dans certains appareils, pour permettre l'abduction, on place une articulation à charnière à la partie externe de l'épaule; l'inconvénient, est le même qu'à la hanche, l'appareil s'écarte du membre, lorsque le sujet élève le bras en abduction. Toutefois cela facilite les mouvements de peu d'amplitude (fig. 34).

Le procédé que montre la figure 35 en est une autre réalisation pratique et ingénieuse (Weber-Deleury). L'attelle bra-

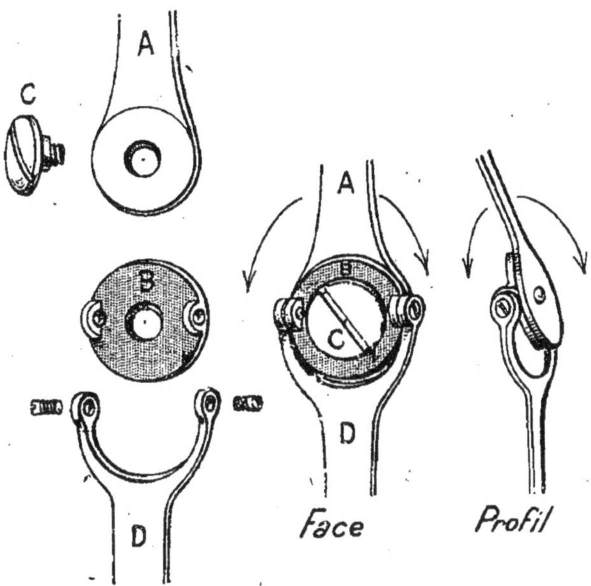

Fig. 35. — Détail d'une articulation qui permet la flexion et l'abduction. D. artelle brachiale ; A. attelle doublant l'épaulière.

chiale D, comme on le voit, se termine en fourche et reçoit, à ses extrémités, les deux ailettes d'une rondelle qui est assemblée par superposition à l'attelle qui vient de l'épaule : les ailettes étant perpendiculaires à la rondelle, l'attelle brachiale peut exécuter de légers mouvements d'abduction.

Voici un mécanisme qui rend possible la rotation du bras à condition qu'on ait soin de placer l'axe de l'articulation à plat à peu près horizontalement au-dessus du moignon de l'épaule, dans la direction de l'axe de rotation lui-même (fig. 36).

On peut même limiter l'amplitude des mouvements de rotation : il faut alors pratiquer une lumière dans l'une des pièces de l'articulation et placer un tenon de butée dans l'autre (fig. 36-B),

Si l'on joint à cet axe, une charnière qui permet l'abduction (fig. 36) les mouvements de circumduction deviennent possibles et l'axe de flexion n'a plus d'utilité.

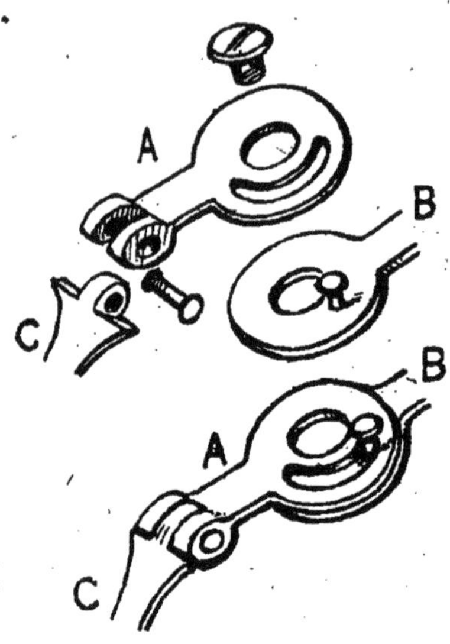

Fig. 36. — Détail d'un mécanisme permettant la rotation et l'abduction du bras : C, attelle brachiale ; A, articulation d'abduction ; B, articulation de rotation.

Mais le procédé le plus simple et de tous le moins encombrant est celui que nous avons réalisé ; le brassard se termine par deux ailettes en avant et en arrière de l'humérus. Si, d'autre part, on veut empêcher l'écartement du haut de l'appareil tout en permettant l'abduction du membre, il faut joindre les deux ailettes par une sangle, qui, passant sous l'autre bras, croise la poitrine. Un tel appareil n'empêchera pas l'abduction si l'on a soin de réunir l'ailette à la sangle au moyen d'un bouton qui permet le mouvement de ces deux parties l'une sur l'autre (fig. 12).

CHAPITRE III

LES DIVERSES CATÉGORIES D'APPAREILS

On utilise en prothèse fonctionnelle diverses catégories d'appareils. Ce sont :

1° Des appareils d'immobilisation ;
2° Des appareils à mouvements limités ;
3° Des appareils de décharge ;
4° Des appareils pour paralysie.

1° Appareils d'immobilisation.

Leur confection comporte le choix préalable *des points d'appui*. Grâce à eux on peut fixer une articulation ou entraver un mouvement pathologique. Ils sont généralement au nombre de trois : aux extrémités des leviers articulaires sont les points de pression, à leur sommet les points de contre-pression.

Le plus ordinairement l'appareil doit assurer l'immobilisation complète de l'articulation ; mais les points d'appui varient nécessairement suivant le mouvement auquel on veut s'opposer. Supposons par exemple que nous voulions empêcher la déviation du genou en genu-valgum : nos points de pression seront le grand trochanter C^1 en haut, la face externe du calcaneum C^2 en bas ; la région du condyle interne nous fournira G_P le point de contre-pression (fig. 37-II).

Les points d'appui sont autres si nous voulons empêcher la flexion du genou. Il est visible que la rotule est le point de contre-pression et que le calcaneum et le bord postérieur du bassin sont deux autres points d'appui (fig. 37-I et 38). L'appareil qui atteint seulement le bord supérieur de la cuisse est insuffisant et son insuffisance est d'autant plus grande qu'il remonte moins haut (fig. 39).

Chez l'adulte il suffit souvent de prendre la cuisse surtout si

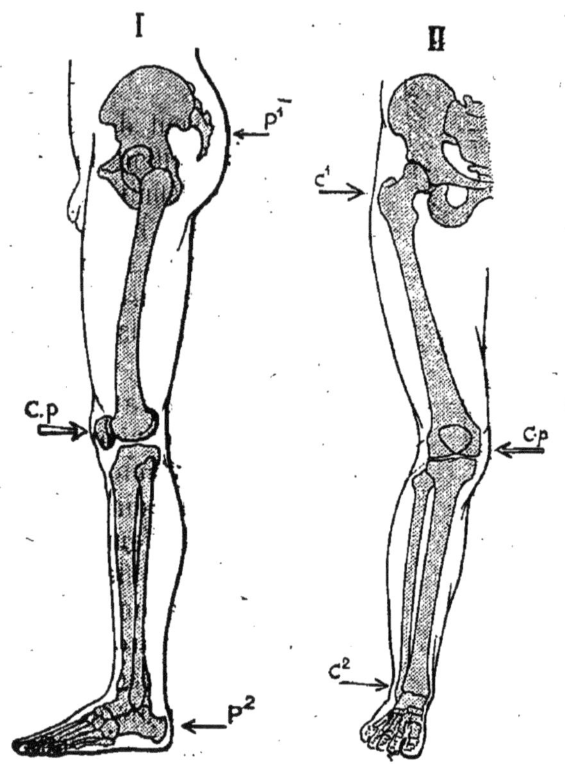

Fig. 37. — P¹ et P² points de pression, C P points de contre-pression qu'il est nécessaire de fixer si l'on veut s'opposer en I à la flexion du genou, en II à la déviation en genu-valgum.

elle est longue et mince. Mais si l'immobilisation doit être très rigoureuse la prise de la partie postérieure du bassin est nécessaire ; il est même préférable pour plus de sécurité d'entourer complètement le bassin par une ceinture.

S'il s'agit d'un appareil de hanche dont le but est d'entraver l'adduction de la cuisse on choisira le grand trochanter comme point de contre-pression, le bassin et le condyle interne comme points de pression (fig. 40). Si l'appareil s'arrêtait à la cuisse l'adduction du membre s'aggraverait dans de fortes proportions (fig. 41).

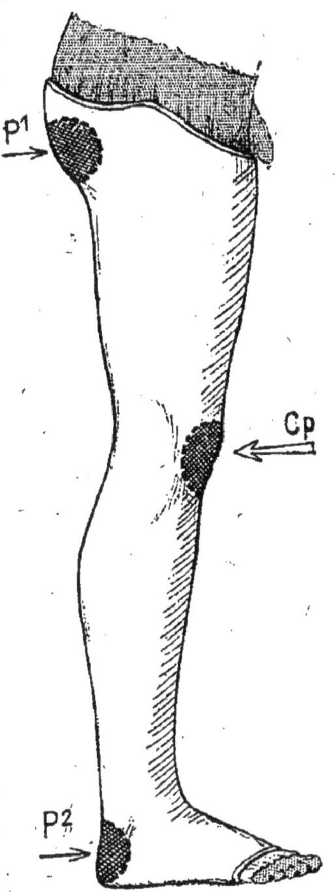

Fig. 38. — Bon appareil avec ses trois points d'appui qui rendent impossible la flexion du genou.

2° Appareils à mouvements limités : butées et secteurs

Ils sont de deux ordres : les uns limitent un mouvement de façon définitive ; ce sont les appareils à butée ; les autres permettent la mobilisation progressive des articulations : ce sont les appareils à secteurs.

a) **Appareils à butée.** — Il est fréquent de voir à la suite d'une lésion du membre inférieur, une diminution très importante de l'amplitude des mouvements de flexion-extension de l'articulation tibio-tarsienne Durant la marche ce sont les ligaments rétractés qui limitent les mouvements de flexion et d'extension et leur mise en tension est douloureuse. L'appareil à mouvements limités qui, par exemple, arrête la flexion avant que le ligament ne soit mis en tension supprime cet inconvénient. Si la flexion et l'extension doivent être limités, le plus simple est d'utiliser l'assemblage par pièces embrevées (fig. 19-II). C'est l'épaulement des attelles qui limite le mouvement. On peut du reste augmenter l'amplitude du mouvement en limant une partie de l'épaulement. Un autre moyen, moins robuste, utilise l'assemblage par superposition. Un tenon rivé à la partie inférieure de l'attelle jambière, au niveau de la charnière, glisse et bute sur des parties échancrées de la pièce qui lui est apposée (fig. 42-I).

Si le mouvement en avant doit être seul limité, on peut couder, au niveau du nœud articulaire, les attelles métalliques. Les parties ainsi coudées venant à buter arrêteront le mouvement de flexion. Ces deux derniers procédés nécessitent de la part de l'ouvrier un travail moins important par contre c'est un moyen moins robuste que le système par embrevage (fig. 42-II).

On est souvent amené à limiter un mouvement qui tend à dépasser son degré normal. En chirurgie de guerre l'hyperextension du genou est fréquente. Un appareil très simple met obstacle à la déformation : il consiste en deux attelles métalliques que des demi-cercles réunissent entre eux : deux pour la cuisse et un pour la jambe. Un étrier fixé sous la chaussure reçoit l'extrémité des attelles jambières et assume la suspension de l'appareil.

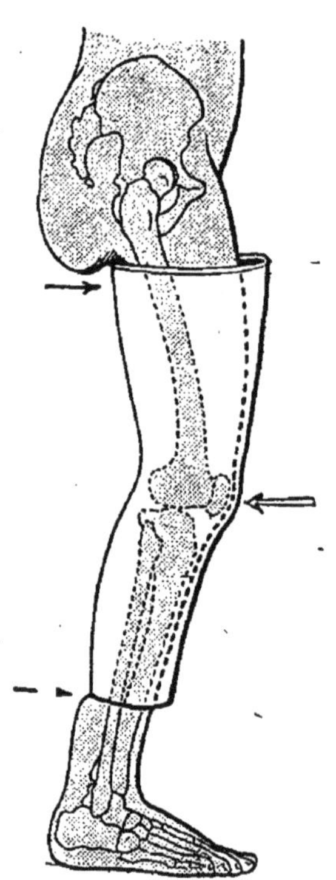

Fig. 39. — Appareil insuffisant, le genou peut fléchir.

Pour que la charnière du genou limite l'extension il faut que l'extrémité antérieure des attelles soit à tenon formant butée (fig. 43) ou que les pièces soient embrevées ce qui est beaucoup mieux (fig. 44).

b) **Appareils à secteurs.** — Ces appareils, ainsi que nous l'avons dit, ont pour but de permettre la mobilisation progressive des articulations enraidies.

Ces raideurs sont fréquentes et le plus ordinairement consécutives à une fracture, à une arthrotomie, à toute plaie proche de l'articulation.

Prenons en exemple l'articulation du coude; la raideur ne permet par exemple que des mouvements de flexion-extension de 20 à 30°.

La position du coude à angle droit étant prise comme point de départ, le sujet peut fléchir et étendre de 15° autour de cette position.

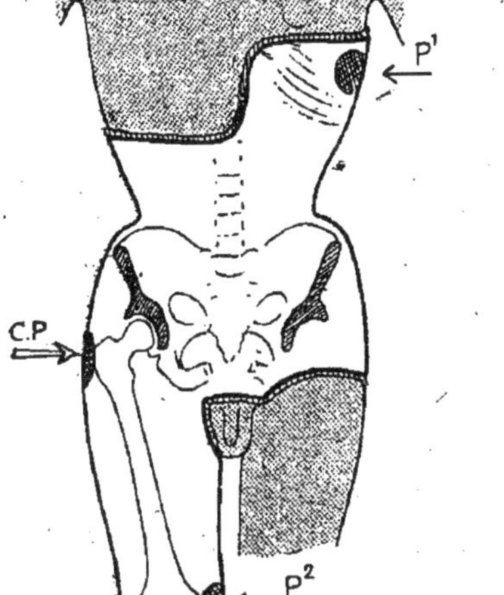

Fig. 40. — Un appareil qui offre les deux points de pression P¹ et P² et le point de contre-pression CP ne permet pas la déviation du membre en adduction.

Si on abandonne l'avant-bras, à lui-même, il tombe entraîné par son propre poids ; l'extension se fait, avons-nous dit, jusqu'à quinze degrés à partir de l'angle droit ; mais au delà, elle est limitée par la rétraction fibreuse des parties antérieures de la capsule.

La mise en tension de ces parties est douloureuse, le sujet qui veut éviter la douleur garde le bras fixé dans une écharpe.

Le meilleur mode d'appareillage consiste à utiliser un appareil à secteur, grâce à ce mécanisme on peut limiter à volonté le mouvement d'extension suivant que la vis est placée dans les trous 1, 2, 3 (fig. 45).

Le principe consiste à arrêter l'extension un peu en deçà du mouvement possible de façon à éviter la tension de la partie antérieure de la capsule.

Le sujet muni d'un tel appareil, travaille sans appréhension et, peu à peu, la mobilité du coude augmente. Lorsque le mouvement d'extension devient plus ample, on recule la vis d'un cran.

Si on n'use pas de ce procédé et qu'on ne limite pas l'extension du coude, l'articulation s'enraidit davantage et l'amplitude des mouvements diminue ; l'avant-bras, abandonné à lui-même,

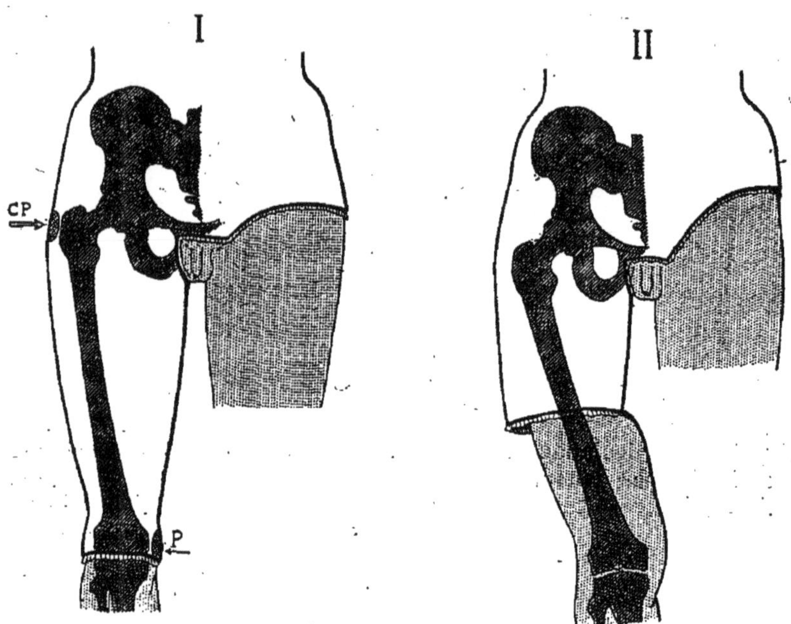

Fig. 41. — En I bon appareil, l'adduction du membre est impossible ; en II mauvais appareil, cuissard trop court permettant la déviation de la cuisse en adduction.

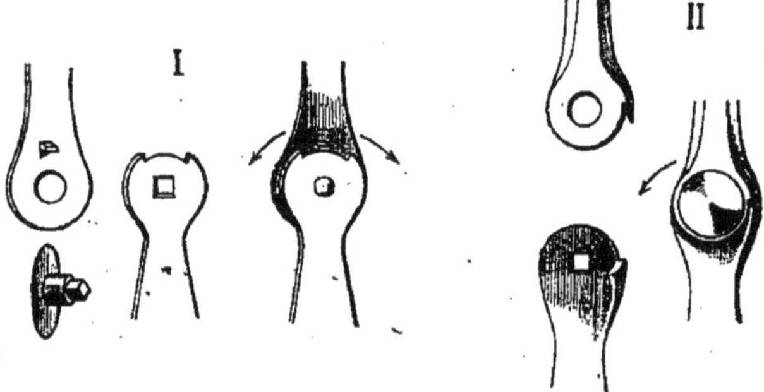

Fig. 42. — Articulation tibio-tarsienne à mouvements limités ; I, butée par tenon ; II, butée par pièce coudée.

tiraillant constamment la partie antérieure de la capsule, il se produit une série de petites entorses, dont le retentissement sur

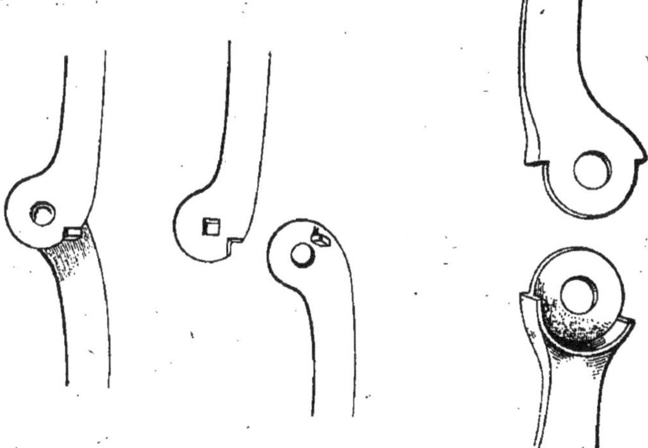

Fig. 43. — Articulation du genou à butée par tenon, limitant l'extension.

Fig. 44.— Articulation du genou par pièces semi-encastrées rendant impossible l'hyperextension du membre.

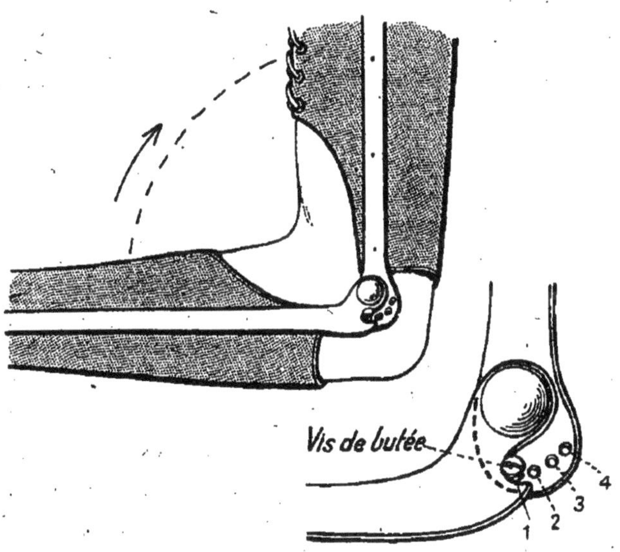

Fig. 45. — Raideur du coude. Appareil à secteur. La vis de butée permet de limiter l'angulation du coude.

la capsule a pour effet d'en augmenter la rétraction. Lorsqu'au bout de plusieurs mois la tension ligamentaire est devenue indolore, on peut supprimer la butée.

Au genou et au coude l'appareil à secteur est fréquemment indiqué.

La figure 46 montre le modèle de secteur utilisé dans ce cas. La butée fatigue, il est nécessaire qu'elle soit plus résistante que la vis d'arrêt utilisée précédemment, elle consiste en une plaquette perforée que deux vis fixent au secteur.

3° Appareils pour paralysies. Verrous et tenseurs.

On supplée à l'impotence musculaire de deux façons ; on bloque l'articulation en une position déterminée et on use à cet effet d'appareils à verrou, ou bien l'on emploie des tracteurs formant ressort (caoutchouc, ressorts à boudins), véritables muscles artificiels.

a) **Appareils à verrou.** — Ils sont d'un usage fréquent au genou et au coude.

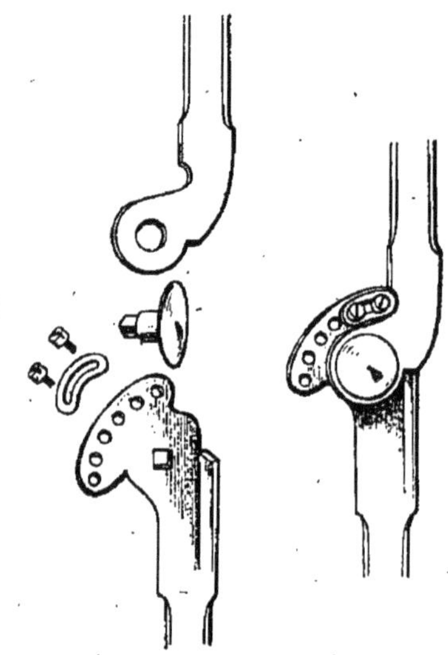

Fig. 46. — Détail du secteur utilisé pour l'articulation du genou.

Au genou ils suppléent à la paralysie totale du membre inférieur et rendent l'articulation fixe durant la marche. Le déblocage du verrou permet la flexion de l'articulation et partant facilite la la position assise. C'est en somme un appareil d'immobilisation à déblocage facultatif.

Le mécanisme qui forme verrou est assez simple. Les attelles jambières possèdent un éperon au niveau et à l'arrière de la charnière qui permet la flexion du genou. Un arc de cercle métallique entourant la face postérieure du cuissard et fixé par des vis aux deux attelles interne et externe, présente à chaque extrémité un autre éperon qui vient buter contre l'éperon précédent.

Un ressort fixé d'une part à la partie inférieure de la jambière, d autre part au milieu de l'arc métallique, maintient le verrou au cran d'arrêt. Lorsque le sujet veut s'asseoir, il attire en haut l'arc métallique, les éperons se séparent et la flexion du pilon se fait au niveau du genou (fig. 47 et 48). Ce verrou est parfait, il est à la fois simple, robuste et léger. La vis qui le maintient

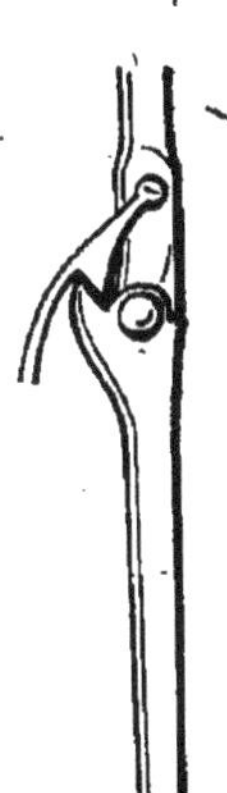

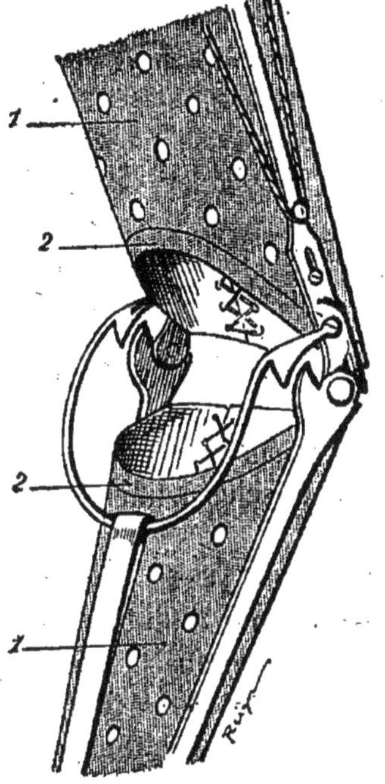

Fig. 47. — Verrou à double effet, détail du mécanisme. I, verrou bloqué et articulation fixée ; II, verrou relevé et articulation libre.

appliqué aux attelles fémorales se cisaille parfois ; on obvie à cet inconvénient en épaulant la vis au moyen d'un renforcement de l'attelle à ce niveau.

A la hanche nous avons dû dans certains cas de pseudarthrose utiliser un verrou au niveau de cette articulation.

Au coude l'appareil à verrou est indiqué toutes les fois que la

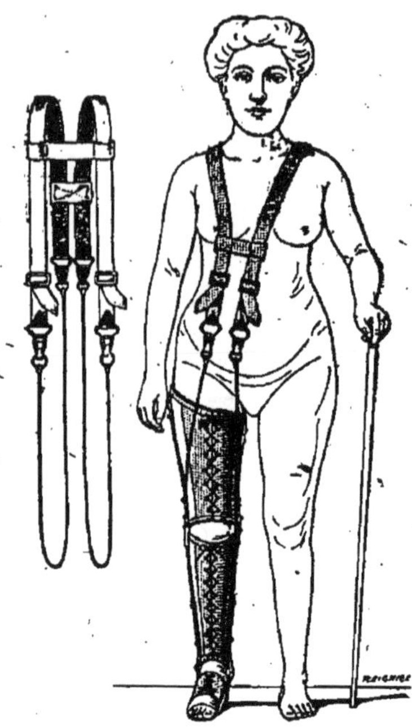

Fig. 48. — Appareil à double verrou pour paralysie totale des muscles moteurs du genou. Les bretelles facilitent la propulsion du membre en avant.

flexion active est impossible. Ces cas consécutifs à divers traumatismes, résection du coude, fracture de l'humérus, plaies des parties molles du bras et de l'épaule, sont légions.

L'appareil se compose ordinairement d'une épaulière qui assure la suspension de l'appareil, d'un brassard et d'une gaîne antibrachiale unies au niveau du coude par une articulation à charnière qu'un verrou rend blocable à volonté (fig. 49).

Deux variétés de verrous sont à étudier, les uns ne bloquent que l'extension, les autres bloquent à la fois la flexion et l'extension.

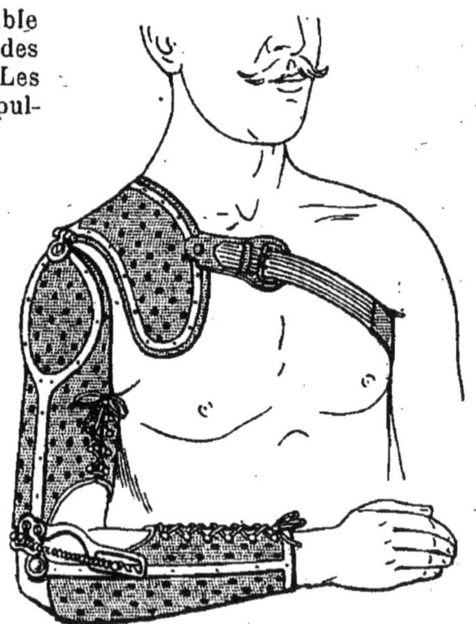

Fig. 49. — Appareil à crémaillère pour paralysie des muscles fléchisseurs du coude.

Divers systèmes permettent de bloquer les mouvements d'extension, nous étudierons deux procédés : la cremaillière et le rochet.

La fixation par crémaillière est la plus communément employée ; ce système se compose de trois pièces, un levier, un segment, un ressort. Le levier comporte : une crémaillière à son extrémité inférieure, une vis de butée à son extrémité supérieure, entre les deux son axe de mouvement (fig. 50).

Le segment présente en son milieu une mortaise en arc de cercle, un bouton de manœuvre à sa partie supérieure, un trou, l'axe, à sa partie inférieure. Une vis répondant à l'axe de mouvement du secteur, fixée sur l'attelle brachiale, sert de mode d'assemblage entre le segment et le levier.

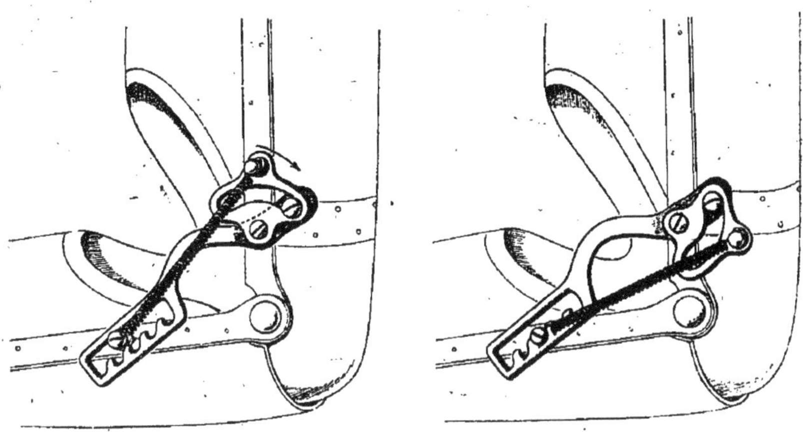

Fig. 50. — Verrou permettant de bloquer le coude. En haut à droite le levier est en prise et le coude fixé ; à gauche la crémaillière est libre ainsi que l'articulation.

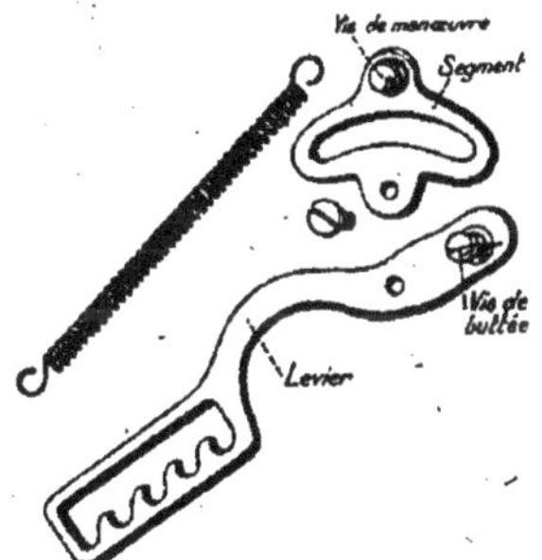

Un ressort à boudin réunit le bouton de manœuvre du segment à un tenon qui se trouve fixé sur l'attelle antibrachiale.

Si on lève le bouton de manœuvre, la mortaise en arc de cercle entraîne la vis de butée en avant, le levier bascule et son extrémité inférieure s'abaisse ce qui a pour effet de dégager le tenon des dents de la crémaillière. Le coude est libre dans tous ses mouvements (fig. 50). La tension du ressort maintient, on le conçoit, la position du segment.

Si, au contraire, on abaisse le bouton de manœuvre le segment décrit un arcle de cercle, sa mortaise vient faire pression sur la vis de butée, mais en sens inverse (fig. 50), elle abaisse l'extrémité supérieure du levier, lève, par suite, l'extrémité inférieure de la crémaillière dont les dents viennent en prise avec le tenon de l'attelle antibrachiale. La tension du ressort assure

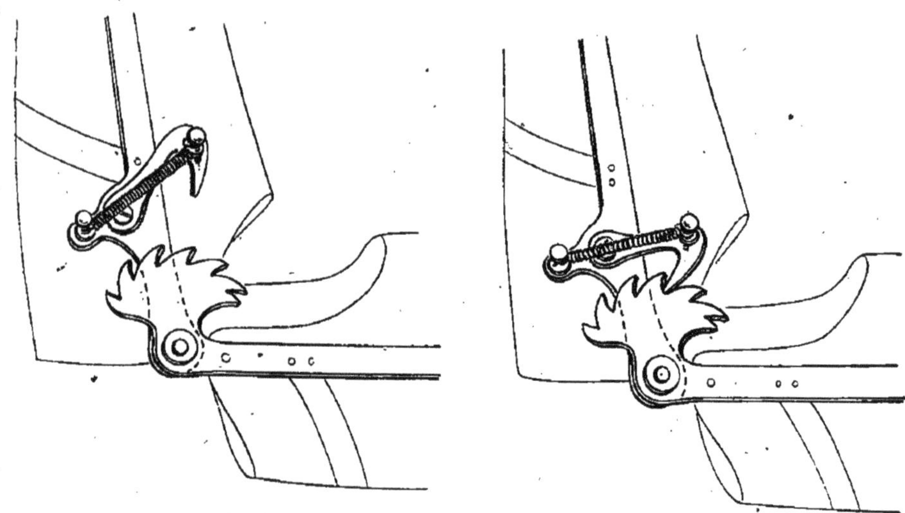

Fig. 51. — Verrou à rocher, modèle Lacroix.

la fixité du système. Le sujet fait fonctionner lui-même l'appareil en saisissant le bouton de manœuvre au travers des vêtements ; il donne au membre malade l'angulation voulue et le fixe dans l'attitude qui lui convient en levant plus ou moins l'avant-bras, la crémaillière étant en prise.

Le rochet Lacroix est également très ingénieux ; il suffit de regarder la figure 51 pour se rendre compte de son fonctionnement. Si le loquet est levé, le rochet à dents d'engrenage qui termine l'attelle brachiale est débloqué et l'articulation est libre ; si le loquet est abaissé les dents du rochet bloquent l'articulation.

Il est bien entendu que dans l'un et l'autre système le sujet a le bras complètement étendu lorsqu'il met en prise la crémaillière ou le loquet ; en levant l'avant-bras malade avec la main saine il fixe le coude dans la position qui lui convient ce qui amène le loquet ou le tenon en regard des dents de plus en plus élevées.

Le procédé du levier limite à la fois la flexion et l'extension.

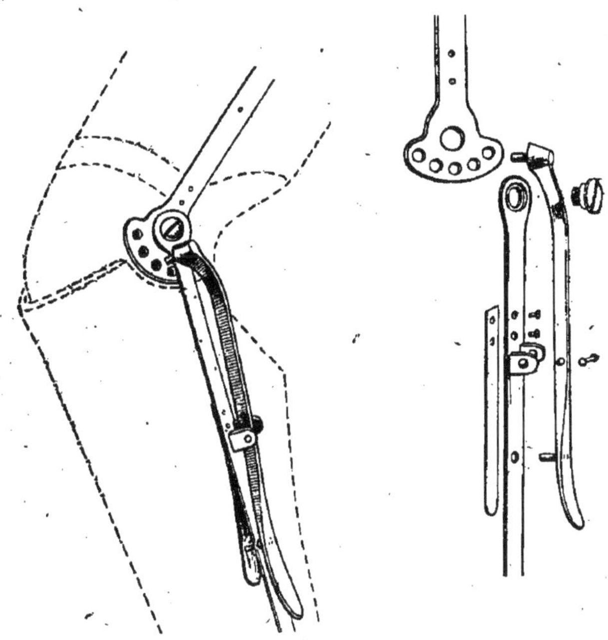

Fig. 52. — Verrou à levier permettant de fixer le coude. Détail du mécanisme. La pièce qui est sous l'attelle anti-brachiale est en lame de ressort.

Dans *le système à levier* (fig. 52) une branche formant levier, est fixée sur l'attelle antibrachiale ; un ressort, placé à l'extrémité inférieure du levier, le repousse, grâce à un tenon placé à son extrémité inférieure, en même temps qu'il abaisse son extrémité supérieure, laquelle possède un tenon qui vient en prise dans l'un des trous situé à l'extrémité inférieure de l'attelle brachiale. Si on abaisse l'extrémité du levier, on débloque l'attelle brachiale, en lâchant le levier on peut le mettre en prise avec un autre trou et varier ainsi l'angulation de l'appareil. Ce mécanisme a pour avantage de bloquer la flexion aussi bien que l'extension du coude, il présente l'avantage de donner une fixité constante à l'articulation. Cet appareil a des indications spéciales, dans certaines professions.

b) **Appareils à traction.** — Ces appareils sont d'un usage fréquent. A la jambe ils sont utilisés dans les cas de paralysies du sciatique poplité externe, à la main dans les cas de paralysie radiale.

Ils sont rarement employés au genou, la suppléance du quadriceps fémoral étant généralement inutile. Au pied l'appareil le plus simple consiste à fixer, à la chaussure, un étrier dont les extrémités libres servent de point d'attache à l'extrémité supérieure des tracteurs (fig. 4). Au genou on peut utiliser en remplacement du quadriceps un appareil articulé au niveau de cette articulation et de la tibio tarsienne et composé de deux attelles métalliques unies par trois demi-cercles métalliques deux pour la cuisse, un pour le haut de jambe. Des sangles en cuir prolongent ces cercles et rendent l'appareil solidaire du membre, une lame de tissu caoutchouté large et puissante, fixée aux deux extrémités de l'appareil sert de tracteur ; elle ne touche pas la rotule car elle se réfléchit à ce niveau sur un cercle métallique.

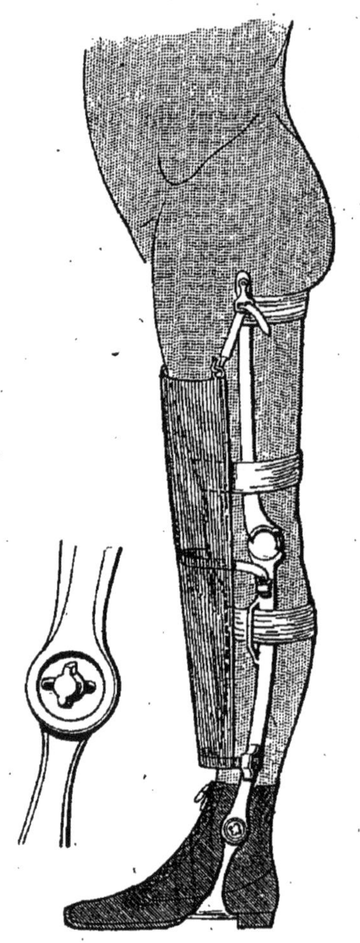

Fig. 53. — Appareil pour paralysie du quadriceps muni d'une lame caoutchoutée formant ressort de rappel.

Dans la paralysie radiale le poignet ne peut se mettre en

extension. L'appareil offre un ressort qui redresse le poignet et le maintient en extension.

4° Appareils de décharge

L'appareil de décharge est destiné à soustraire, pendant la marche, l'articulation malade à la pression du poids du corps. Son but est de permettre au malade de circuler sans compromettre la guérison de ses lésions.

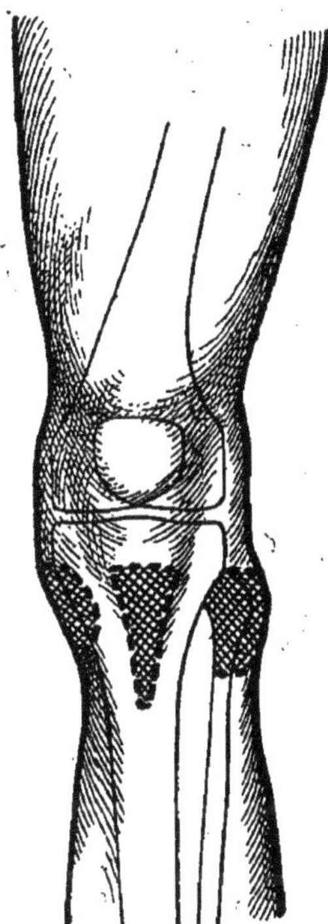

Fig. 54. — Les trois points de pression du cône d'emboîtement tibio-péronier d'un appareil de décharge.

Les appareils de décharge étant destinés à transmettre au sol le poids du corps, dont ils déchargent l'articulation malade, un des points principaux de leur étude est le choix d'un point de décharge, c'est-à-dire d'un point situé plus haut que le segment malade et par lequel le poids du corps s'appuie sur le sol par l'intermédiaire de l'appareil Ce point d'appui joue le rôle dévolu à la plante du pied chez l'homme sain.

Il faut donc rechercher dans le squelette du membre inférieur une surface osseuse apte à servir de butoir, à supporter une forte pression de bas en haut. Les deux surfaces susceptibles d'être choisies comme point de décharge sont : le cône tibio-péronier et la surface de l'ischion.

Le *cône d'appui tibio-péronier* dont la grande base est tournée vers le haut est particulièrement apte à servir de point de décharge.

Mais les divers points de ce cône d'appui ne portent pas également. La pression s'accuse plus particulièrement sur la tête du péroné, l'épine du tibia et la partie inférieure du plateau tibia-interne (fig. 54).

Le sujet qui porte un appareil depuis quelque temps présente au niveau de ces trois points d'appui un épaississement souvent considérable, et parfois des bourses sérieuses au niveau de la peau qui double ces saillies osseuses. Si l'appareil est porté pendant un temps très long les muscles s'atrophient conséquence constante du port trop longtemps continué de ces appareils.

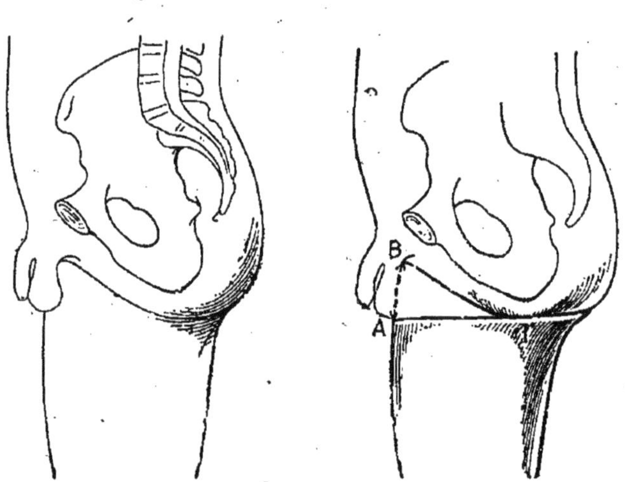

Fig. 55. — Sur un sujet debout, les branches ischio-pubiennes, entre lesquelles est tendue la cloison périnéale, sont obliques à 45° environ, en bas et en arrière. L'ischion limite du périnée enest en même temps la plus basse.

La partie de l'appareil appelée cône d'emboîtement qui épouse ces points d'appui, doit le faire de façon très exacte, il est bon d'aplatir ce cône à sa partie postérieure afin de fixer plus étroitement les parties osseuses qui, à ce niveau sont doublées d'un fort coussinet musculo graisseux.

La face inférieure de l'ischion, horizontale et très étoffée, est un point de décharge parfait. La forme du cône d'emboîtement qui entoure la racine de la cuisse a une importance considérable. Elle doit être semi-oblique (fig. 56-II) c'est-à-dire que l'orifice supérieur du cône doit être oblique dans sa partie antérieure et horizontale dans sa partie postérieure.

L'ascension du bord antérieur doit commencer un peu après

l'ischion qui se trouve dans la partie la plus déclive du périnée (fig. 56). Si on échancre l'appareil au niveau de l'ischion en une loge dite loge périnéale il faut avoir soin que l'ischion réponde à la partie *la plus déclive de l'appareil* (fig. 56-I), si on n'y prend pas garde l'appareil tourne en dedans au bout de quelques pas ; l'ischion qui était sur un plan incliné (fig. 57) a glissé dans le fond de la loge périnéale. L'ischion étant fixe c'est l'appareil qui tourne.

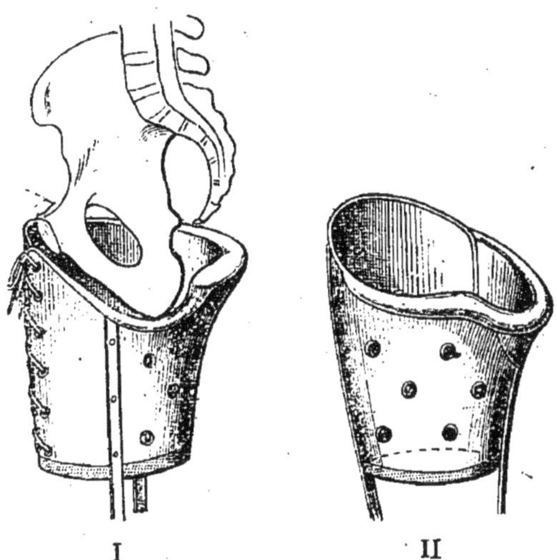

Fig. 56. — II, Aspect postérieur du cône d'emboîtement semi-oblique ; l'ischion vient se placer au point le plus déclive de la loge périnéale (I) (profil interne).

Nous avons vu au moment de l'étude du choix des points de fixation des appareils que ces deux régions (ischion et cône d'appui tibio-péronier) étaient déjà utilisées en tant que point de contre-ascension.

Elles jouent donc un double rôle.

Les appareils de décharge sont de deux ordres : ils sont à décharge partielle ou totale.

1° Appareils à décharge totale. — Ils peuvent être utilisés séparément; il en est ainsi par exemple dans l'appareil à fracture de jambe du professeur Delbet, dans l'appareil pour retard de consolidation. Dans ces cas la fixation de l'appareil est assurée pour la suspension par l'extrémité inférieure de la jambe et pour la contre-ascension par le point de décharge lui-même : le cône tibio-péronier.

S'il s'agit du genou ou de la cuisse c'est l'ischion qui est tout

(1) *Traité de thérapeutique orthopédique.*

à la fois le point de décharge et de contre-ascension. La suspension est assurée soit par le cône des coudyles ou indirectement par des bretelles ou par les deux à la fois si les coudyles ne suffisent pas.

L'appareil de décharge complétant un appareil d'immobilisation est d'un usage bien plus fréquent, j'en ai donné les principes il y a douze ans. C'est un appareil surajouté qui peut être mis en place, ou retiré, sans que jamais l'appareil d'immobilisation proprement dite ait besoin d'être touché. Cette indépendance de l'appareil de décharge présente ce gros avantage de n'imposer à l'appareil d'immobilisation et par suite à l'articulation malade aucune des pressions ni aucun des mouvements qui sont inévitables lorsqu'on veut utiliser l'appareil d'immobilisation lui-même comme appareil de décharge.

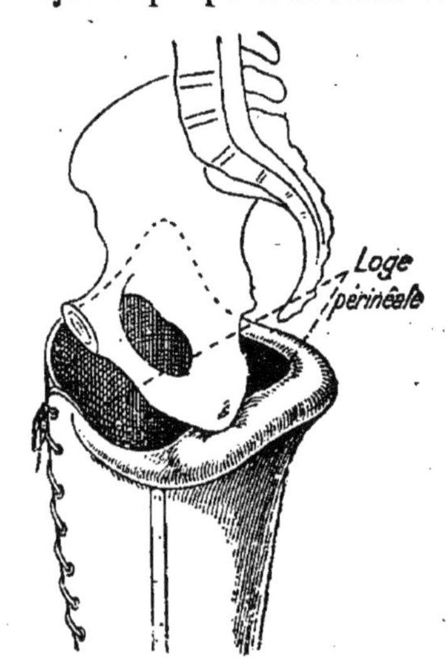

Fig. 57. — Ischion en position défectueuse, il glissera dans le fond de la loge périnéale et provoquera la rotation en dedans de tout l'appareil.

Les figures 58 et 59 représentent pour le pied et le genou ces divers genres d'appareils. La base de l'étrier ainsi qu'on le voit est de forme ovalaire en feutre épais doublé de cuir. Le feutre forme un coussinet élastique qui amortit la pression au moment de l'appui.

Dans ces appareils les points de contre-ascension sont les appuis de décharge qui limitent l'ascension tandis que des bretelles où l'un des points de support de l'appareil d'immobilisation assurent la suspension de l'appareil.

2° Appareil d'immobilisation à décharge partielle. — Il arrive fréquemment que le même appareil assure en même temps que la décharge de l'articulation l'immobilisation du membre. Une articulation enraidie à peu près indolore mais conservant quelques degrés de mouvement redeviendra douloureuse si elle est abandonnée à elle-même. Elle sera, pendant l'exercice de la marche l'occasion d'une série d'entorses douloureuses qui

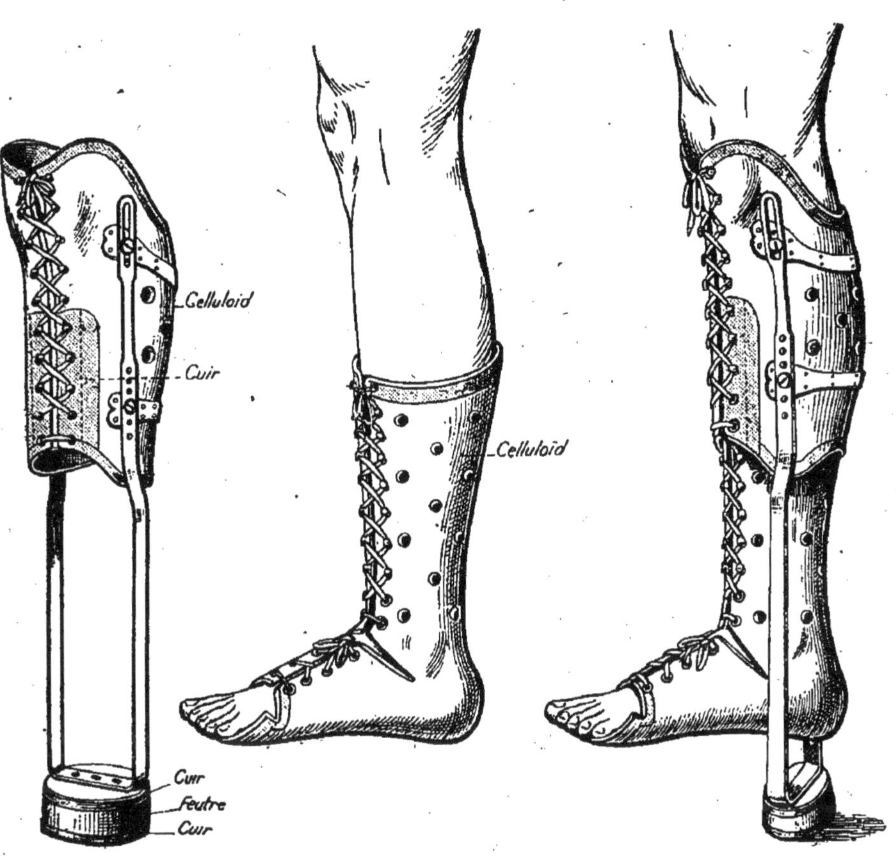

Fig. 58. — Appareil d'immobilisation de la tibio-tarsienne et l'appareil de décharge qui permet la marche sans appui du membre au sol.

progressivement éveilleront des phénomènes d'arthrite. Un retard de consolidation, une pseudarthrose mal fixée amènent au niveau du foyer de la fracture, des réactions douloureuses. Dans ces cas la décharge totale n'est pas nécessaire, la décharge partielle suffit.

A la jambe, si l'articulation tibio-tarsienne est libre, l'appareil comportera une guêtre et une partie podale munie d'un étrier dont les branches sont à glissière ce qui permet d'éloigner le pied de la guêtre et par suite d'augmenter la décharge.

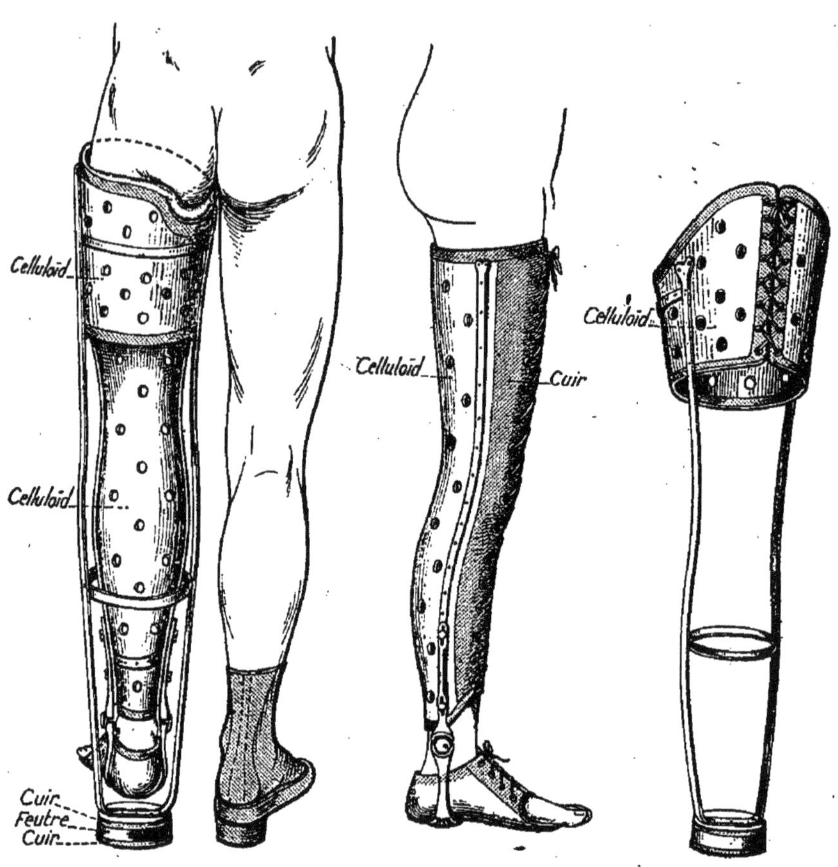

Fig. 59. — Appareil immobilisant le genou avec appareil de décharge surajouté permettant la marche sans appui du membre.

Le poids du corps porte donc mi-partie sur la semelle, mi-partie sur le cône d'emboitement.

Au cas d'ankylose la tibio-tarsienne doit être immobile, il suffit alors pour assurer la décharge de tenir compte, en faisant l'appareil, de la semelle de feutre de 1/2 centimètre d'épaisseur qui sera placée sous le pied entre la semelle de la partie podale et la sôle plantaire.

En marche la pression aplatit le feutre et le poids du corps se trouve reporté, en partie, sur le cône tibio-péronier.

Les raideurs du genou consécutives aux lésions de cette articulation sont fréquentes en chirurgie de guerre. L'ankylose complète, totale, indolore, demande souvent beaucoup de temps. Dans ces cas l'appareil à décharge partielle du genou est souvent suffisant.

Nous confectionnons depuis longtemps le modèle suivant : une genouillère est unie dans le bas a une partie podale et dans le haut au cône d'emboîtement qui recouvre la racine de la cuisse. Ces deux parties qu'unissent des tiges à glissières peuvent, à volonté, être éloignées l'une de l'autre ce qui permet de régler le degré de la décharge.

CHAPITRE IV

LA CHAUSSURE ORTHOPÉDIQUE

Il importe avant d'aborder l'étude de la chaussure orthopédique, de connaître la constitution d'un soulier ordinaire.

La chaussure normale. — Elle se compose de deux parties : la tige et la semelle.

La partie inférieure de la tige est appelée claque et on nomme longueur de claque la distance du bout de la chaussure au lacet. C'est la mode qui donne à la claque ses variations. Il faut savoir que si elle est courte l'entrée du pied dans la chaussure est plus facile. Un pied déformé et plus ou moins enraidi devra donc user de la forme courte ; souvent dans ces cas la claque n'est pas rapportée, la tige est d'une seule pièce.

La confection d'une chaussure comporte trois temps, le montage en première, la fixation de la semelle puis celle du talon. Le première est une lame de cuir (fig. 60-2) que l'on affiche par deux pointes sur la forme en bois qui sert de moule à la chaussure, on incise cette première avec un tranchet obliquement et parallèlement à son bord et on redresse avec un outil nommé relève-gravure la partie entaillée qui vient former une arête saillante. On monte la tige sur la forme et ses bords affleurent l'arête de la gravure. On a eu soin, auparavant, de placer une lame de cuir dur entre la tige et sa doublure à l'arrière au niveau du talon (fig. 62) et à l'avant au-dessus des orteils, c'est le bout dur. On prépare une lanière de cuir, la trépointe que l'on coud sur le pourtour de la gravure. Trépointe, tige et gravure sont cousues ensemble (fig. 60-5 et 61-1).

On commence au niveau du talon, une aleine transperce la

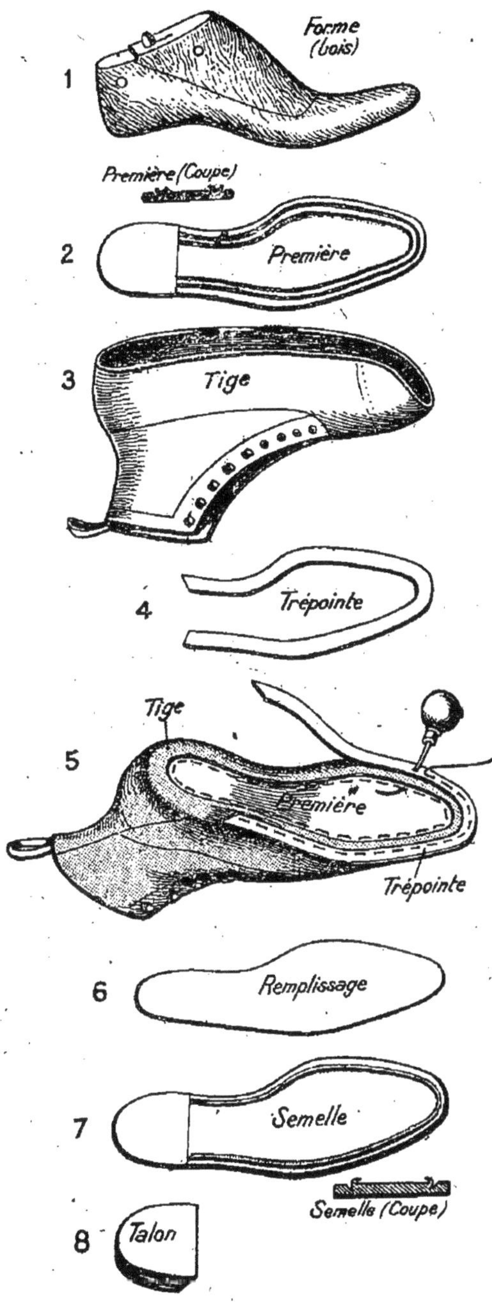

Fig. 60. — 1. Forme en bois servant à monter la chaussure.
2. La première avec sa gravure.
3. La tige de la chaussure ; la partie inférieure de la tige est appelée claque.
4. La Trépointe.
5. Montage en première : la claque, la première et la trépointe sont cousues ensemble.
6. Remplissage destiné à combler la dépression située entre la partie de la première qui n'est pas recouverte et les bords proéminents qui viennent d'être cousus.
7. Semelle avec sa gravure.
8. Talon.

gravure, la tige, puis la trépointe et l'on passe un fil dans le trou formé. On continu. la même série d'opérations jusqu'à la pointe du pied et l'on revient au talon de l'autre côté. On comble avec quelques débris de cuir, le remplissage, la dépression qui se

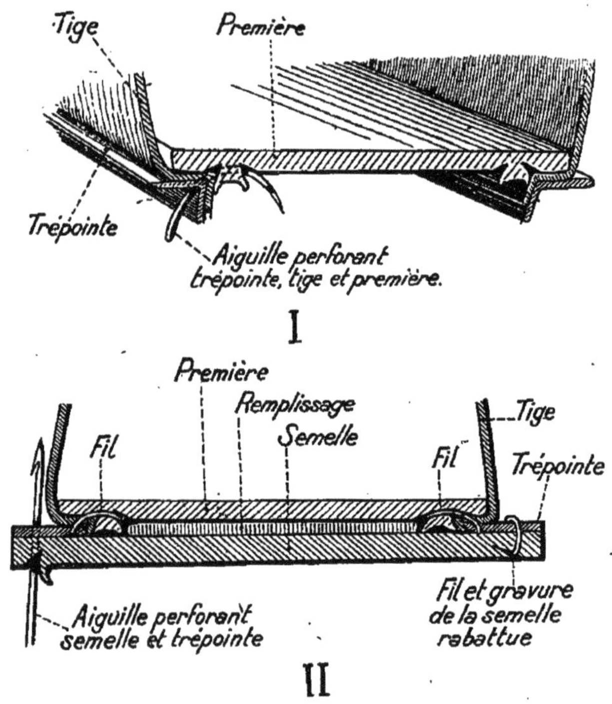

Fig. 61. — Mode de fixation de la trépointe à la première.
I. Mode de fixation de la trépointe. L'aiguille perfore trépointe, tige et première.
II. Mode de fixation de la semelle. L'aiguille perfore semelle et trépointe.

trouve à l'intérieur de la gravure et l'on coud la semelle à la trépointe. La semelle est gravée avant d'être cousue. Une aleine transperce le fond de la gravure et non son bord et la trépointe ; le trou formé livre passage au fil qui va réunir les deux parties (fig. 61 II), on continue sur le pourtour de la forme, puis on rabat la gravure qui cache les fils et les met à l'abri de l'usure pendant la marche. On émonde et on régularise les bords de la semelle qui débordent plus ou moins les flancs de la chaussure partie débordante qui s'appelle lisse.

La lisse est plus ou moins débordante c'est l'émondage qui en règle la grandeur, cette partie a souvent une grande importance nous le verrons plus loin.

La semelle une fois cousue on fixe le talon qui est formé de plusieurs rondelles de cuir superposées et fixées entre elles au moyen d'une série de pointes.

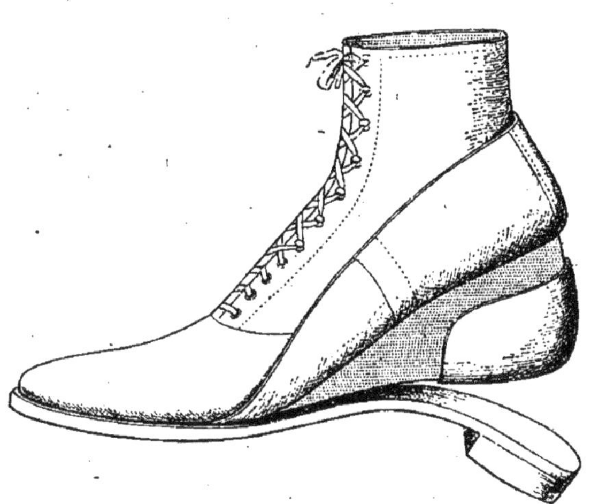

Fig. 62. — Chaussure normale avec son contrefort arrière.

On est souvent amené à incorporer dans toute la hauteur de la tige, au niveau du talon, des contreforts résistants en cuir. Si ces contreforts étaient droits ils pourraient blesser les chevilles ; des tiges en bois fixées sur la forme permettent de modeler le cuir au niveau de la région des malléoles. Ces lames de cuir qui sont ramollis à l'eau avant d'être fixés gardent après séchage la forme qui leur a été donnée (fig. 63).

On emploie la chaussure orthopédique dans deux circonstances différentes : *a*) pour les déviations du pied en varus ou en valgus, *b*) pour les raccourcissements du membre inférieur.

a) DÉFORMATIONS DU PIED : VARUS ET VALGUS.

Les déformations du pied se présentent sous forme de varus ou de valgus.

Les pieds bots varus sont de beaucoup les plus fréquents ; la déformation peut être souple ou fixée ; elle est souple s'il est pos-

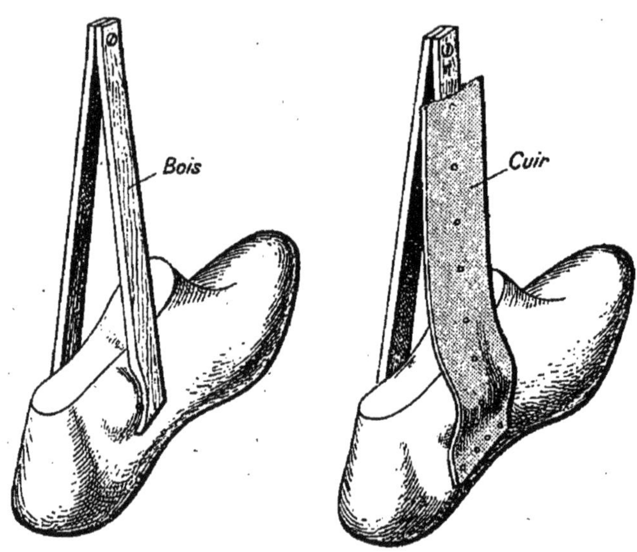

Fig. 63. — Forme et tige en bois permettant de donner aux contreforts latéraux la forme des malléoles.

sible de remettre le pied en bonne position, elle est fixée si l'attitude du pied est irréductible.

Dans le premier cas la chaussure devra corriger la déformation et dans le second rétablir l'équilibre du pied sans chercher à en corriger la forme. Les pieds bots varus sont légion, en chirurgie de guerre et leur maintien en bonne position est souvent difficile.

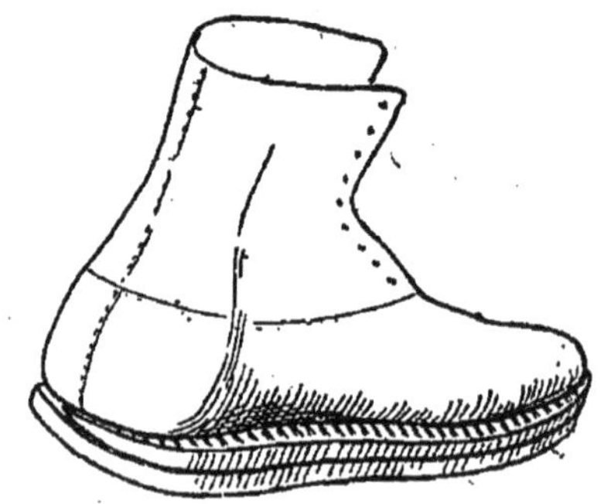

Fig. 64. — Pied varus souple et sa chaussure à bord externe surélevé.

Si le varus est léger et le talon non désaxé la correction est facile, il suffit de surélever la semelle (fig. 64). La base de sustentation se trouvant en dehors de l'axe de la jambe qui représente la

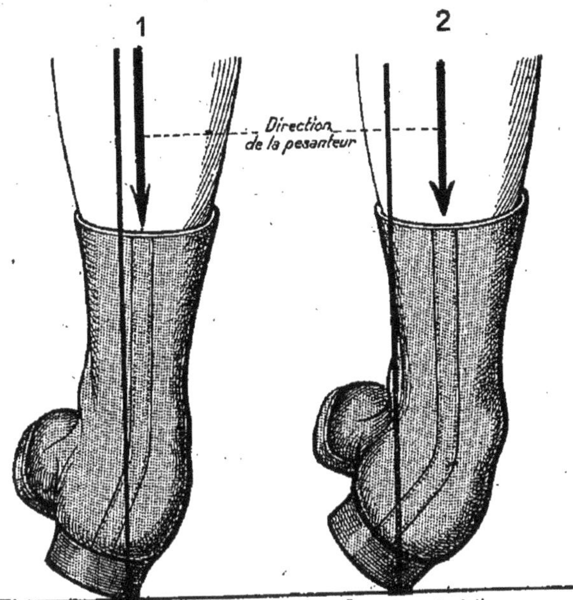

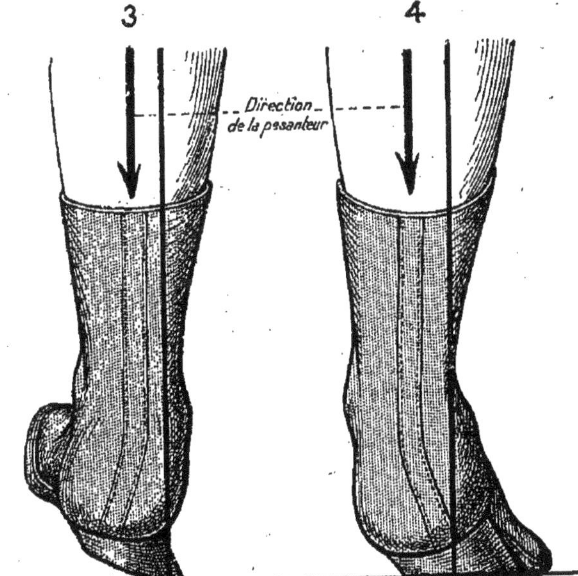

Fig. 65. — 1 et 2, Pied varus muni d'une chaussure normale. 1. Début de l'appui. 2. Appui total et exagération du mouvement de bascule.

3. Chaussure à talon désaxé. Base de sustentation en dehors de l'axe du membre. 3. Le varus au début de l'appui. 4. Sa correction au moment de l'appui.

direction de la pesanteur, le pied se redresse au moment de l'appui et prend une direction en valgus inverse de la déformation. Il se fait donc à chaque appui un redressement du pied qui dans beaucoup de cas finit par être définitif. On peut relever la chaussure en dehors en ajoutant une demi-rondelle sous le talon, une demi-semelle sous la semelle. Il est plus élégant de placer la rehausse entre la semelle et la trépointe, cela s'appelle, en terme de cordonnier, mettre une alèse.

Il n'est pas besoin de chaussure spéciale, une chaussure ordinaire fait très bien l'affaire. La chaussure dite « de repos » qu'on fournit aux mutilés est parfaite à cet égard, elle est légère, ce qui est important, si elle était lourde, le poids étant reporté en dehors, entraînerait le pied mécaniquement en dedans.

Parfois la correction est plus difficile, ces difficultés sont la conséquence des changements dans les rapports entre la base de sustentation et l'axe de la jambe qui représente la direction de la pesanteur.

Si on regarde le talon au moment où il vient prendre contact avec le sol, on voit que son bord externe, sa base de sustentation est en dedans de la flèche qui représente la direction de la pesanteur (fig. 65-1), le varus augmente dès que le sujet appuie sur le sol (fig. 65-2).

Pour obtenir la correction, il faut désaxer le talon, le rendre épais et débordant en dehors. Le bord externe de la semelle doit être plus épais et de lisse débordante. Le talon désaxé qui reporte en dehors la base de sustentation occasionne le redressement du pied au moment de l'appui (fig. 65-3 et 4).

On peut s'opposer à la déformation qui se reproduit dès que le pied quitte le sol en incorporant un contrefort entre la tige et la chaussure à la partie interne du soulier. A cet effet on peut prolonger le contrefort du talon. Il faut avoir soin de modeler la saillie de la malléole interne ainsi que nous l'avons montré (fig. 63).

Ce contrefort doit être très rigide et formé de deux languettes de cuir superposées, ou doublées de métal ou comme nous le faisons renforcé par quelques couches de celluloïd.

Les cordonniers ont pour habitude dans ces cas de faire un contrefort qui monte de chaque côté du talon et englobe les deux malléoles. Ce procédé est défectueux, la malléole interne butte et blesse sur le contrefort externe, si le pied tend à retourner en varus (fig. 66) cet inconvénient n'existe pas pour le contrefort externe qui, dans ce mouvement, s'éloigne de la malléole qui lui correspond. La tige de la chaussure solidement lacée ramène le pied vers le contrefort externe ce qui diminue le vide que nous voyons sur la figure 66 entre la malléole interne et le contrefort.

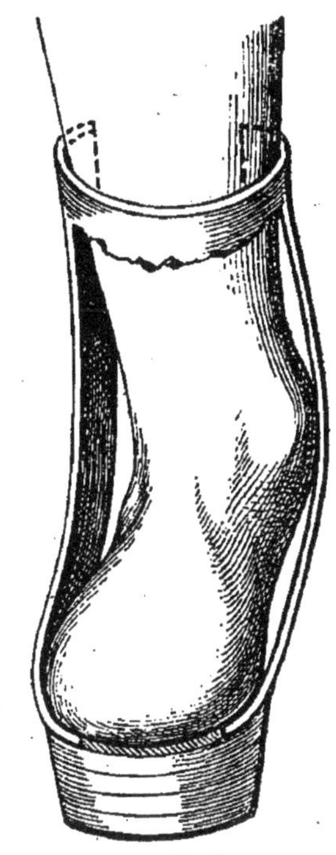

Fig. 66. — Pied varus fixé entre deux contreforts latéraux bute et blesse en pressant contre le contrefort externe.

Les difficultés d'appareillage augmentent avec la déformation, qui souvent se complique d'équinisme. Dans ces cas c'est l'avant-pied au lieu du talon qui aborde le sol le premier (fig. 67-1) et comme sa base de sustentation est en dehors de l'axe du membre le pied bascule et aggrave sa déformation dans l'appui (fig. 67 position 2).

On voit du reste sur la projection de la base de sustentation d'un pied varus, que l'avant-pied est reporté plus en dedans que le talon, par rapport à l'axe, du membre.

On arrive à corriger la déformation en fixant sous le talon et sous l'avant-pied une planchette très débordante (fig. 68). Inesthétique au plus haut chef, cela peut être un moyen thérapeutique transitoire mais non définitif. Il a été au début de la guerre utilisé contre les déformations en varus par contracture musculaire.

Lorsqu'en plus du varus il y a raccourcissement du membre, le liège qui surélève le pied servira en même temps à désaxer sa base de sustentation. Il sera ébrasé au côté interne et débordant en dehors. C'est l'inverse dans le valgus (fig. 69).

La base de sustentation se trouve ainsi à l'aplomb de l'axe du membre.

Lorsque la déformation, de maintien difficile, commence à se fixer, les moyens que nous venons d'indiquer sont insuffisants, un des meilleurs moyens de contention consiste à fixer une tige dans le talon de la chaussure, tige qu'on peut retirer à volonté. Un petit tube est placé à cet effet dans le talon de la chaussure afin d'en ménager l'usure. En redressant la tige qu'un lac fixe à la jambe, on remet le pied en bonne attitude. Une sangle en cuir

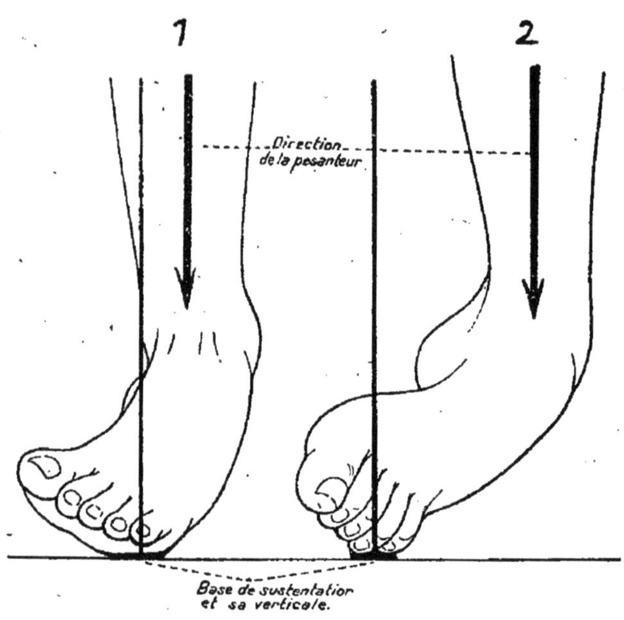

Fig. 67. — 1. Début de l'appui. 2. La direction de la pesanteur qui est en dehors de la base de sustentation entraîne la bascule complète du pied dès que l'appui est complet (2).

en forme de T fixée au bord externe de la chaussure (fig. 70) complète le redressement en ramenant vers la tige la malléole externe. Lorsqu'enfin le redressement est impossible il est nécessaire d'adjoindre une partie jambière à la chaussure, et s'il y a raccourcissement de corriger par un liège, autant qu'il est possible, la position de la base de sustentation.

Les déviations du pied en valgus sont beaucoup plus rares que les précédentes et n'atteignent jamais le même degré de déformation. Les principes que nous avons énoncés restent les mêmes, ainsi que les procédés de correction. On aura recours, pour les cas légers, à une semelle et un talon plus épais en dedans. Dans les cas graves, le talon est désaxé et de lisse débordante en dedans. Aux cas difficiles on adjoindra l'appareil à tige que nous avons décrit, et l'on placera le tuteur au côté externe. Ajoutons comme

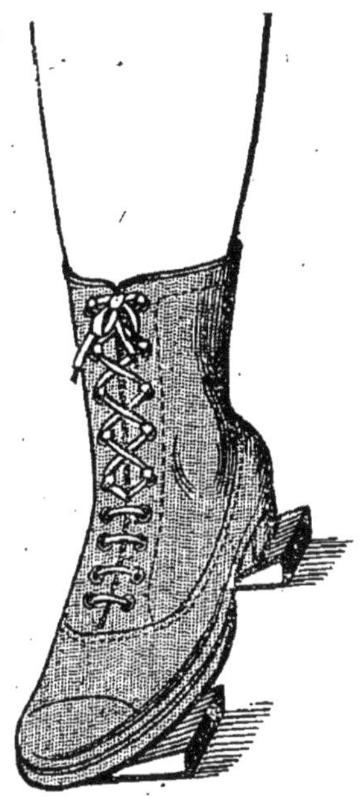

Fig. 68. — Chaussure pour pied varus avec palette de bois reportant en dehors la base de sustentation.

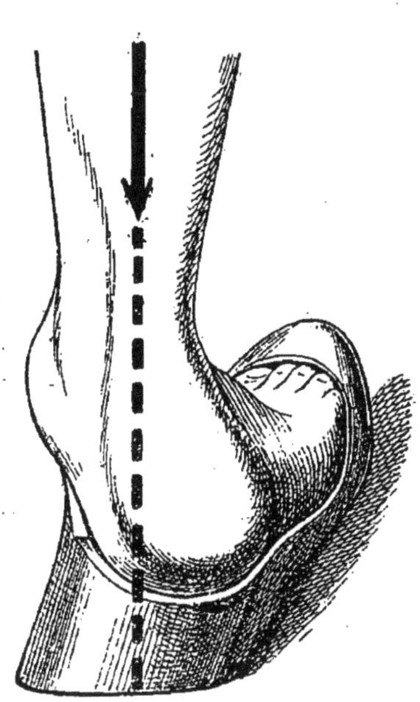

Fig. 69. — Pied valgus et membre raccourci, le liège reporté en dedans rétablit l'équilibre de la base de sustentation.

adjuvant indispensable la semelle de liège, à dos d'âne, à bord interne plus épais utilisée communément dans le traitement ordinaire du pied plat. On donnera également cette semelle aux sujets qui ont la sole plantaire douloureuse et si la peau présente des productions cornées qui supportent mal la pression on évidera le liège à leur niveau.

b) LES RACCOURCISSEMENTS, LEUR CORRECTION

On peut corriger de deux façons le raccourcissement du membre : par pied à plat et sole plantaire parallèle au sol, par pied équin et sole oblique.

a) **Correction par pied à plat.** — Ce procédé ne trouble en rien l'équilibre du sujet, c'est la façon la plus simple, n'importe quelle chaussure pouvant être employée.

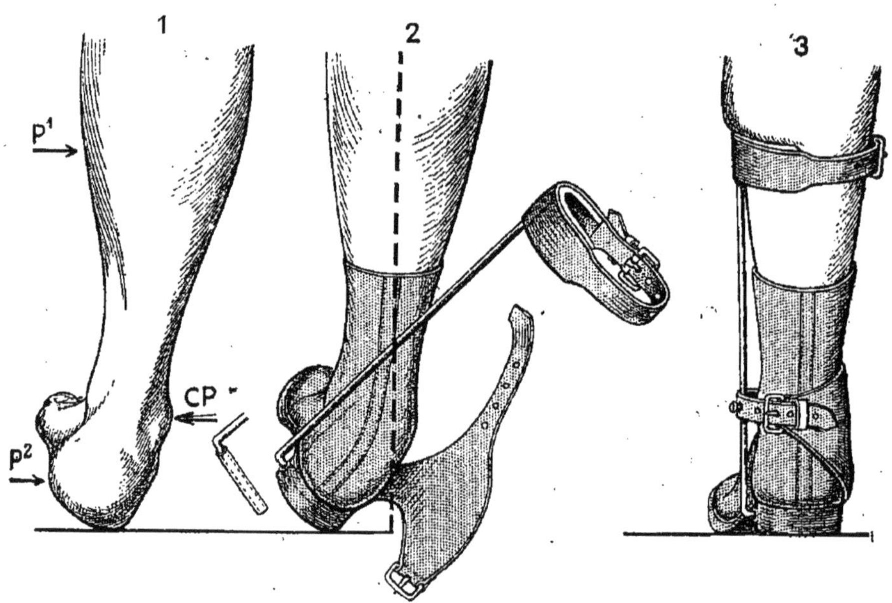

Fig. 70. — Pied bot varus, en 1 les trois points qu'il faut prendre pour obtenir le redressement. 2 et 3, appareil redresseur et son mode d'action.

On peut utiliser pour compenser le raccourcissement, du liège, du bois ou du métal.

La correction par liège est très facile ; on découpe et on aplanit à la lime une série de feuilles un peu plus grandes que la sole du soulier, qui est enduite de colle forte ainsi que les feuilles qui superposées et placées sous la semelle, sont fortement serrées par deux courroies placées l'une à l'avant, l'autre à l'arrière de la chaussure. Afin d'éviter l'usure trop rapide du liège on colle par le même procédé une feuille de cuir épais sous le dernier liège (fig. 71). On peut on non enlever au préalable le talon de la chaussure.

Si pour coller on utilise la colle Bouchoux (solution de gutta-percha dans le sulfure de carbone) en vente chez tous les crépins on obtient un bien meilleur résultat.

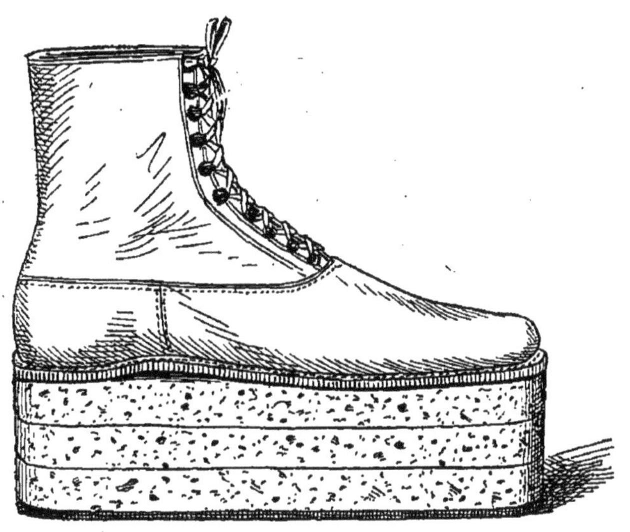

Fig. 71. — Correction par pied à plat et assises horizontales.

On rend la chaussure plus élégante si on entoure de cuir les diverses feuilles de liège

b) **Correction par équinisme et liège oblique.** — Ce mode de correction permet l'usage de la chaussure dite « de coxalgique », qui dissimule la difformité. Le liège est moins volumineux au niveau de l'avant-pied.

Ce procédé par liège oblique nécessite quelques considérations relatives, d'une part à la hauteur réelle de la correction et d'autre part à la longueur de la chaussure.

La hauteur de correction compensée n'est pas représentée par la hauteur du liège mesurée du talon au sol. *C'est l'abaissement de l'avant-pied qui donne la mesure de l'allongement.* Lorsque le pied prend la position d'équinisme l'abaissement de l'avant-pied s'accompagne nécessairement d'une élévation du talon puis-

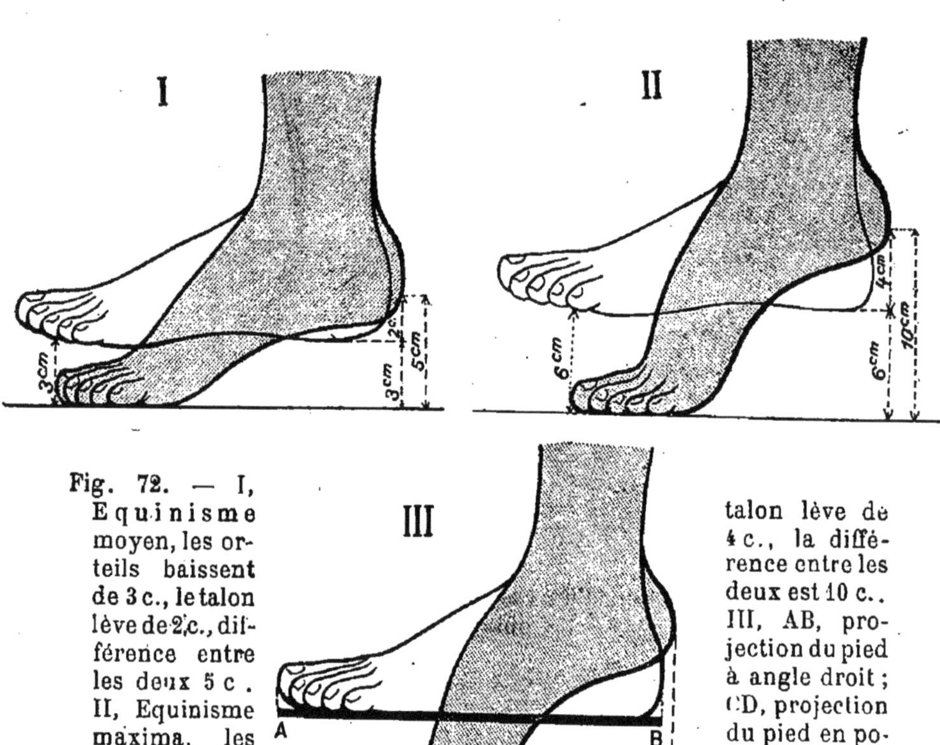

Fig. 72. — I, Equinisme moyen, les orteils baissent de 3 c., le talon lève de 2 c., différence entre les deux 5 c. II, Equinisme maxima, les doigts baissent de 6 c., le talon lève de 4 c., la différence entre les deux est 10 c.. III, AB, projection du pied à angle droit ; CD, projection du pied en position d'équinisme.

que le mouvement se passe dans la tibio tarsienne. Si on mesure la hauteur du liège à l'arrière il faut nécessairement pour avoir le degré de correction, déduire ce qui est dû à l'ascension du talon. Si l'avant-pied baisse de 3 centimètres le talon s'élève de 2 centimètres, la hauteur du liège à son niveau sera de 5 centimètres (fig. 72-I) et la correction sera de 3 centimètres ; s'il baisse de 6 centimètres le talon s'élève de 4 centimètres, le liège aura 10 centimètres à l'arrière (fig. 72-II).

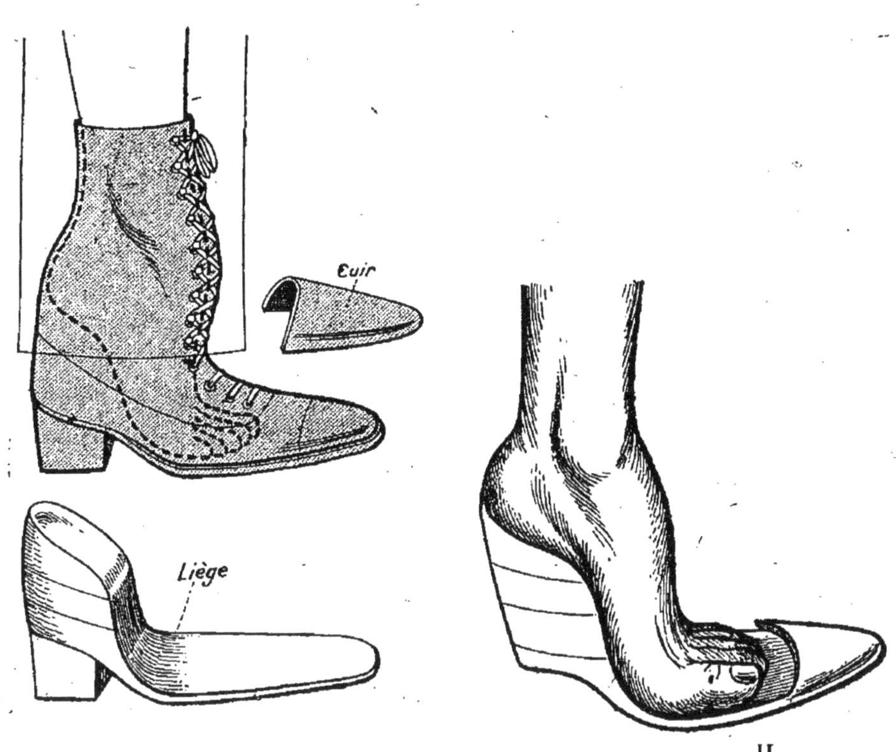

Fig. 73. — Correction d'un raccourcissement important par liège oblique.

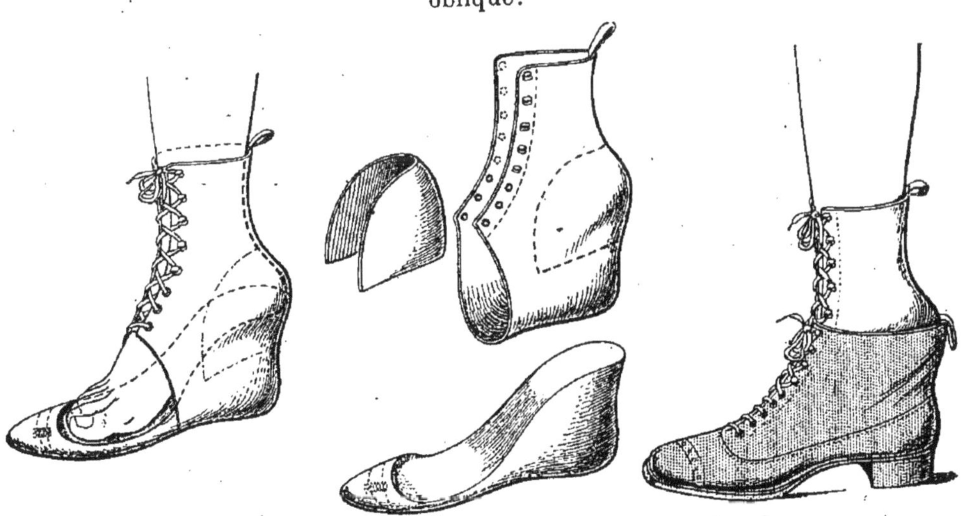

Fig. 74. — Socle en bois et bout simulé flexible. Le chausson de correction est indépendant.

La longueur de la chaussure serait moindre si elle englobait le pied exhaussé par un tel socle ; le pied moyen a 25 centimètres de longueur mais en équinisme maximum sa projection sur le sol et partant la base inférieure du liège n'est plus que de 20 centimètres (fig. 72-III). Pour égaliser les deux souliers, les cordonniers prolongent la chaussure au-delà des orteils d'une longueur de 5 centimètres. Cette extrémité est bourrée de coton. La chaussure se briserait à ce niveau si le cordonnier ne prenait pas la précaution de renforcer cette partie par un bout dur (fig. 73-I). On peut encore faire un bout en liège qui remplit l'avant de la chaussure (fig. 73-II). Il est nécessaire en pratique de *tenir compte de la hauteur du talon* et *d'en diminuer le liège d'autant à son niveau.*

On peut, au lieu de liège, utiliser un socle en bois évidé, ajouter à l'extrémité un bout simulé qu'un ressort rend mobile durant le déroulement du pied et recouvrir le tout d'une tige (fig. 74). Cet appareil qui dure des années est chaussé d'un soulier qui peut être remplacé. Il n'y a pas à renouveler le socle ce qui est beaucoup moins onéreux : nous avons toujours eu recours à ce mode d'appareillage à la fédération des mutilés.

On est souvent amené à corriger des raccourcissements qui dépassent 6 centimètres ; il est nécessaire alors de compléter l'exhaussement par liège oblique au moyen d'une correction par assises horizontales. Pouvant comporter autant d'assises que l'on veut, la compensation n'a plus de limite, mais il faut pouvoir faire la chaussure d'englobement et c'est là toute la difficulté.

Si nous ajoutons une assise horizontale de 2 centimètres le bout du pied doublé du liège est trop épais. Heureusement le pied en équinisme a une projection moins grande de 5 centimètres que le pied à plat, il est donc possible de prolonger le liège de cette même longueur, de lui donner une forme qui simule l'extrémité du pied ; c'est le liège « à bout simulé » (fig. 75-I).

On peut par ce procédé compenser 7 à 8 centimètres. Au delà le bout simulé devient lui-même trop épais.

On peut encore augmenter la longueur du bout simulé; mais

alors la chaussure sera trop longue? détrompez-vous, « faire joli » a réponse à tout : taillez en biseau la partie postérieure du liège (fig. 75-II) et vous diminuerez d'autant la longueur de la chaussure. On peut arriver ainsi à avoir une assise horizontale de 6 centimètres, ce qui ajouté aux 6 centimètres d'équinisme

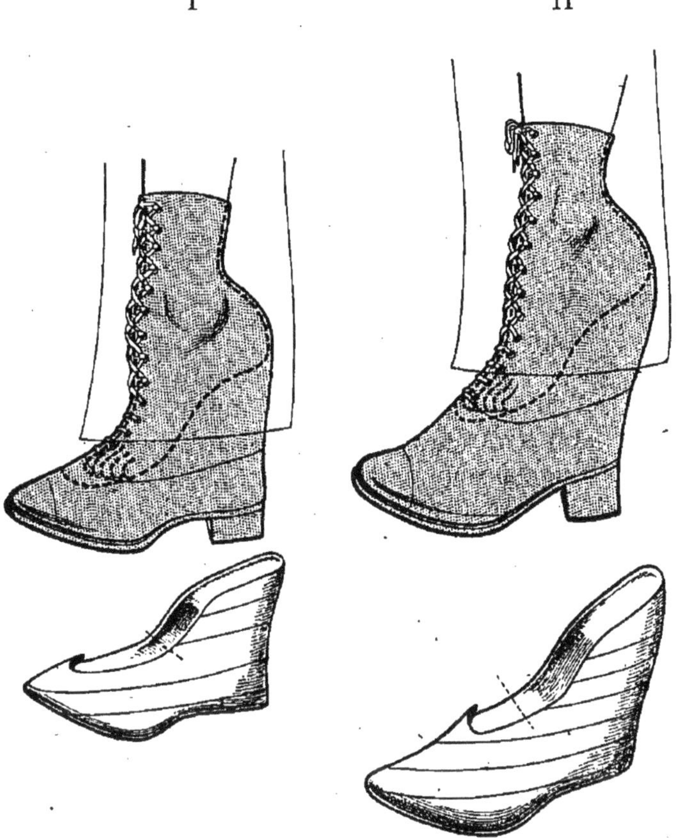

Fig. 75. — Correction par liège oblique, bout simulé et assises horizontales En I le liège est vertical à l'arrière. En II correction plus importante avec liège biseauté à l'arrière.

donne une correction de 12 centimètres et une hauteur de liège de 16 centimètres au talon. On peut bien encore augmenter, mais le talon se trouve en avant de la tibio-tarsienne, l'appui est mauvais et la chaussure tend à s'énucléer au moment de l'appui.

Dans les grands raccourcissements où il n'est pas possible de placer le liège dans la chaussure, on fait un liège extérieur

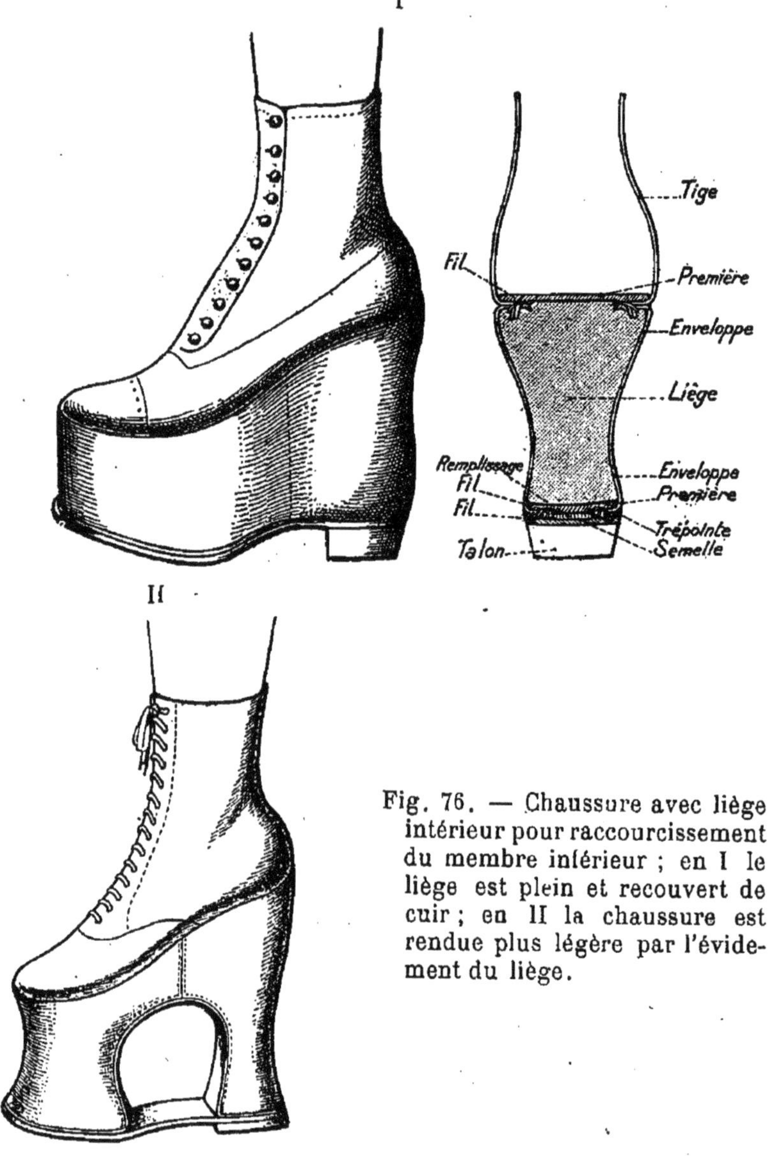

Fig. 76. — Chaussure avec liège intérieur pour raccourcissement du membre inférieur ; en I le liège est plein et recouvert de cuir ; en II la chaussure est rendue plus légère par l'évidement du liège.

oblique que l'on recouvre de cuir (fig. 76-I) et que l'on peut évider afin de l'alléger (fig. 76-II).

Tous les sujets, surtout en chirurgie de guerre, n'ont pas le pouvoir d'étendre le pied au maximum. Il faut donc user chez eux des deux modes de correction, par équinisme et par assises horizontales.

Si l'équinisme donne un abaissement de 3 centimètres à l'avant-pied et qu'il faille corriger 6 centimètres on ajoute une assise horizontale de 3 centimètres et on fait un bout simulé

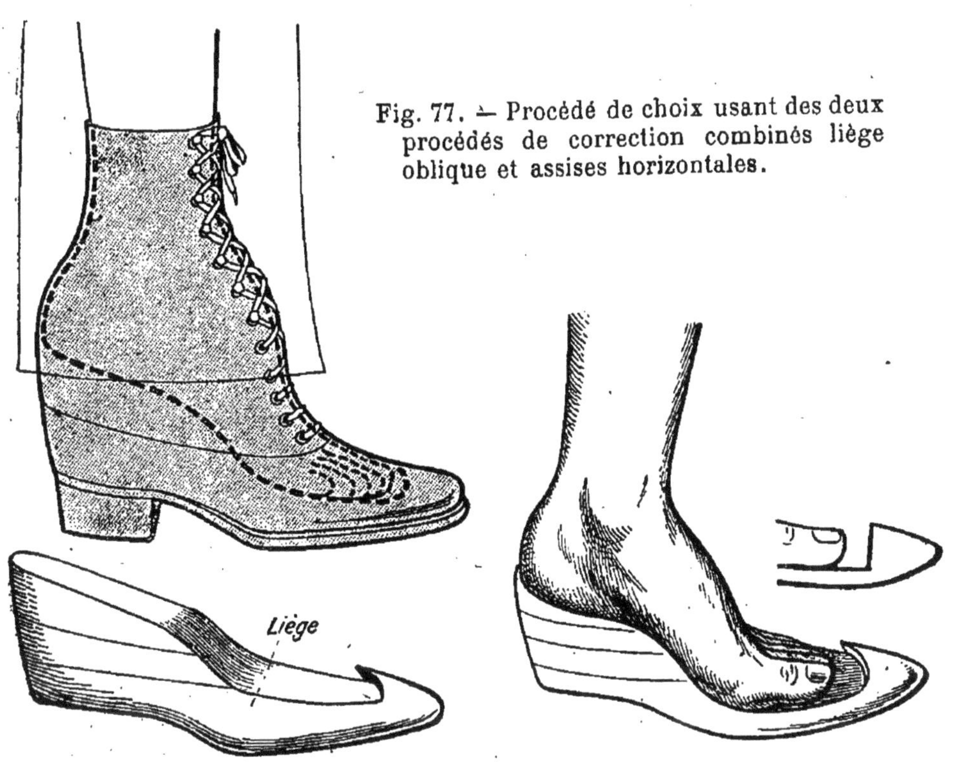

Fig. 77. — Procédé de choix usant des deux procédés de correction combinés liège oblique et assises horizontales.

(fig. 77), mais comme la longueur de projection du pied n'est guère moindre que celle du pied, le liège serait trop long si l'on n'avait pas la précaution d'en biseauter l'arrière (fig. 77).

Dans les raccourcissements qui ne dépassent pas 6 centimètres, *il faut toujours user de ces deux modes de correction* combinés et on doit indiquer au cordonnier l'épaisseur qu'il doit donner au liège au niveau de l'avant-pied qui représente la hauteur de l'assise horizontale.

Correction par pied simulé. — Au delà de 12 centimètres on peut encore corriger le raccourcissement, il suffit d'ajouter l'épaisseur suffisante, mais comme il n'est plus possible de chaus-

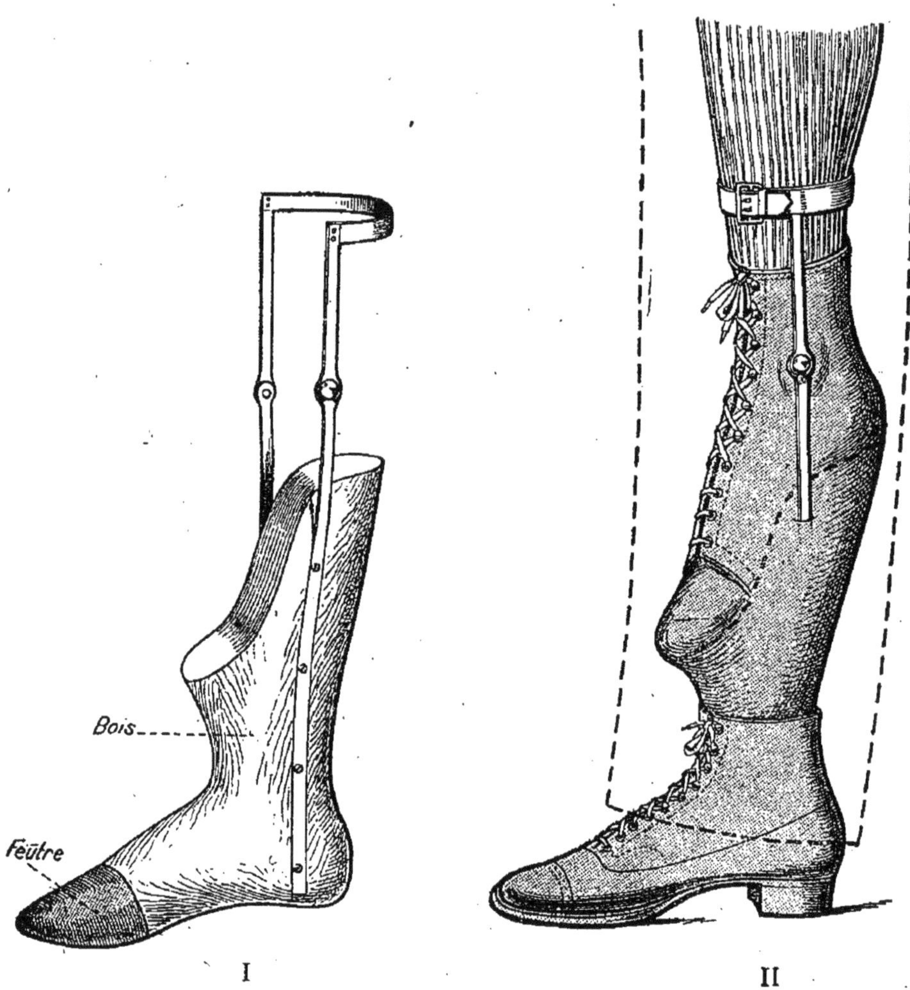

Fig. 78. — Correction d'un raccourcissement par pied simulé. Le pied simulé est indépendant de la chaussure.

ser un tel appareil on simule le pied en son entier (fig. 78-I et II). L'équilibre sur un tel socle est instable et le sujet se tordrait le pied à chaque instant si on ne prenait pas la précaution d'ajouter au liège deux tuteurs latéraux. L'emploi de ce mode de compensation nécessite l'usage d'une tige qui englobe complètement le pied et recouvre le liège ou le bois évidé formant socle.

Corrections défectueuses, leurs inconvénients et les moyens de les déceler. — Les cordonniers font souvent des corrections irrégulières qu'il importe de déceler.

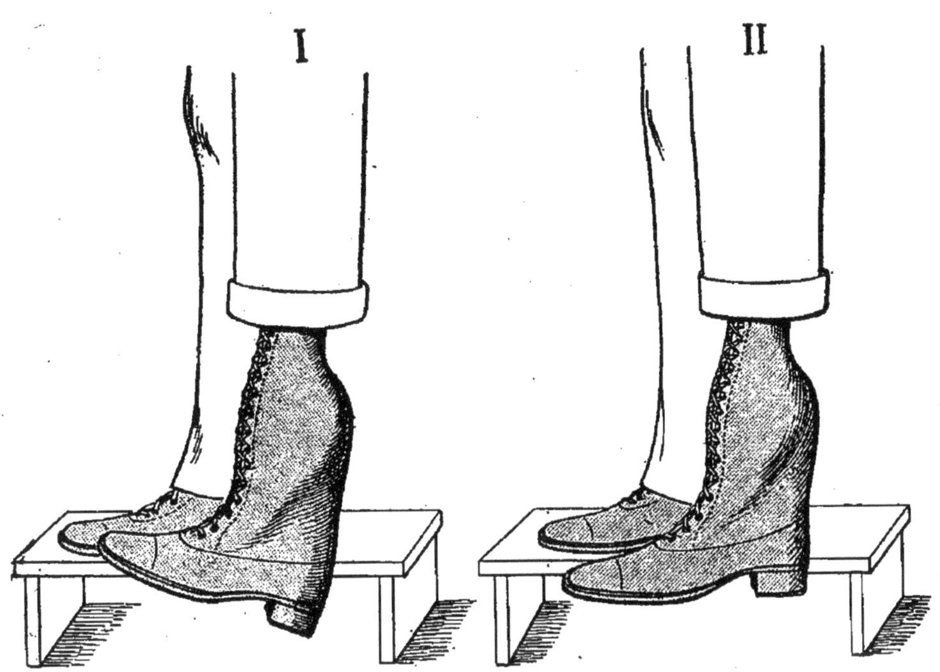

9. — Procédé rapide d'examen d'un liège I, Mauvaise correction, le talon est plus bas que la pointe. II, Bonne correction.

Le meilleur moyen de contrôle, le plus simple et le plus pratique consiste à recommander au mutilé de monter sur un petit tabouret, de laisser pendre le pied appareillé placé au maximum d'extension. La correction est bonne si la face inférieure de la chaussure est horizontale (fig. 79-II) ou oblique le talon étant plus haut que la pointe. Le talon plus bas donne une correction défectueuse (fig. 79-I). Dans le premier cas l'extrémité inférieure du membre semble être en équinisme et dans le second en talus.

Cet examen clinique peut être remplacé par un examen direct du liège. On mesurera la longueur de la perpendiculaire abaissée du talon à la face inférieure du liège, on en diminuera la hauteur du liège au niveau des têtes métatarsiennes, le reste de

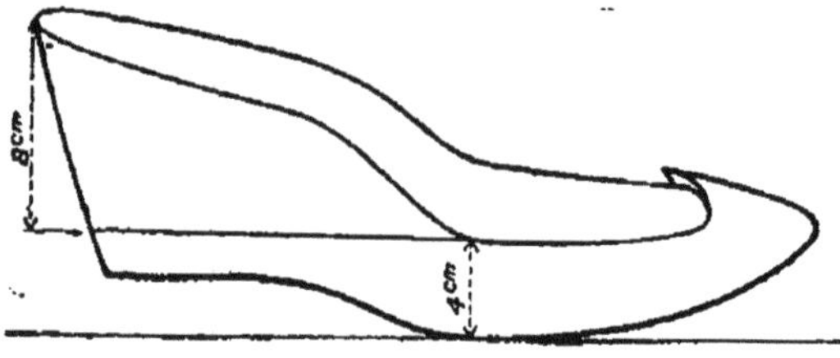

Fig. 80. — Ajoutez à l'assise horizontale qui a 4 c. les 8 c. de liège oblique et vous aurez la hauteur de la correction 12 c.

la soustraction doit être inférieur à 10 centimètres qui représentent la correction maxima de l'équinisme (fig. 80).

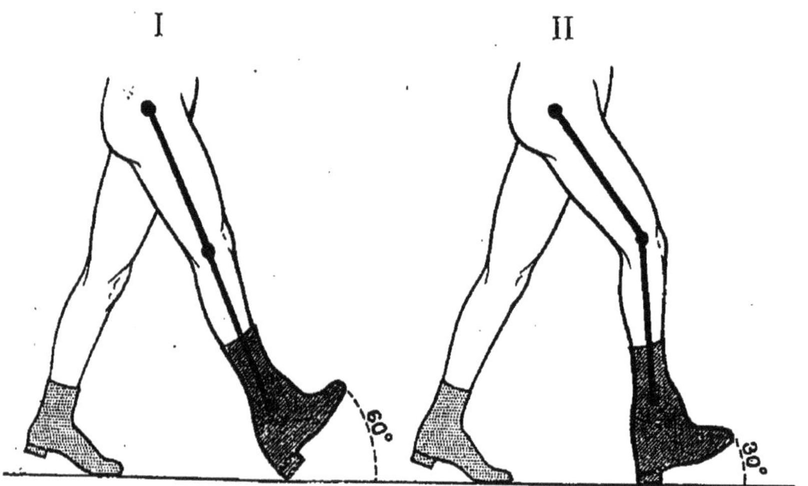

Fig. 81. — Sujet muni d'une chaussure avec liège défectueux ; en marche il doit plier le genou (II) afin de diminuer l'angle (60°) que formerait la sole plantaire avec le sol si le genou restait droit (I).

Ceci suppose bien entendu que la correction par équinisme est et peut être complète, donnée dont on n'a pas à tenir compte avec le procédé d'examen clinique.

La marche avec un liège en talus est difficile ; elle entraîne la déformation du genou en genu-recurvatum ou, ce qui est plus est plus fréquent, elle oblige le sujet à recourir à la marche en flexion.

Si le sujet marche sur le talon, pointe du pied en l'air, le centre de gravité du membre tombe en avant de l'articulation du genou et le genou tend à se mettre en hyper-extension ; peu à peu les ligaments qui se trouvent à l'arrière de l'articulation se distendent et le membre acquiert la déformation dite genu-recurvatum.

Le sujet veut-il marcher plante à plat il devra fléchir le genou dès le début de l'appui, ce qui occasionnera une nouvelle diminution de longueur du membre et par suite une plus importante correction de raccourcissement (fig. 81).

CHAPITRE V

ÉTUDE CINÉMATIQUE DE LA MARCHE NORMALE

Pour éviter toute équivoque dans l'étude de la marche, il convient au préalable de définir d'une façon précise les termes que l'on a coutume d'employer.

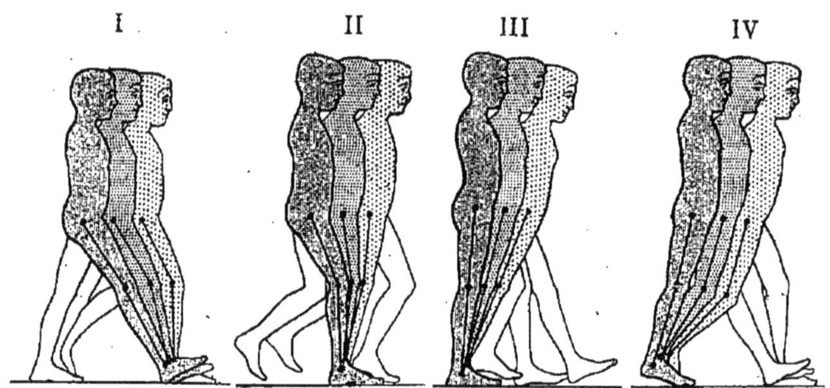

Fig. 82. — Les diverses phases de la marche normale. I, Le premier double appui et la flexion progressive du genou. II, Le premier temps de l'appui unilatéral et le redressement du genou. III, Le deuxième temps de l'appui unilatéral. Le genou reste étendu. IV, Le deuxième double appui et la flexion progressive du genou.

Considérée dans son ensemble, la marche est caractérisée par la succession de deux périodes : une *période de double appui* (fig. 82-I et IV) et une *période d'appui unilatéral* (fig. 82-II et III).

Dans la *période de double appui*, les deux pieds touchent le sol, mais ne portent pas également. Pour le pied antérieur, le contact s'établit par le talon; pour le pied postérieur par l'avant-pied (fig. 83 I-$_1$ et $_4$). Au fur et à mesure que le sujet progresse, le pied antérieur arrive peu à peu à reposer entièrement sur le sol, tandis que le pied postérieur s'en détache progressivement; lorsqu'il est complètement soulevé, le sujet se trouve en *appui unilatéral* et la jambe postérieure passe d'arrière en avant exécutant ainsi le pas (fig. 83-II-$_{1\ 2\ 3\ 4}$ et 84-III-$_{1\ 2\ 3\ 4}$).

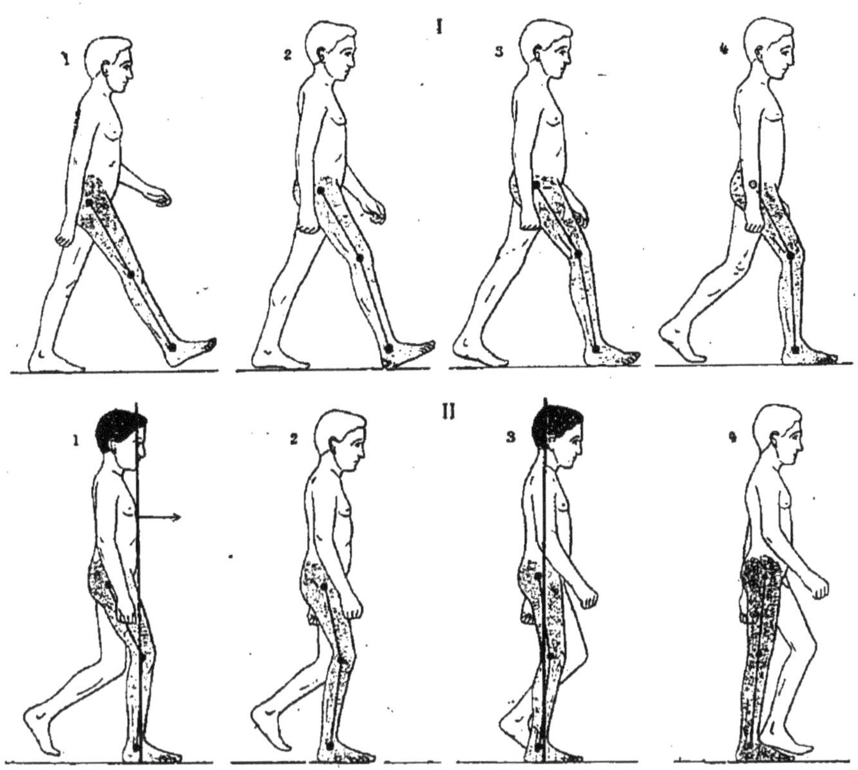

Fig. 83. — Les divers temps de la marche normale. I, Le premier double apaui. II, L'appui unilatéral et le redressement du genou. II-$_3$, Moment de la verticale.

Dans la *période d'appui unilatéral*, on appelle *jambe portante* celle qui sert d'appui au corps, *jambe oscillante* celle qui passe d'arrière en avant.

Il arrive un moment où la jambe portante passe par la verticale, la jambe oscillante la croisant pour devenir antérieure de postérieure qu'elle était (fig. 83-II-$_3$). Ce moment désigné du nom de moment de la verticale sert à diviser en deux phases la période d'appui unilatérale.

Au terme de sa course, la jambe oscillante prend à nouveau contact avec le sol ; une nouvelle période de double appui commence. Puis elle devient portante à son tour et ainsi se répète de proche en proche la même série de phénomènes.

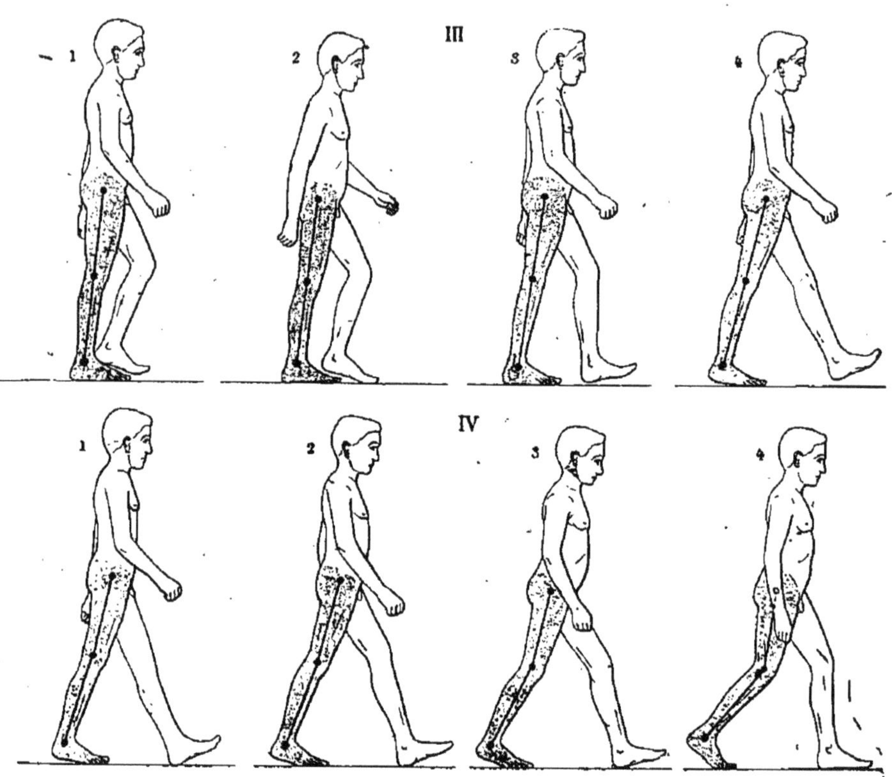

Fig. 84. — La marche normale. III, Le deuxième temps de l'appui unilatéral. IV, Le deuxième double appui.

PÉRIODE D'APPUI : SES DIVERS TEMPS.

Si donc l'on envisage la succession des attitudes du membre inférieur, durant la marche, on voit qu'il y a d'abord un premier double appui, puis une période d'appui unilatéral divisée en deux par le moment de la verticale, enfin un deuxième double appui. A ces phases succède la période où la jambe est oscillante.

Etudions donc chacune de ces phases.

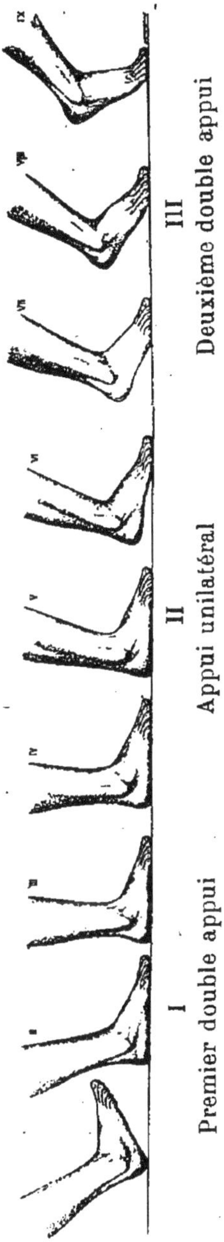

I Premier double appui — II Appui unilatéral — III Deuxième double appui

Fig. 85. — La marche normale et les diverses positions du pied au moment de l'appui.

1° Phase du premier double appui.

Elle se compose de deux périodes :

1° La période de rabattement du pied;

2° La période d'appui.

1° *Période de rabattement.* — La jambe antérieure, complètement étendue, aborde le sol par le talon. Les deux jambes sont écartées à la façon des branches d'un compas la jambe antérieure étant plus oblique par rapport à la verticale que la postérieure. Le pied antérieur forme avec la jambe un angle droit (fig. 85-1).

Le sujet continuant à avancer se trouve entraîné par sa propre vitesse et projeté sur la plante du pied. Durant cette phase l'articulation tibio tarsienne s'ouvre et *le genou se fléchit* (fig. 83-1-$_2$ et $_3$). En même temps que s'ouvre l'articulation, la plante du pied, qui formait avec l'horizontale un angle de 30°, se rabat sur le sol.

La jambe, qui vient en avant, diminue son inclinaison et l'extrémité supérieure du tibia décrit un arc de 15° égal à la moitié de l'arc décrit par la sole plantaire (fig. 83 1 et 2 et 86).

La vitesse de la sole plantaire est donc le double de la vitesse du genou, puisqu'elle décrit un arc de 30°, alors que la jambe parcourt dans le même temps un angle de 15°. La durée de cette période de rabattement du pied est de 1/40 de seconde.

2° Dans la deuxième période, « la période du poser du pied », la sole plantaire est immobile et le genou continue, avec une vitesse égale, sa propulsion en avant, décrivant un nouvel arc de 15° en un quarantième de seconde. La jambe, qui était encore inclinée au début de cette période, se trouve être à la fin perpendiculaire au sol (fig. 83 $_{I-4}$).

En résumé, on voit le genou, pendant le premier double appui, parcourir d'un mouvement uniforme un arc de 30° et mettre à le parcourir deux fois un quarantième de seconde, c'est-à-dire un vingtième de seconde. La sole plantaire n'évolue que dans la première période de ce double appui et décrit un même arc de 30° en un temps moitié moindre, un quarantième de seconde.

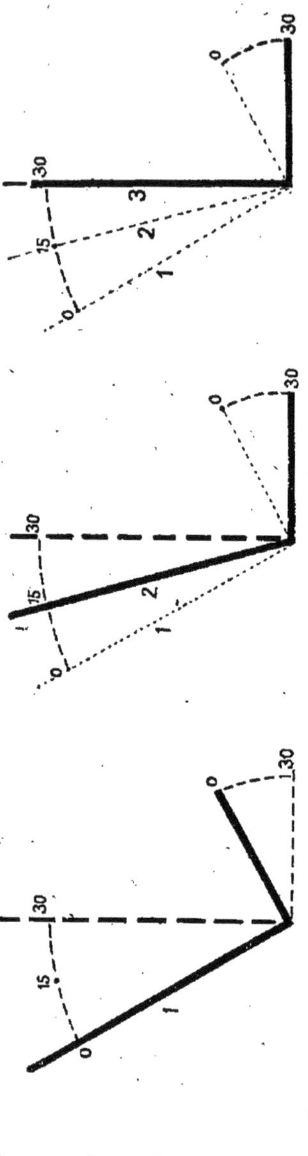

Fig. 86. — I. Au début de l'appui le pied forme avec le sol un angle de 30°, et la jambe est distante de 30° de la verticale. — II. Phase de rabattement du pied. La sole plantaire a parcouru 30°, pendant que la jambe en parcourt 15, allant de 1 à 2. — III. Phase de poser : la jambe allant de 2 à 3 a parcouru 15° et la sole plantaire est immobile en appui sur le sol.

Les mouvements de la jambe et du pied sont donc indépendants l'un de l'autre, et cela, grâce aux mouvements de l'articulation tibio-tarsienne, qui s'ouvre de 15° pendant la période de rabattement, pour se fermer d'autant durant la période du poser.

2° Phase d'appui unilatéral.

La phase d'appui unilatéral comprend deux temps : 1° Le membre inférieur se redresse par extension du genou (fig. 82-II). 2° Le membre inférieur étendu pivote autour de la tibio-tarsienne, puis de l'avant-pied (fig. 82-III).

Il faut en outre considérer le rôle de l'autre membre qui est libre et passe d'arrière à l'avant pour exécuter le pas ; c'est « la période oscillante du membre ».

1. Redressement du genou. — Nous venons de voir que pendant la période de double appui le genou antérieur s'était fléchi progressivement Pendant le premier temps de l'appui unilatéral il se redresse peu à peu pour être tout à fait droit, un peu après le moment où le sujet a dépassé la verticale élevée au niveau de l'articulation tibio-tarsienne.

Ce mouvement de redressement du genou s'accompagne toujours d'une flexion de la jambe sur le pied. Elle ne reste pas en effet immobile durant le redressement du genou. Verticale à la fin du double appui, elle incline progressivement, devient oblique en avant à mesure que le genou se redresse.

Dans cette période, deux moments sont importants à considérer : le début de l'appui unilatéral, c'est-à-dire le moment où le sujet détache le pied du sol — et celui où le pied oscillant vient croiser le pied à l'appui.

a. *Au moment où le pied arrière quitte le sol*, la verticale menée par le centre de gravité ne passe pas par la base de sustentation constituée par le pied portant (le tronc tout entier se trouve en arrière de la verticale menée par le pied portant) et cependant l'équilibre subsiste. C'est que la vitesse dont est animé le corps du sujet suffit à balancer l'action de la pesanteur et contribue à le porter en avant. en maintenant son équilibre. Le sujet n'est pas en équilibre statique, il est en équilibre cinématique (fig. 87).

b. *Le moment où le pied oscillant croise le pied portant est dit moment de la verticale*, parce qu'à cet instant le corps du sujet se trouve partagé en parties égales par la verticale élevée à la partie moyenne du pied (fig. 83-II-$_3$). Le moment de la verticale divise le pas en deux parties. Le *pas* est le mouvement exécuté par la jambe oscillante du sujet lors d'une période d'appui unilatéral entre deux positions consécutives de double appui. Le passage du pied oscillant au moment de la verticale divise ce pas en deux parties : le *pas postérieur* pour la partie du mouvement effectuée en arrière du moment de la verticale, le *pas antérieur* pour la partie effectuée en avant.

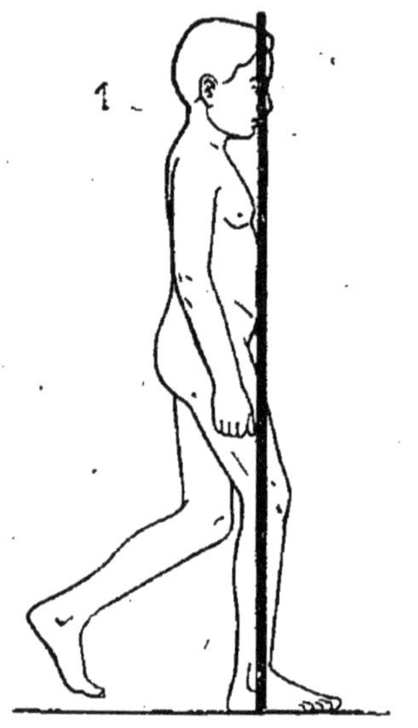

Fig. 87. — Début de l'appui unilatéral. Sujet en équilibre cinématique. Le tronc affleure la verticale élevée au-dessus du pied portant.

2. Déroulement du membre. — Un peu après le passage de la verticale le membre inférieur se trouve complètement étendu. La progression continue néanmoins grâce à un nouveau mécanisme : le membre se déroule autour de la tibio-tarsienne, celle-ci arrive à 15° de flexion et se trouve limité par la tension du tendon d'Achille. Le talon se détache, alors du sol et le sujet continue à avancer en pivotant autour de l'avant-pied (fig. 85-II). C'est à ce moment que le membre oscillant complètement étendu commence à prendre contact avec le sol (fig. 84-III-$_4$).

Période oscillante du membre qui n'est pas en appui. — Si on examine les divers mouvements effectués par la jambe oscillante pendant cette période, on voit que la cuisse et la jambe fléchissent afin de permettre au membre de croiser la verticale et de passer en avant. Le genou s'étend alors à nouveau

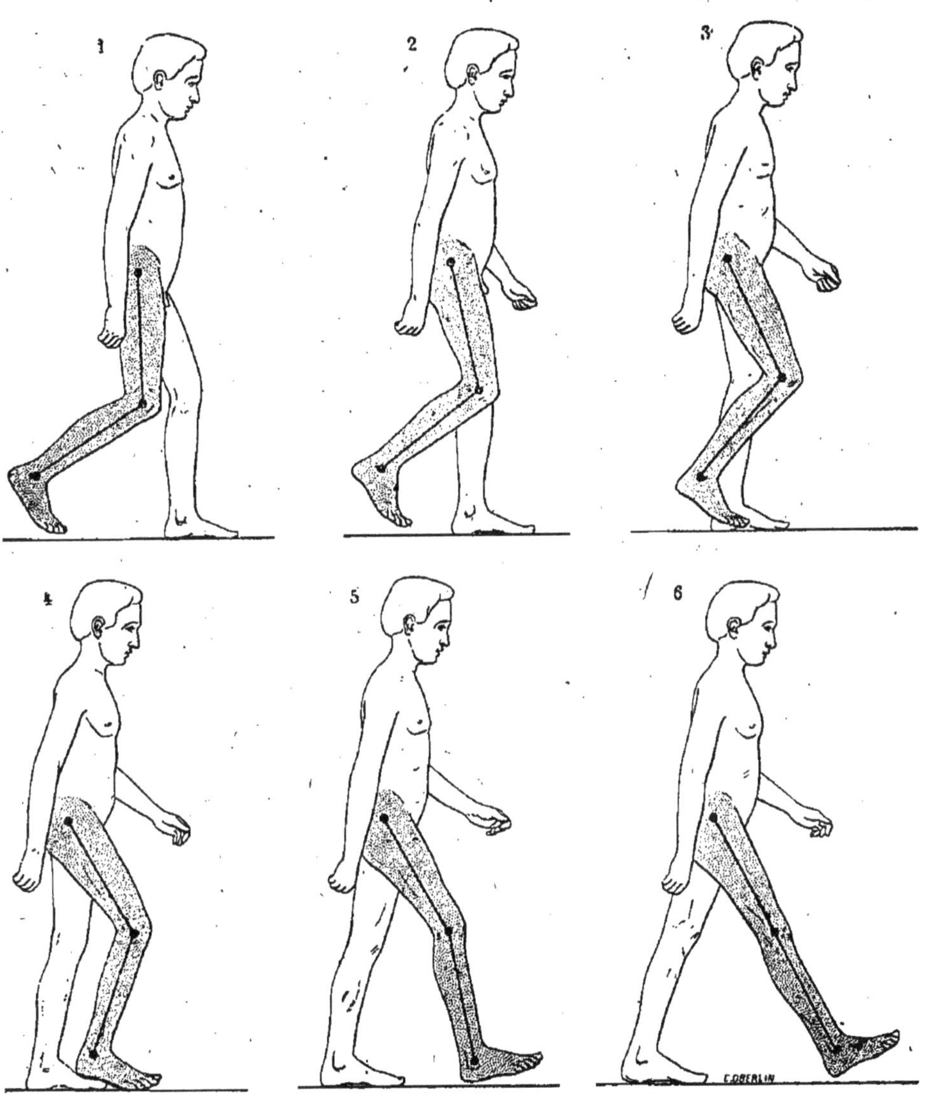

Fig. 88. — Marche normale. La période oscillante du membre inférieur.

pour permettre au pied de venir prendre contact avec le sol (fig. 88).

3° Phase du deuxième double appui.

Les deux jambes sont écartées à la façon des branches d'un compas, la jambe postérieure étant moins oblique par rapport à la verticale que la jambe antérieure, continue à s'étendre et à pivoter sur la tête des métatarsiens ; il arrive un moment où la cuisse atteint son maximum d'extension. Dans ces conditions, pour que le sujet puisse continuer à avancer, à déplacer sa cuisse, parallèlement à elle-même, il faut qu'un nouveau mécanisme intervienne ; c'est la flexion du genou.

Cette flexion permet à la cuisse de progresser, mais pour que le pied garde contact avec le sol il est indispensable qu'il y ait augmentation de la distance du genou qui continue à avancer à l'avant-pied qui repose sur le sol. C'est *l'ouverture de la tibio-tarsienne qui augmente la distance du genou à l'avant-pied.*

Au moment où commence cette phase l'articulation est à 15° de flexion et le talon légèrement soulevé (fig. 85-III).

L'examen des mouvements du pied montre que le talon continue à s'élever de façon progressive en même temps que s'ouvre l'articulation qui, partie de 15° de flexion, arrive à 30° d'extension.

Cette augmentation de la distance du genou à l'avant-pied est tellement importante que la cuisse peut diminuer son extension avant même qu'ait commencé la période oscillante. Nous avons mesuré, chez un sujet de taille moyenne, la distance de l'axe du genou à l'avant-pied ; au début de l'appui unilatéral elle était de 63 centimètres et à la fin de ce même temps de 69 centimètres. Il y avait donc eu, pour une allure moyenne, une augmentation de longueur de 6 cent.

La flexion du genou retentit sur la hauteur du trochanter par rapport au sol.

Si l'articulation était ankylosée, la flexion du genou diminuerait la distance du trochanter à l'avant-pied et amènerait un abaissement excessif de cet os ; or cette diminution est également compensée par les 6 à 8 centimètres d'ouverture de la tibio-tarsienne. Ces 6 à 8 centimètres sont donc utilisés, d'une part, à permettre la progression du genou et, d'autre part, à diminuer l'abaissement du trochanter.

*
* *

Mouvement du torse

Les mouvements des épaules se font en sens inverse de ceux du bassin. Il y a deux catégories de mouvements.

a) des mouvements de torsion ;

b) des mouvements d'inclinaison.

a) **Les mouvements de torsion.** — Durant la période oscillante, au moment du passage de la verticale l'axe transversal du bassin qui réunit les deux têtes fémorales, est parallèle à l'axe des épaules qui se trouve représenté par la ligne d'union des deux têtes humérales. Mais à tout autre moment ces deux axes sont en rotation inverse l'un de l'autre et au moment du double appui ils sont au maximum de torsion ; dans le premier double appui la jambe antérieure qui vient prendre contact avec le sol entraîne avec elle le bassin tandis que la jambe arrière retient la hanche à laquelle elle est attachée. L'inverse a lieu dans le deuxième double appui. Ces mouvements du bassin entraîneraient forcément le torse dans un même sens si un mouvement de rotation des épaules en sens inverse ne venait le contrarier et maintenir la rectitude du torse (fig. 90).

b) **Mouvements d'inclinaison**. — En station debout et au repos la ligne qui joint les deux épines iliaques antérieure et supérieure est parallèle à celle qui réunit les deux apoplyses coracoïdes.

Ces deux tracés représentent assez bien la direction du bassin et des épaules dans le plan frontal du corps. Elles sont d'une observation et d'une cinématographie facile. Nous avons coutume de fixer au niveau de ces quatre points une rondelle de diachylon noirci à l'extérieur. Elles forment tache sur le sujet et sont faciles à retrouver sur la pellicule cinématographique.

A l'examen on voit que ces deux axes sont pas parallèles au moment du double appui mais qu'ils divergent au moment de l'appui unilatéral, l'épaule correspondant à la jambe oscillante s'élève de même que s'abaisse l'épine iliaque qui lui correspond (fig. 90-II).

Durant la première phase de l'appui unilatéral, entre le premier double appui et le passage de la verticale, la ligne qui réunit les deux épines baisse du côté correspondant à la jambe oscillante

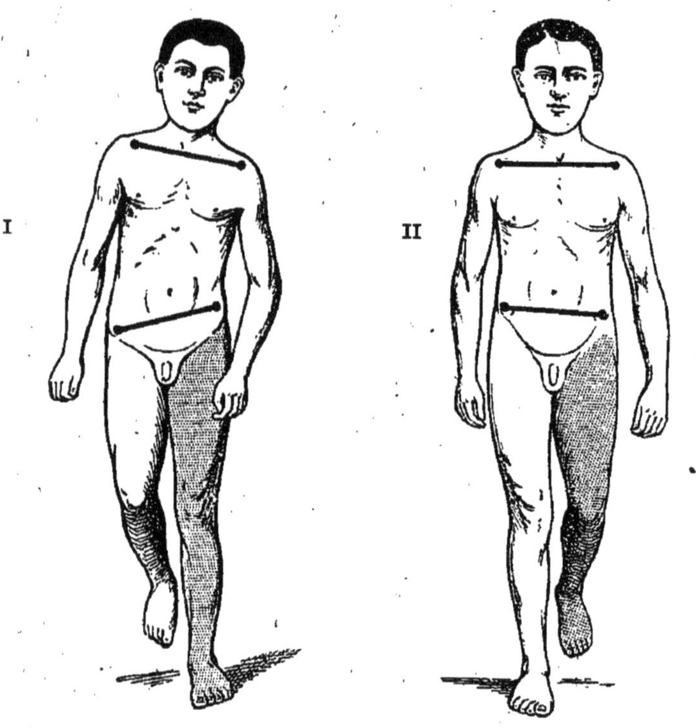

Fig. 89. — Action des muscles moyens et petit fessier.

I, Muscle insuffisant, bascule considérable ; mais, en sens inverse, des épaules et du bassin. II, Muscles normaux ; ces phénomènes sont très atténués.

elle atteint son maximum d'inclinaison au milieu de cette phase et revient à l'horizontale à son arrivée au moment de la verticale. Le même phénomène se reproduit après le passage de la verticale entre ce moment et le deuxième double appui.

Lorsqu'il y a insuffisance des muscles moyens et petit fessier il se produit (fig. 89-I) au passage de la verticale, une bascule

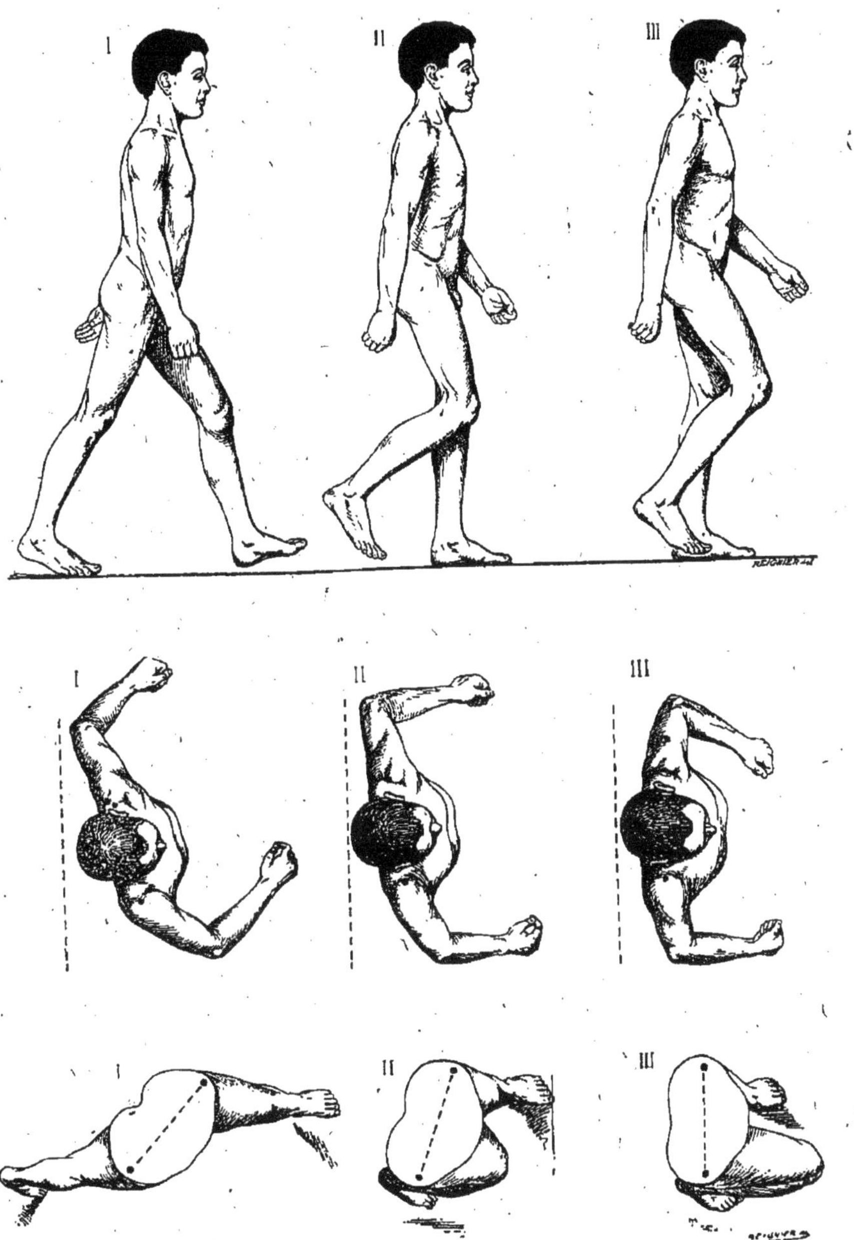

Fig. 90. — La marche normale, de mouvements inverses (deuxième

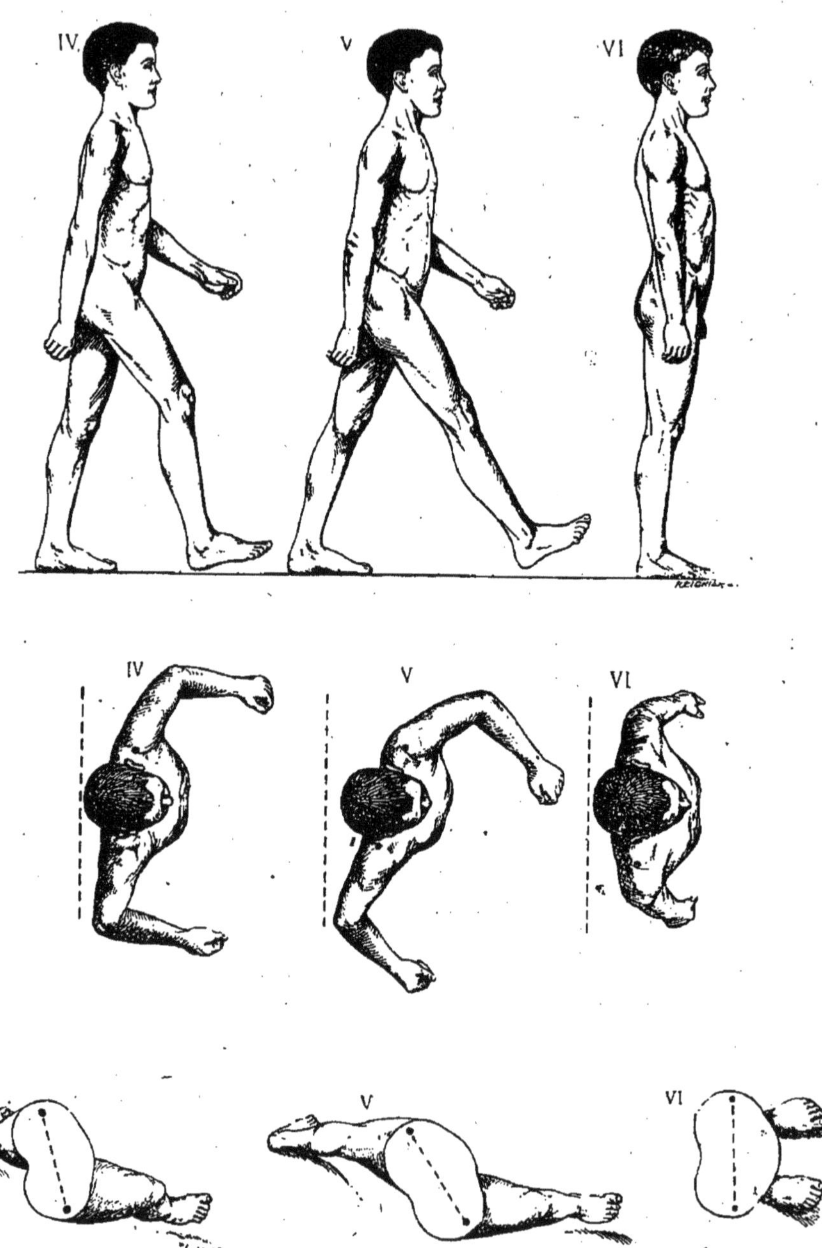

Les épaules et le bassin sont animés
et troisième rangée).

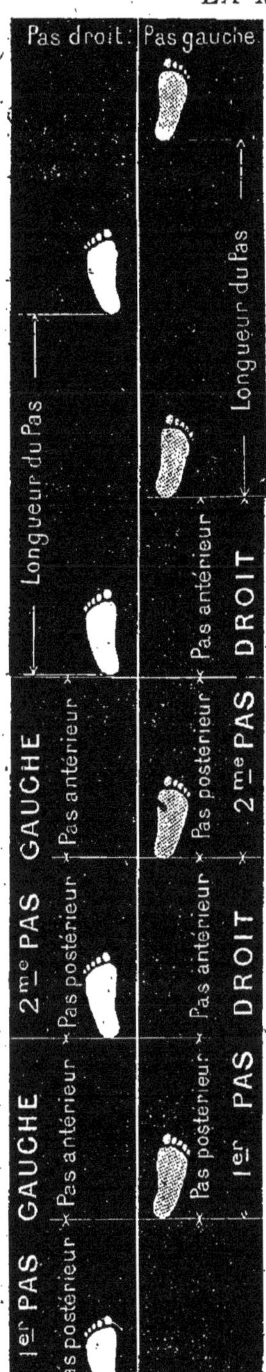

Fig. 91. — Marche normale. Pas droit et pas gauche et leur décomposition en demi-pas.

considérable, mais en sens inverse du bassin et des épaules.

Dans ces périodes de l'appui unilatéral l'axe des épaules varie également, et incline en sens inverse de l'axe du bassin. L'épaule qui correspond à la jambe oscillante s'élève de façon constante elle atteint son maximum de hauteur au passage de la verticale et revient à l'horizontale au moment du deuxième double appui. Il en résulte donc qu'il y a divergence constante de ces deux axes durant l'appui unilatéral.

LES VALEURS DU PAS

Nous avons vu que le pas était effectué par la jambe oscillante lors de l'appui unilatéral. Dans le pas il y a trois éléments importants à considérer : sa longueur, sa largeur et son angle.

1° Longueur du pas. — On entend par *longueur du pas* la distance qui sépare les deux appuis successifs du pied qui exécute le pas. Il y a donc deux séries de pas : l'une exécutée par la jambe droite, l'autre par la jambe gauche. On est convenu de prendre pour mesure du pas la distance comprise entre deux talons. Pour obtenir cette mesure avec précision, on fait marcher le sujet dans des conditions telles que ses pieds laissent des empreintes qui servent de repère pour les mesures.

Divers facteurs font varier la longueur du pas : d'abord la taille et par conséquent l'âge du sujet. La durée d'exécution influe aussi sur la longueur du pas : celle-ci se trouve augmentée si le sujet accélère sa marche. Il importe donc lorsqu'on mesure le pas, de déterminer le rythme de la marche ou nombre de pas exécutés en une minute. La mesure de la longueur et la mesure de la durée sont deux déterminations inséparables l'une de l'autre. On dira par exemple que chez un sujet déterminé la longueur du pas est de 20 centimètres pour un rythme de 45 ; elle passe à 25 centimètres pour un rythme de 50. L'expérience a montré que la longueur du pas, chez l'adulte, augmente avec le rythme : elle atteint son maximum au rythme 120 ; au dessus de ce chiffre, elle reste invariable.

La durée du pas comprend la durée de la période de double appui et la durée de la période d'appui unilatéral. L'expérience montre qu'au rythme ordinaire de la marche cette dernière est double de la première. La différence de durée qui existe entre les deux temps diminue avec l'augmentation du rythme au point de devenir nulle dans la marche rapide.

Dans l'étude de la marche pathologique il y a souvent grand intérêt à diviser le pas en deux parties. On peut en effet appeler *pas postérieur* la distance comprise entre le pied portant et le pied qui va quitter le sol : de même on peut appeler *pas antérieur* la distance comprise entre le pied portant et le pied oscillant au moment où celui-ci vient toucher le sol à nouveau. On dira donc que la jambe oscillante exécute le *pas postérieur* lorsque le pied correspondant quitte le double appui pour venir croiser la jambe portante ; on dira qu'elle exécute le *pas antérieur* lorsqu'elle dépassera la jambe portante pour venir à nouveau prendre contact avec le sol. Aussi, toutes les fois qu'il est question de pas antérieur ou de pas postérieur, faut-il avoir soin de dire quelle est la jambe portante (fig. 91).

On se rend alors immédiatement compte que le pas postérieur exécuté par la jambe droite (la jambe gauche étant portante) est identique au pas antérieur exécuté par la jambe gauche (la jambe droite étant portante), il y a simplement interversion des jambes oscillante et portante.

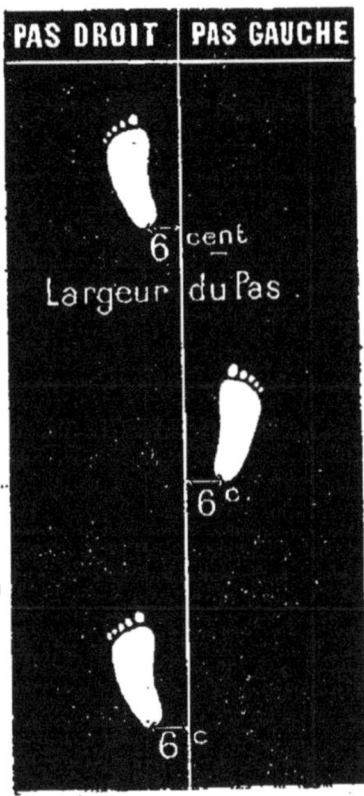

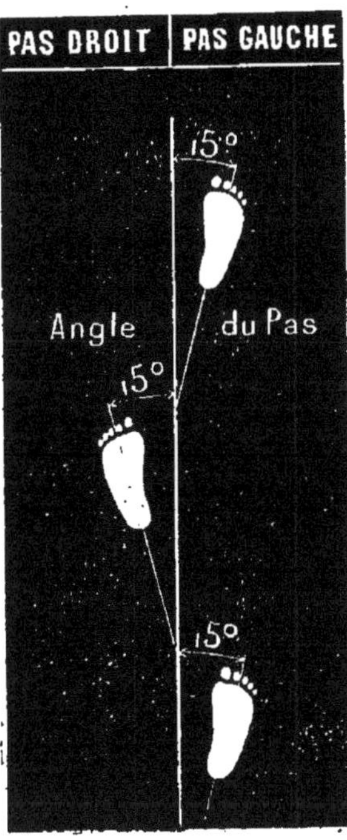

Fig. 92. — Marche normale. En haut largeur du pas ; en bas angle du pas.

Seules sont intéressantes dans la marche pathologique les observations qui portent sur le *pas antérieur* et le *pas postérieur*. Qu'il s'agisse en effet d'un cas de marche normale ou d'un cas de marche pathologique, *le pas droit est toujours égal au pas gauche*. La démonstration en est facile à comprendre. Elevons par chaque talon des perpendiculaires à la ligne de marche et examinons d'abord la série de pas exécutée par la jambe gauche, la jambe droite étant la jambe portante. Supposons que son pas postérieur A soit inférieur à son pas antérieur B ; la longueur totale du pas sera toujours A + B. Examinons maintenant la série de pas exécutée par la jambe droite. alors que la gauche est jambe portante ; la longueur de chaque pas est égale à B + A, c'est-à-dire que le pas droit a la même longueur que le pas gauche.

Il n'y a donc aucun intérêt à comparer le pas droit d'un sujet sain ou malade à son pas gauche. Mais on peut comparer la longueur du pas d'un sujet déterminé à la longueur du pas d'un autre sujet qui exécute la marche à un rythme semblable. On peut aussi très utilement comparer entre eux le pas antérieur et le pas postérieur, qui dans certains cas révèlent chez le même individu des différences intéressantes.

2° **Largeur du pas.** — Elle se mesure en prenant sur l'empreinte plantaire, les distances qui séparent les talons de la ligne de marche.

3° **Angle du pas.** — On nomme angle du pas l'angle que forme de pied avec la ligne de marche en donne la valeur (fig. 92).

CHAPITRE VI

LA MARCHE DANS LE RACCOURCISSEMENT DES MEMBRES

Les différences de longueur des membres inférieurs étant très fréquentes en chirurgie de guerre, il importe d'en connaître les conséquences au point de vue fonctionnel. Un sujet dont les jambes sont de longueur inégale cherche, pendant la marche, à les égaliser ; *a*) il raccourcit le membre le plus long ; *b*) il allonge le membre le plus court.

a) Raccourcissement du membre le plus long. — Il se trouve raccourci dans tous ses actes, grâce à sa flexion constante. Le genou est fléchi et non étendu, dès le début du premier double appui et il augmente sa flexion durant toute la période d'appui unilatéral (fig. 93).

La flexion du genou, relâchant l'insertion supérieure du triceps sural rend possible celle du pied, qui dépasse de beaucoup son degré ordinaire.

Dans le deuxième double appui, le genou s'étend un peu, ce qui permet la progression du sujet.

En période oscillante, les diverses articulations du membre, pied, genou, hanche augmentent leur degré de flexion, afin de faciliter le passage de la verticale pour ce membre qui est trop long.

b) Allongement du membre le plus court. — La flexion du genou diminuant la longueur du membre, celui-ci restera étendu et non fléchi durant sa période d'appui (fig. 94). De plus, durant sa période d'appui unilatéral le sujet se lèvera sur la pointe du pied afin de faciliter au membre sain, trop long, le passage de la verticale. Au moment du deuxième double appui, le membre, pour que le sujet puisse continuer sa progression, augmente de longueur, grâce à l'ouverture de la tibio-tarsienne ; dans le cas présent, l'articulation, étant déjà ouverte, doit s'ouvrir davantage, d'où hypertension considérable (fig. 94-v). En période oscillante, les différents segments du membre sont moins fléchis qu'à l'état normal.

Les mouvements d'extension et d'hyperextension nécessitent

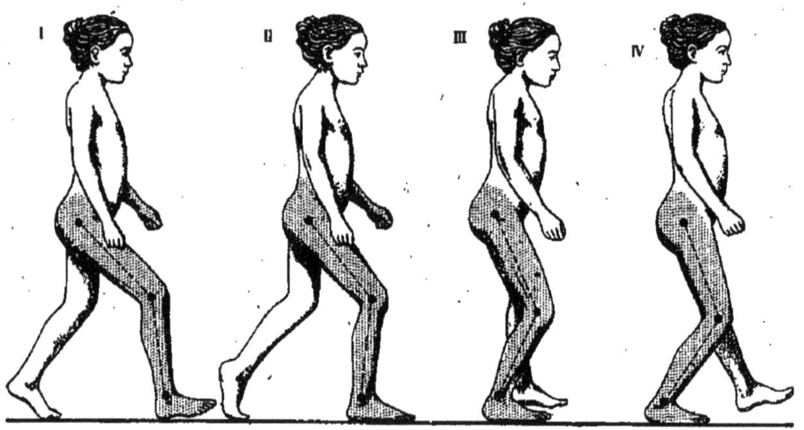

Fig. 93. — Raccourcissement du membre gauche. Flexions anormales des diverses articulations du membre droit.

une musculature intacte et vigoureuse. Les raccourcissements, en chirurgie de guerre sont consécutifs à des fractures ou à des résections, la musculature de la jambe, qui est amoindrie, est incapable de faire un effort aussi considérable. La sole plantaire reste en contact avec le sol, dans toute sa surface, durant la période d'appui du membre. Le mécanisme d'égalisation des membres n'a lieu que sur le membre sain qui, faisant fonction de membre trop long, se raccourcit et présente toutes les particularités que nous avons décrites. La chaussure surélevée compense le raccourcissement des membres ; il importe de contrôler la valeur de la compensation, de s'assurer qu'elle est suffisante.

L'étude de la marche peut, là encore, nous renseigner. Faites marcher le malade devant vous, de façon à le voir de profil et non

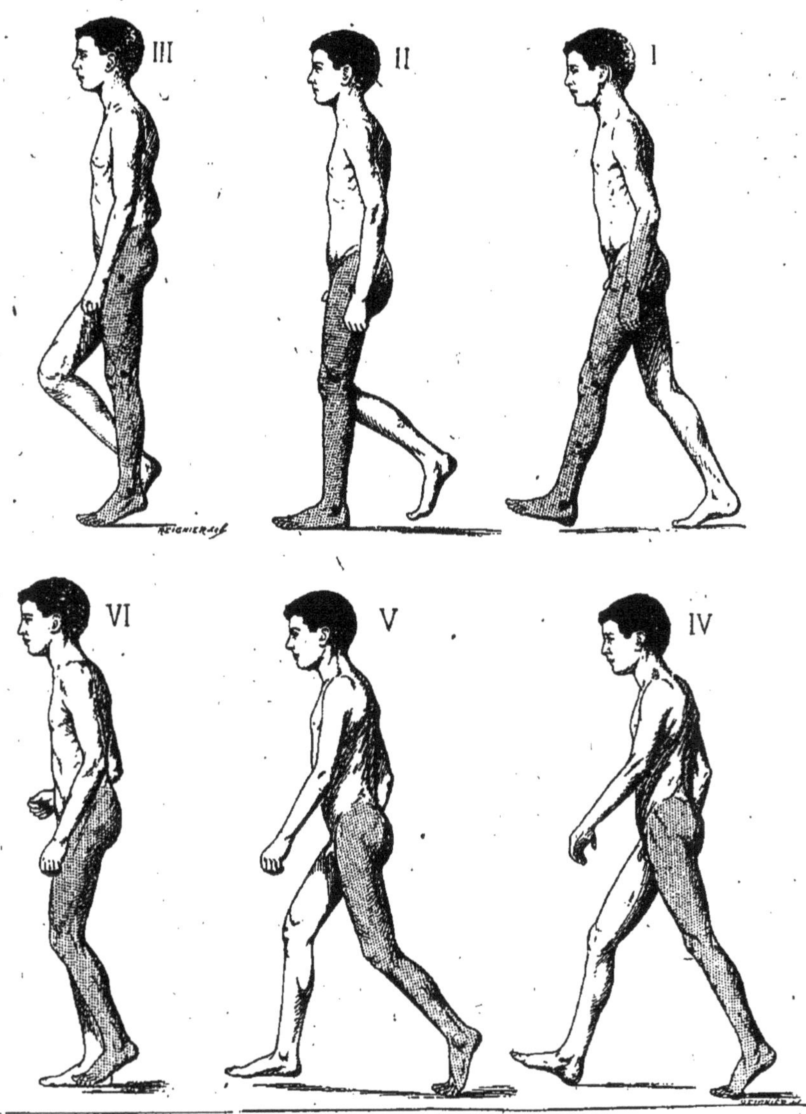

Fig. 94. — Membre droit trop court Le sujet est obligé de se lever sur la pointe du pied au moment de la verticale. Le membre droit à l'appui est un peu fléchi au moment du passage de la verticale VI. Mais en même temps le membre gauche est très fléchi.

de face; si le membre sain reste constamment fléchi, c'est que la compensation n'est pas suffisante et que l'autre membre est trop court. Il en est de même, mais pour le membre malade, si le sujet se lève sur la pointe du pied, de ce côté. C'est un moyen de contrôle, nous verrons plus tard que d'autres moyens nous permettent également de fixer le degré de correction.

CHAPITRE VII

LES ANKYLOSES DU MEMBRE INFÉRIEUR

Trois articulations sont à considérer, le pied le genou et la hanche, nous allons les étudier successivement.

ANKYLOSES ET RAIDEURS DE L'ARTICULATION TIBIO-TARSIENNE

Nous appelons *ankylose tibio-tarsienne* la suppression absolue de tous mouvements de l'articulation.

Nous appelons *raideur articulaire* une limitation plus ou moins importante des mouvements de l'articulation. Il y a encore raideur et non ankylose s'il persiste quelques degrés de mouvement.

Entre une diminution légère des mouvements et l'ankylose totale, on rencontre tous les intermédiaires. C'est la gravité des lésions et la longue immobilisation qui font que l'articulation évolue vers l'ankylose, plutôt que vers la raideur. Des causes bien diverses peuvent être incriminées.

Ces affections sont, le plus souvent, consécutives à une fracture de jambe, fracture ouverte, ayant suppuré longtemps. Le retentissement sur l'articulation est plus constant si la lésion est proche de l'articulation, en tous cas, elles sont la conséquence fatale des plaies destructives de l'articulation tibio-tarsienne et des grands délabrements du pied.

Une fracture de cuisse, une lésion quelconque du membre inférieur, nerveuse ou artériose-veineuse, ayant occasionné un œdème prolongé du membre inférieur, sont aussi des causes déterminantes

L'astragalectomie est une cause fréquente de raideur ; cette opération est souvent pratiquée chez des sujets atteints de pieds bots varus équins, déformation fréquente en chirurgie de guerre. Elle donne un résultat esthétique très satisfaisant, mais, à moins de suppuration prolongée, elle ne donne que de la raideur articulaire, il ne se fait pas d'ankylose, or, qui dit raideur dit souvent douleur. Nous avons vu plus de quinze sujets qui continuaient à souffrir plus de deux ans après l'opération et dans notre clientèle privée, nous avons vu des malades qui, au bout de dix ans souffraient encore ; quelques degrés de mouvements suffisent à rendre le pied douloureux, les ligaments rétractés sont tiraillés, il se produit une série de petites entorses, sorte de jiu-jitsu articulaire très douloureux.

Si le pied a pu être maintenu en bonne position pendant le traitement, on a des raideurs et des ankyloses en bonne position, au cas contraire on a des ankyloses et raideurs en attitude vicieuse. Les attitudes vicieuses les plus fréquemment observées sont l'équinisme, et surtout le varus équin. Le talus est rare. L'équinisme direct se voit surtout chez les sujets dont l'attitude du pied a été l'objet d'une surveillance attentive, il est parfois difficile de l'éviter.

Les varus équin sont les déformations les plus graves, entraînant les troubles fonctionnels les plus importants.

Dans les lésions du membre inférieur, souvent, le sujet ne contracte pas ses muscles, soit parce qu'ils sont incapables d'agir, soit parce que cela réveille de la douleur. Le pied, abandonné à lui-même, entraîné par la pesanteur, tombe mécaniquement en position de varus équin. La rétraction ligamentaire fixe l'attitude et lorsque les muscles viennent à se contracter à nouveau, le pied, bloqué, n'obéit plus au mouvement.

TROUBLES FONCTIONNELS

Une articulation complètement et solidement ankylosée est indolore.

Une articulation enraidie qui conserve quelques degrés de mobilité ou une amplitude de mouvements insuffisants pour permettre l'exécution normale de la marche est généralement douloureuse. A ces deux cas correspondent des formes de marche différentes suivant que :

a) l'ankylose est indolore ;

b) l'ankylose ou la raideur est douloureuse.

a) La marche dans les ankyloses indolores

Examinons les troubles fonctionnels qu'entraîne l'ankylose aux divers temps de la marche durant la période d'appui du pied.

1° *Le premier double appui.* — Si l'articulation est ankylosée, le pied et la jambe sont solidaires et ces deux parties peuvent être comparées à une tige coudée qui, durant le premier double appui, pivote au niveau du talon. On comprend que dans ces conditions, à tout moment, *l'arc décrit par la branche sole plantaire a la même valeur que l'arc décrit par la branche jambière.*

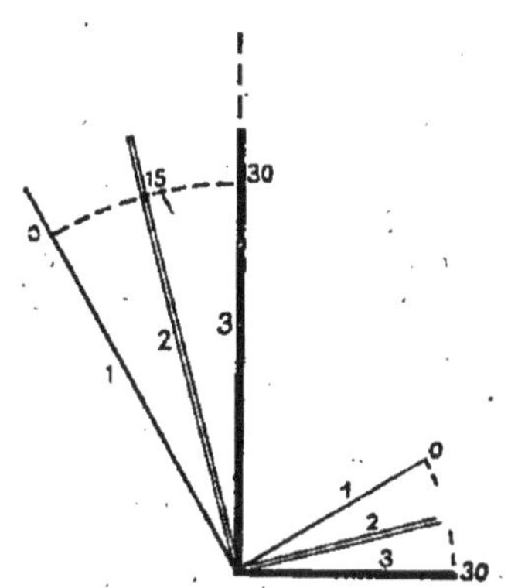

Fig. 95. — Les divers temps du premier double appui d'un pied ankylosé. Le pied et la jambe parcourent en un même temps des degrés égaux. Les nos 1, 2 et 3 de la jambe et du pied sont des numéros correspondants.

Il n'y a plus deux mouvements de vitesse différente, l'un concernant la jambe et l'autre le pied ; celui du pied étant le double de l'autre.

Le mouvement de la jambe suit le mouvement du pied et a la même vitesse, car celle-ci ne varie pas. Dans ce cas, la jambe est verticale dès la fin de la période de rabattement (fig. 95). La durée de cette phase unique, durant laquelle le genou décrit, au lieu d'un arc de 15°, un arc de 30° égal à celui que parcourt la sole plantaire, est un quarantième de seconde (fig. 95). La vitesse du genou est donc le double de ce qu'elle est à l'état normal, puisque dans les conditions ordinaires, il met à parcourir cet arc un vingtième de seconde. Mais alors le genou, progressant aussi rapidement, donnerait au sujet la sensation qu'il tombe en avant, et, pour éviter cette chute, il rejetterait le tronc brusquement à l'arrière, c'est ce qui arrive du reste si on applique à un sujet sain une botte plâtrée qui supprime les mouvements de l'articulation.

Nous avons essayé nous-même la marche dans de telles conditions, elle est impossible si on veut user du mécanisme normal,

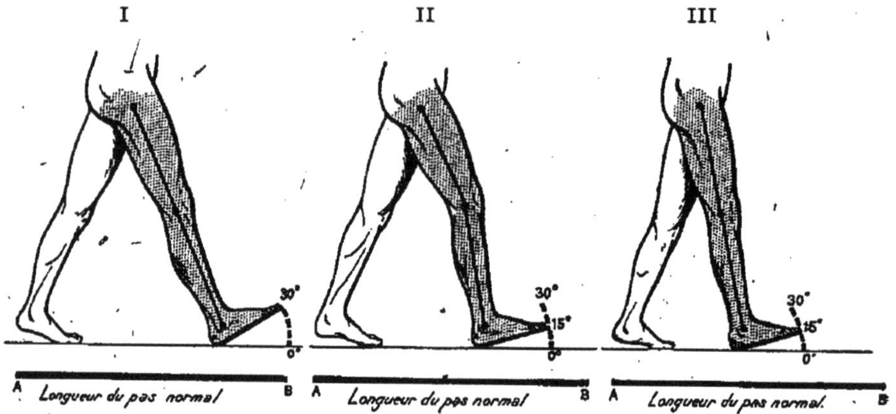

Fig. 96. — La longueur du pas dans le double appui. I, chez un sujet normal. II, dans l'ankylose du pied avec marche en flexion. III, dans l'ankylose du pied avec marche à petits pas.

la sensation de chute en avant oblige à trouver *immédiatement* un subterfuge.

Nous avons insisté à dessein sur ce mécanisme, parce qu'il est, à lui seul, l'élément qui explique, comme nous le verrons, les formes de marche anormales auxquelles doit nécessairement recourir le sujet atteint d'ankylose.

Un sujet atteint d'ankylose est donc amené à user d'un mode de locomotion autre que le mode normal. Comme le sujet ne peut pas changer la rapidité du mouvement, *il en restreint l'étendue* et, par suite, la durée. Il y arrive en diminuant, dès le début de l'appui, l'angle que forme le pied avec le sol. A cet effet, deux procédés : l'un consiste à fléchir le genou dès le début de l'appui, de cette façon l'angle que forme le pied avec le sol n'est plus que de 15° au lieu de 30°. A vitesse égale, la durée que met le pied à se rabattre sur le sol sera d'un quarantième de seconde au lieu d'un vingtième (fig. 96-II).

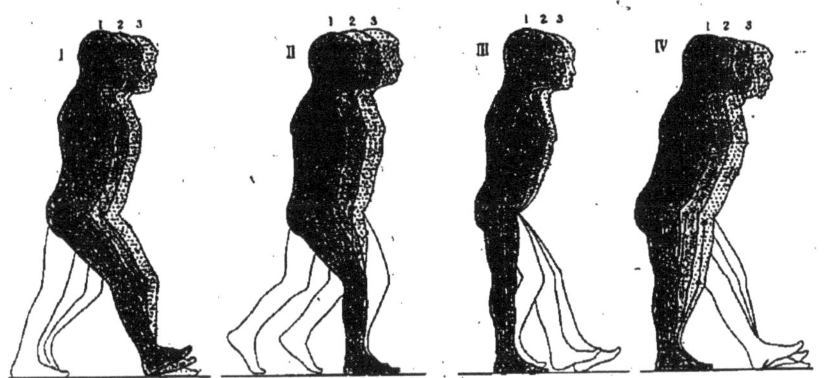

Fig. 97. — Ankylose du pied droit et marche en flexion.

En I le genou est fléchi dès le début de l'appui ; II est normal ; en III et IV le membre ne passe pas la verticale. Le corps incline à l'avant durant toute toute la période d'appui.

L'autre consiste à diminuer la longueur du pas. Si, dès le début de l'appui, la jambe est moins oblique, le pied forme avec

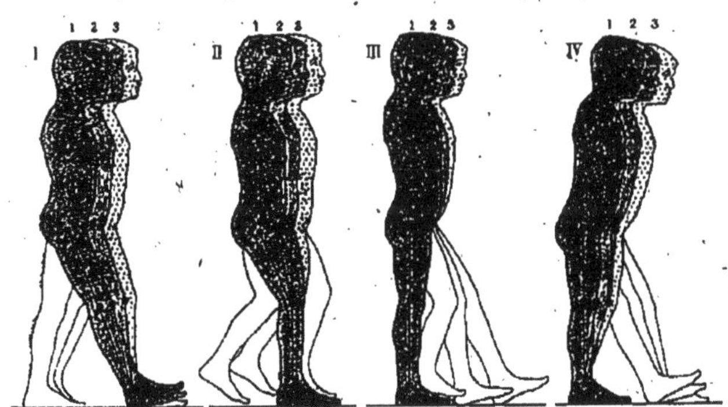

Fig. 98. — Ankylose du pied droit et marche à petits pas.

Les temps I et II sont normaux. En III la jambe droite ne passe pas la verticale. En IV le tronc incline légèrement à l'avant.

le sol un angle moindre et d'autant moindre que le pas est lui-même plus court (fig. 96-III). La valeur de l'angle que forme le pied avec l'horizontale étant moitié moindre, 15° au lieu de 30°, la durée du mouvement qui l'amène au sol sera moitié moindre et, par suite, le temps mis par la jambe pour atteindre la verticale sera diminué de moitié. Nous dénommerons le mode de locomotion qui use du premier moyen « la marche en flexion » (fig. 97)

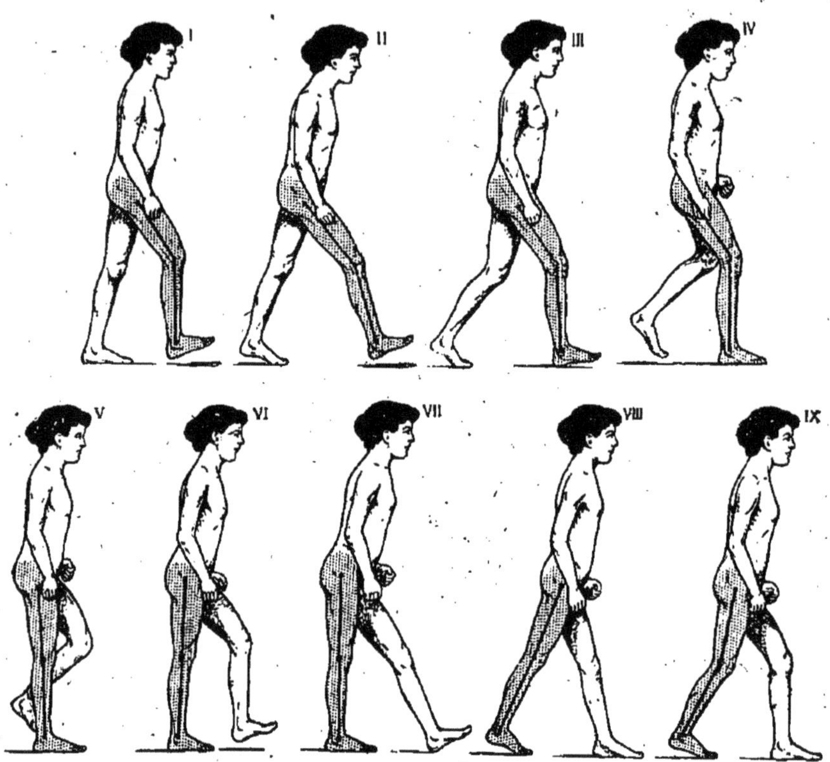

Fig. 99. — Ankylose du pied droit et marche en flexion : le corps est incliné à l'avant, après le passage de la verticale (VI et VII), et dans le deuxième double appui le genou fléchit (IX) dès que le pied droit est à l'appui complet. Le genou droit reste étendu dans la période de rabattement du pied gauche (VII et VIII).

et celui qui utilise le second « la marche à petits pas » (fig. 98).

Les autres troubles de marche qu'entraîne l'ankylose, durant l'exécution de l'appui unilatéral et du deuxième double appui, sont communs à ces deux modes de locomotion. Toutefois, dans la marche à petits pas, la grandeur des phénomènes est moindre que dans la marche en flexion.

2° *L'appui unilatéral : passage de la verticale et genu-recurvatum.* — Cette phase, nous le savons, comporte deux temps divisés par le moment de la verticale.

Dans le premier temps, comme cela a lieu à l'état normal, le genou se redresse, et la jambe oscillante, qui passe d'arrière en avant, croise le membre à l'appui, juste au moment où il se trouve vertical (fig. 97-II et fig. 98-II).

Dans le deuxième temps de l'appui unilatéral, la jambe oscillante continue à avancer, tandis que la jambe à l'appui cesse sa progression : *elle reste verticale et ne dépasse pas cette position* (fig. 97-III et 99 et fig. 98-III). Ce phénomène est dû sans nul doute aux tiraillements douloureux qui se produiraient dans l'articulation tibio-tarsienne si le sujet se mettait sur la pointe du pied ; assez souvent l'ankylose est fibreuse, et si elle n'est pas très serrée, le sujet, en appui sur la pointe du pied, tend à fermer l'articulation, ce qui occasionne des tensions douloureuses des parties ligamentaires rétractées. Ordinairement, durant cette phase, le tronc incline un peu en avant, afin d'amener son centre de gravité au-dessus du pied qui va devenir portant. — Il résulte de tout cela que la progression de la cuisse n'a lieu que pendant le premier temps de l'appui unilatéral.

Dans la marche en flexion, le sujet qui veut augmenter la grandeur du pas est amené à accroître la flexion du genou ; on comprend en effet que si, dès le début de l'appui unilatéral, le genou est fortement fléchi, le redressement de cette articulation amènera une progression du grand trochanter plus considérable que si la flexion est moindre

Mais cela entraîne des perturbations dans l'équilibre du sujet. A l'état normal, en effet, au moment où le pied arrière quitte le sol, le tronc affleure la verticale élevée au-dessus du centre du pied portant, base de sustentation (fig. 87) ; l'équilibre a lieu, bien que le centre de gravité du corps se trouve en arrière de sa base de sustentation. Nous avons affaire avons nous dit à un sujet en marche, entraîné par sa propre vitesse, il est en équilibre cinématique et non en équilibre statique.

Dans le cas qui nous occupe, le genou se trouvant en plus grande flexion, le tronc est éloigné de la verticale que nous venons d'élever, et l'équilibre est rompu ; le sujet tomberait à la renverse si, détachant le pied du sol, il ne prenait pas la précaution d'incliner le corps en avant. Grâce à cet artifice, le centre de gravité se trouve ramené plus près de notre verticale (fig. 116). Cette inclinaison du tronc augmente avec la grandeur du pas.

Parfois le sujet, afin d'augmenter l'amplitude de déplacement du grand trochanter, étend son genou au maximum, et il arrive, petit à petit, à dépasser la rectitude et à mettre le genou en hyper-extension (*genu-recurvatum*) (fig. 100). Grâce à cette déformation du genou, la progression du trochanter est rendue possible

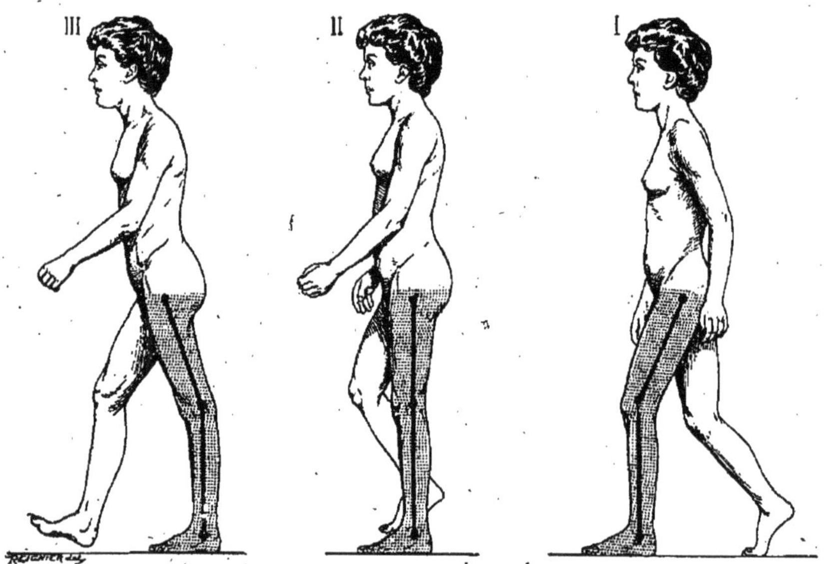

Fig. 100. — Ankylose indolore du pied droit. Le membre arrêté au moment du passage de la verticale, le corps continue à progresser grâce à la déviation du genou en genu-recurvatum.

dans des proportions notables, durant le deuxième temps de l'appui unilatéral.

Dans des cas rares, lorsque l'appui sur la pointe du pied est indolore, le sujet l'utilise, et l'on voit le talon se soulever de terre, en même temps que le membre incline en avant. Il exécute régulièrement les deux temps de l'appui unilatéral, à cela près qu'il est constamment en appui sur l'avant-pied. A l'état normal, cet appui n'a lieu qu'à la fin de ce temps, puisqu'au début tout le pied est en appui, le membre incliné en avant, grâce à la flexion qui se produit dans l'articulation tibio-tarsienne.

3° *Le deuxième double appui et la bascule du bassin.* — Durant cette phase, le bassin appuie à la fois sur les deux têtes fémorales.

Deux faits caractérisent ce deuxième double appui : l'inclinaison progressive du membre, l'abaissement continu du grand trochanter.

L'inclinaison progressive du membre, le genou restant droit, se produit durant la première période de cette phase.

La jambe arrière qui, au début, est verticale (fig. 99-VII), complète donc son inclinaison (fig. 99-VII à VIII) ; le genou ne se fléchit que dans la deuxième période (fig. 99-VIII à IX). La flexion du genou, chez un sujet sain, se produit dès le début (fig. 99-VII) du double appui. Dans le cas qui nous occupe, le talon quitte le sol dès que commence l'inclinaison du membre, et durant cette phase, c'est l'avant-pied qui transmet au sol le poids du corps (fig. 99-VIII). Ce poids étant réparti sur les deux membres à la fois, l'articulation peut fort bien en supporter l'action, ce qui n'est pas le cas, nous le verrons, si l'articulation est douloureuse.

L'abaissement continu du grand trochanter amène un déséquilibre du bassin, l'épine iliaque du côté malade devient la plus basse, et le sujet, par raison statique, rétablit l'équilibre en inclinant les épaules de l'autre côté. L'inclinaison du bassin augmente encore dès que le pied quitte le sol. Le sujet semble faire un faux pas.

Ce phénomène, analogue à ce qui se produit dans l'insuffisance du moyen fessier, est bien visible chez un sujet en marche (fig. 90-I)

Cette bascule une fois produite, elle se maintient durant toute la période d'appui sur le membre sain.

Cet abaissement du bassin est la conséquence tout d'abord de l'inclinaison du membre, puis de la flexion du genou. En effet, si nous examinons la jambe arrière, nous y apercevons la flexion progressive du genou et, par suite, la diminution croissante de la distance du trochanter à l'avant-pied servant d'appui fixe ; le trochanter s'abaisse. Cet abaissement est moindre à l'état normal, puisque le raccourcissement produit par la fermeture de l'articulation du genou se trouve compensé par l'allongement du membre, que donne l'ouverture de l'articulation tibio-tarsienne.

L'abaissement de l'épine iliaque ne cesse pas au moment où le pied quitte le sol, il s'aggrave au contraire ; car le sujet ne peut exécuter la poussée (par contraction du triceps sural au moment de l'ouverture de l'articulation) qui donne au bassin une impulsion de bas en haut, et lutte contre la pesanteur du tronc, qui dans ce cas l'emporte.

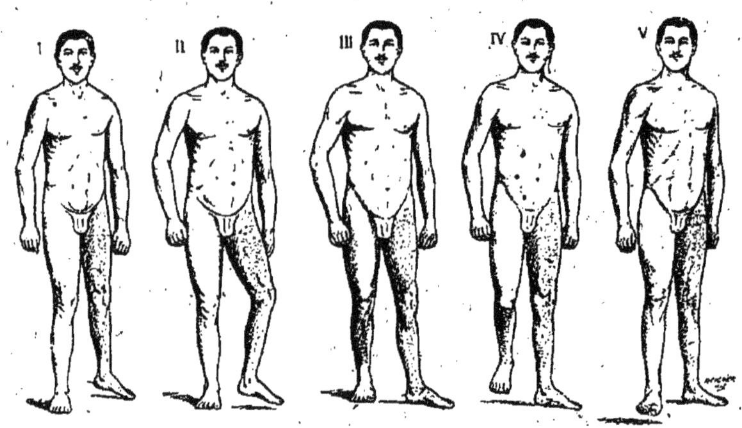

Fig. 101. — La marche avec rotation externe. Le corps est constamment tourné du côté du membre malade ; il se redresse au moment du pas antérieur, en III. Au moment du passage de la verticale, le membre malade est dans le plan frontal du corps II.

b) La marche dans les ankyloses douloureuses

Le sujet dont l'articulation tibio-tarsienne est douloureuse évite d'exécuter, durant la marche, les mouvements qui tendent à fléchir cette articulation.

Deux moyens permettent d'éviter ces mouvements : le premier consiste à placer le membre en rotation externe ; le second à user aussi peu que possible de l'appui sur l'avant-pied.

A chacun de ces mécanismes correspond un mode de marche déterminé. L'un des cas correspond au type que nous appellerons marche avec rotation externe du membre ; l'autre au type que nous dénommerons marche avec mouvement de salutation. Dans certains cas, il y a combinaison de ces deux types de marche.

Marche avec rotation externe du membre. — Dans cette forme de locomotion le pied se trouve, par le fait de la rotation externe du membre, plus ou moins perpendiculaire à la direction de la marche (fig 101). Il s'ensuit que, durant la période d'appui, le membre inférieur qui bascule d'arrière en avant, en soutien sur la sole plantaire, n'a pas à mettre à contribution les mouvements de l'articulation tibio-tarsienne. Le membre conserve, durant la période oscillante, sa même orientation ; il en résulte qu'au moment du passage de la verticale, l'angle que forment la jambe et la cuisse se trouve dans le plan frontal du corps, et que le genou se trouve porté en dehors (fig. 101-II).

L'empreinte plantaire illustre ces troubles fonctionnels et montre, outre la rotation externe du membre malade, une diminution de la grandeur de l'un des demi-pas (fig. 102). Cette diminution est la conséquence de l'orientation constante du bassin en un même sens. En effet, l'orientation constante du bassin et du tronc vers le côté malade est, outre la rotation externe du membre, un phénomène très caractéristique de ce type de marche. Le sujet en son entier est tourné vers le côté malade.

A l'état normal, le bassin est animé de mouvements d'oscillation autour de son axe vertical, et son maximum d'obliquité correspond au moment du double appui. Ce mouvement est une conséquence de l'écartement des deux membres inférieurs ; celui qui est en arrière retenant la hanche à laquelle il est attaché, celui qui est en avant entraînant avec lui la hanche qui lui correspond.

Dans le cas qui nous occupe, le bassin est oblique à l'arrière et non transversal et même dans de plus grandes proportions qu'à l'état normal lorsque c'est le membre sain qui est à l'avant (fig. 101-V) ; mais il est perpendiculaire à la direction de la marche lorsque c'est le membre malade qui se trouve à l'avant (fig. 101-III).

La raison en est facile à comprendre : Imaginons un sujet debout, les talons joints et le pied gauche en rotation externe (le membre inférieur ayant exécuté au niveau de la hanche toute la rotation dont il est capable), prions ce sujet de porter son membre en avant sans en diminuer la rotation, il ne pourra le faire qu'à la seule condition de garder au bassin sa même rotation.

Si l'épine iliaque vient en avant, en même temps que la jambe, le bassin redresse le pied d'autant, puisque le bassin et le membre sont solidaires l'un de l'autre quant au mouvement de rotation. Autrement dit, si nous étions à l'appui sur les deux pieds, le gauche en rotation externe que nous ne gardions l'appui que sur le pied droit et que nous amenions l'épine iliaque gauche en avant, le membre correspondant se trouverait entraîné, mais le pied se trouverait redressé par rapport à la direction de la marche, bien que membre et bassin aient gardé l'un par rapport à l'autre le même degré de rotation. On trouve, outre ces phénomènes, ceux que nous avons décrits dans la marche en flexion ; flexion du genou au début du premier double appui et bascule des épaules et du bassin à la fin de l'appui unilatéral.

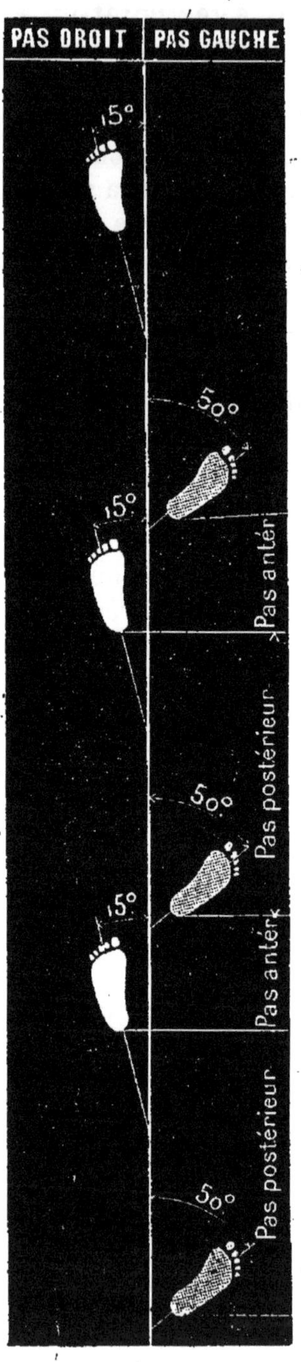

Fig. 102. — Ankylose tibio-tarsienne douloureuse. Marche en rotation externe. Augmentation de la largeur du pas, 50° au lieu de 13°. Le pas antérieur est le tiers du pas postérieur. Empreinte plantaire d'un sujet atteint d'ankylose du pied et marchant avec rotation externe du membre.

Si le pied n'est pas ankylosé en bonne position, mais qu'il le soit *en position d'équinisme*, on voit un nouveau phénomène se surajouter à ceux que nous venons de décrire, la rotation externe se complique d'*abduction du membre* (fig. 103). C'est à la nécessité de prendre appui sur toute la plante du pied et non pas seulement sur la pointe qu'est due cette nouvelle complication. Le sujet, au moment de l'appui unilatéral, est obligé, par raison d'équilibre, d'amener le tronc au-dessus du pied portant (base de sus-

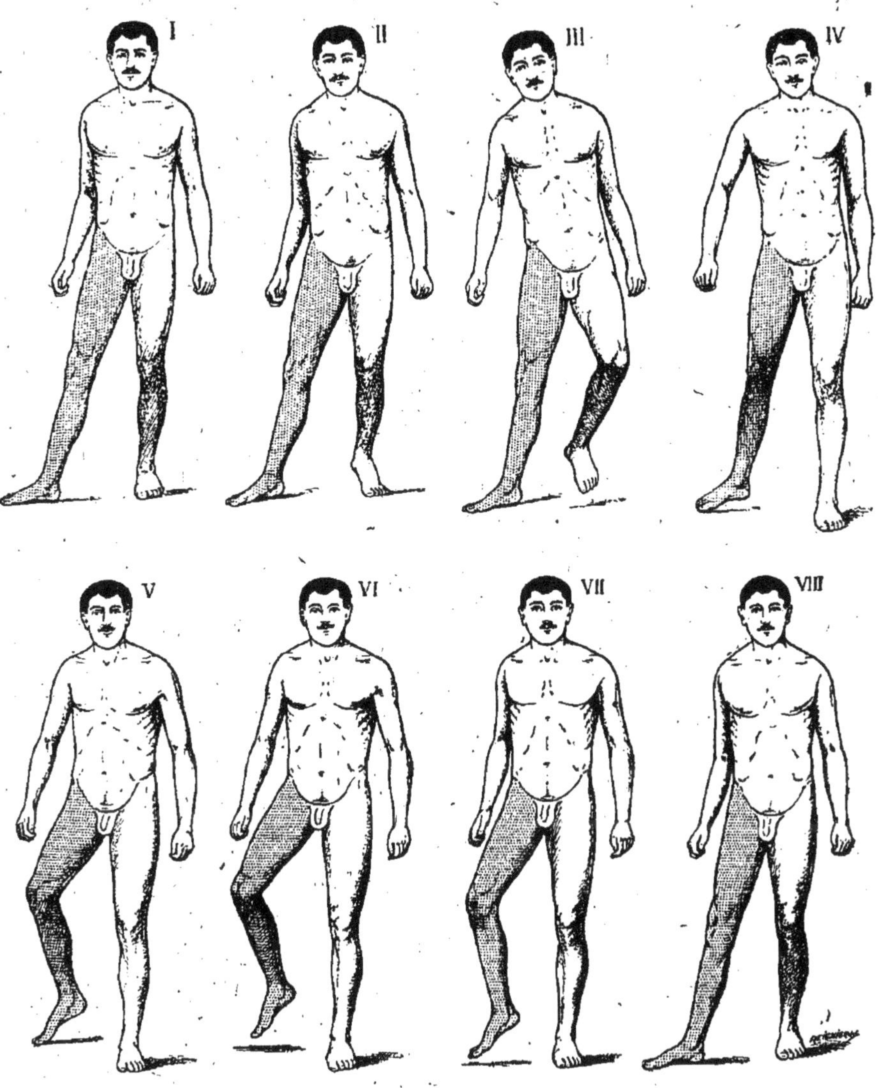

Fig. 103. — Ankylose douloureuse du pied droit en équinisme. Marche avec abduction et rotation externe du membre. Au moment de l'appui unilatéral le corps est incliné de côté (III). Largeur du pas excessive, 25 cent.

tentation) (fig. 103-III). Le haut du corps prend, de ce fait, une position inclinée qu'il conserve souvent durant l'appui sur le membre malade.

Dans les cas graves cette inclinaison est constante ; elle s'accroît dans l'appui sur le membre malade et présente son maximum au moment de l'appui unilatéral.

Marche avec mouvement de salutation. — Le membre reste orienté en bonne position, mais le sujet use d'un autre mécanisme de marche.

L'articulation tibio-tarsienne étant douloureuse, il ne peut porter que très légèrement sur l'avant-pied, puisque la pression sur cette partie tendrait à provoquer la fermeture de l'articulation.

Dans les cas très douloureux l'avant-pied ne porte, à aucun moment, et le membre reste constamment en appui sur le talon.

Dans les cas ordinaires le membre malade qui est en appui arrive à la verticale mais reste incapable de la franchir (fig. 104-IV, V et VI). C'est l'exécution du deuxième double appui qui oblige le sujet à recourir au mouvement de salutation.

Dans le cas d'ankylose indolore le membre s'incline en avant en même temps que le talon quitte le sol, et le corps repose à la fois sur les deux membres inférieurs (fig. 99-VII, VIII et IX).

Mais dans le cas qui nous occupe, au moment du deuxième double appui, les deux pieds posent complètement (fig. 104-VI) ; si le membre malade s'inclinait en avant, le talon se détacherait du sol et le poids du corps porterait entièrement sur l'avant-pied, ce qui tendrait à fermer l'articulation et occasionnerait des douleurs intolérables. Le sujet évite ces inconvénients en conservant le membre arrière vertical jusqu'au moment où il va le détacher du sol.

La sole plantaire quitte le *sol d'emblée dans sa totalité* et ne se déroule pas, comme cela a lieu dans les cas d'ankylose indolore, du talon à la pointe. Si le corps restait droit, le centre de gravité du tronc se trouverait beaucoup trop en arrière du pied avant, qui va devenir portant et le sujet tomberait à la renverse : c'est pourquoi il incline le tronc en avant afin d'amener son centre de gravité au-dessus du pied antérieur appelé à devenir seul portant.

Si l'articulation tibio-tarsienne est en équinisme, le membre qui lui correspond reste oblique à l'arrière durant toute sa période d'appui, il en résulte que le tronc se trouve encore plus éloigné de la base de subtentation que va lui fournir le pied

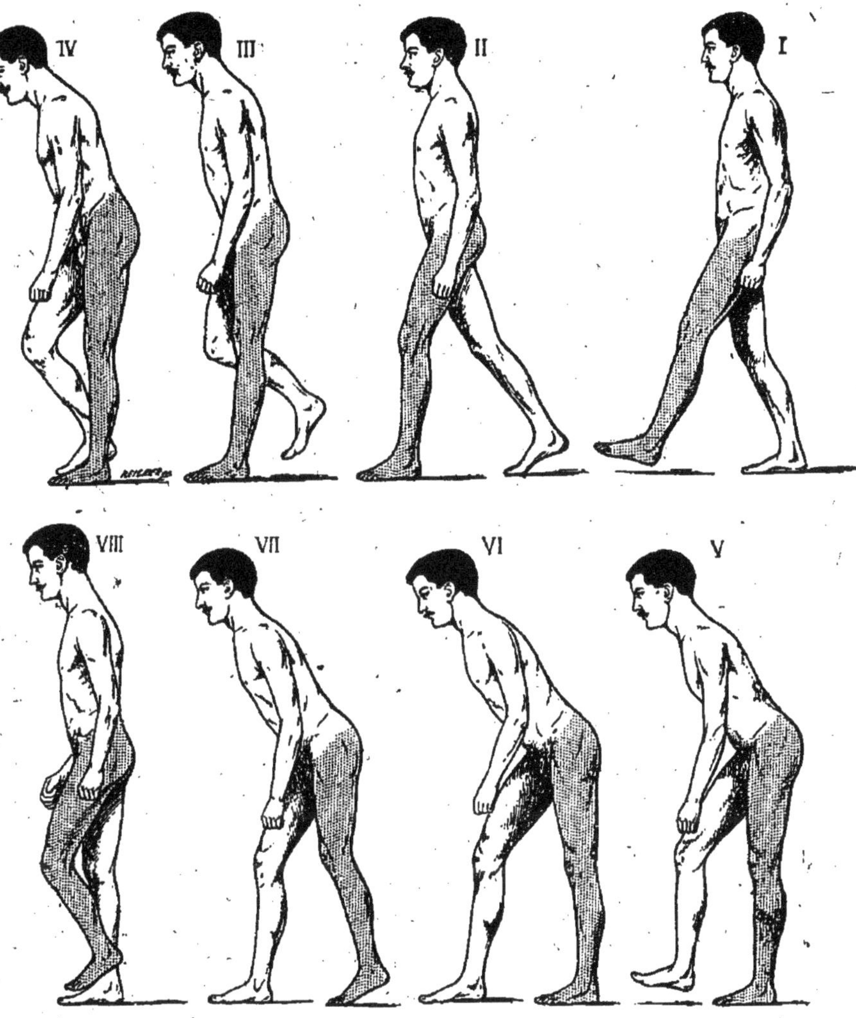

Fig. 104. — Ankylose douloureuse du pied droit et marche avec mouvement de salutation. L'inclinaison du tronc augmente du début à la fin de l'appui.

sain au moment où il va prendre contact avec le sol (fig. 105); de là découle la nécessité d'une inclinaison du tronc en avant plus considérable.

Une autre conséquence de cet équinisme, c'est la production d'une déformation en genu recurvatum ; grâce à cela, l'évolution du corps en avant se trouve arrêtée moins vite. Il résulte de

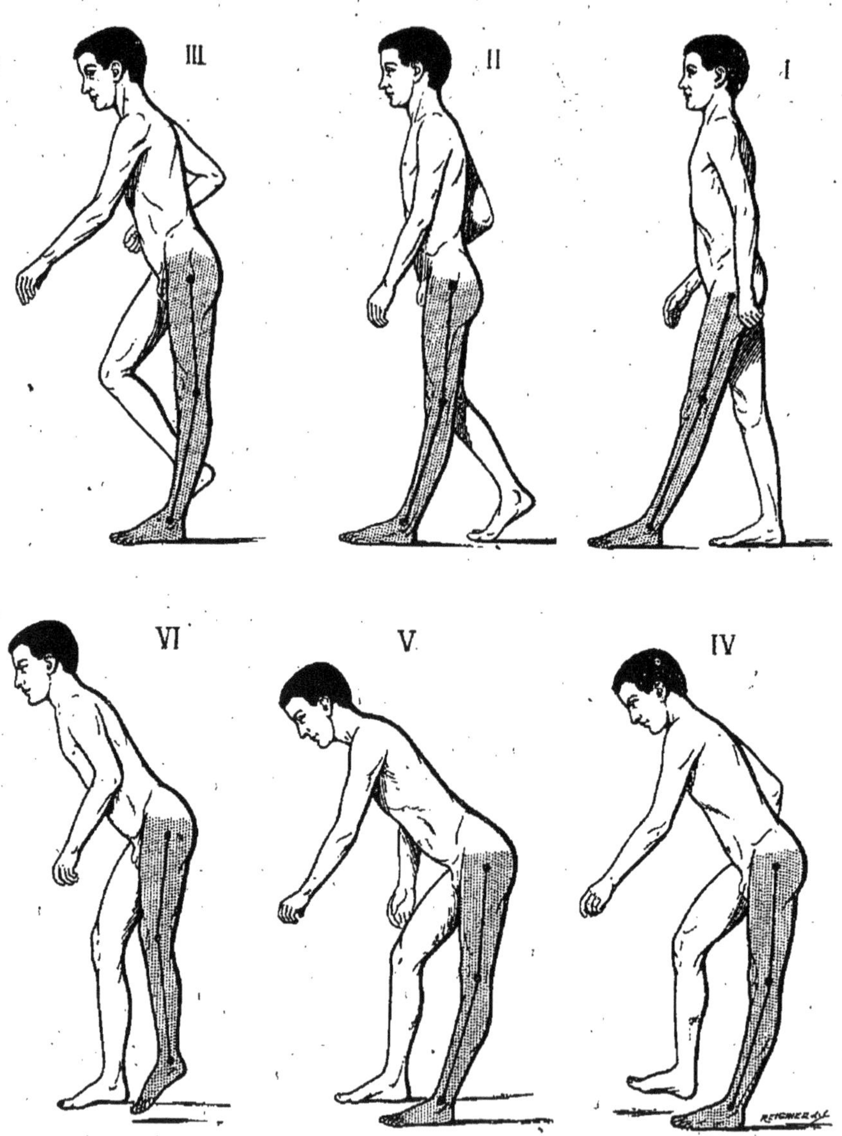

Fig. 105. — Ankylose douloureuse du pied droit en position d'équinisme. Le membre malade, en appui, garde une même inclinaison, mais le tronc accuse un mouvement important de salutation.

tout cela que la grandeur de l'un des demi-pas est très diminuée par rapport à l'autre et arrive à être presque nulle dans le cas d'équinisme (fig. 105).

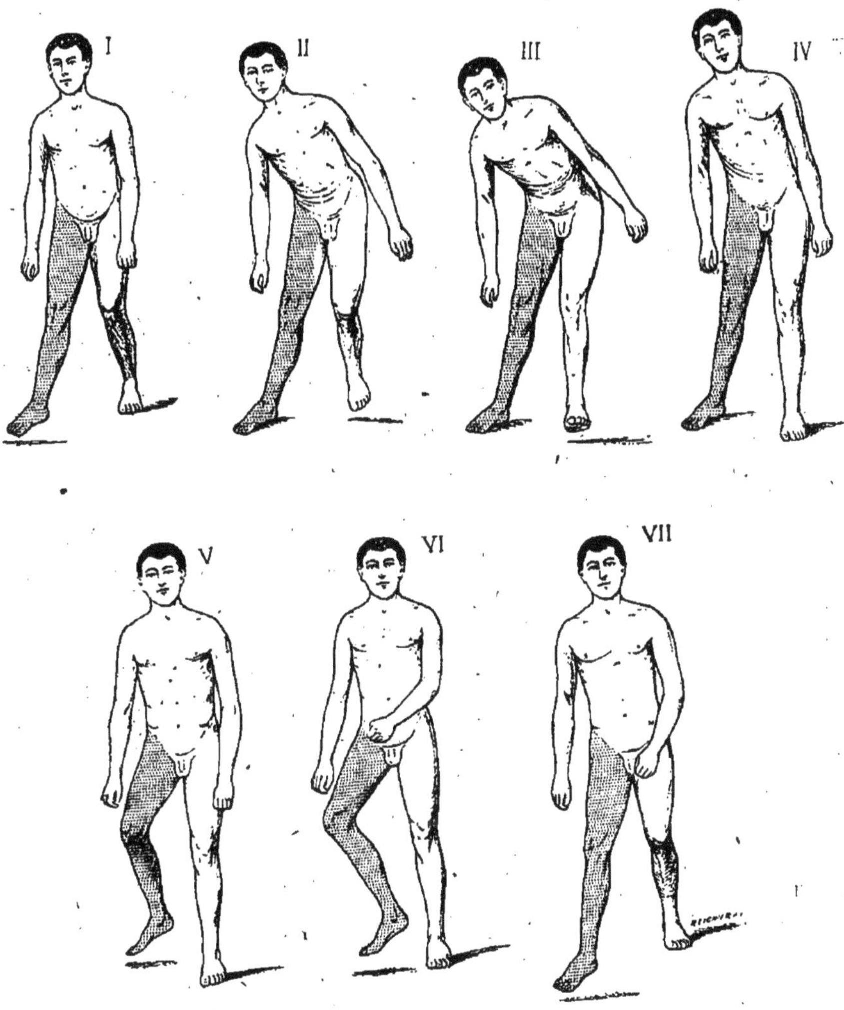

Fig. 106. — Ankylose douloureuse en équinisme du pied droit. Marche avec abduction du membre combinée au mouvement de salutation du tronc.

Marche avec salutation combinée à la rotation externe du membre. — Il arrive assez souvent que le malade combine les deux modes de marche que nous venons de décrire : salutation et rotation externe du membre. Le pied n'a pas une rotation externe aussi importante, il est ordinairement incliné à 45° sur la ligne de marche.

Le film que nous représentons donne un de ces types (fig. 106), Il s'agit d'un sujet dont le pied était ankylosé en équinisme. La largeur du pas est augmentée, le corps est penché du côté malade comme cela a lieu chez un sujet atteint d'ankylose en équinisme qui use du type de marche représenté par la fig. 103.

Thérapeutique chirurgicale et orthopédique

Si après deux ans l'articulation enraidie est encore douloureuse il y a intérêt à pratiquer l'arthrodèse tibio-tarsienne. Les pieds en attitudes vicieuses doivent être redressés.

Ténotomie et redressement. — Pour corriger l'équinisme direct, le mieux est de sectionner le tendon d'Achille, d'effectuer le redressement forcé et de fixer par un plâtre la position obtenue, en ayant soin de dépasser l'angle droit. On a beaucoup discuté sur le mode de section du tendon ; fera-t-on la section sous-cutanée ou à ciel ouvert ? Je suis porté à croire que le tendon d'Achille se régénère toujours, sept à huit mois sont parfois nécessaires, c'est exceptionnel, mais cela se voit. J'ai vu des chirurgiens enlever de parti pris 5 à 6 centimètres du tendon, espérant, mais en vain, empêcher ainsi sa régénération. J'ai fait depuis vingt ans, des centaines de ténotomies sans avoir jamais rencontré un tendon non régénéré, à l'exception d'un seul cas opéré par Jules Guérin, qui avait sectionné exactement au-dessus du calcanéum, ce que personne ne fait plus.

Dans le varus équin, si le pied a conservé une certaine souplesse, le même traitement, ténotomie et redressement, convient très bien. Si les manœuvres manuelles sont insuffisantes, on aura recours à la tarsectomie cunéiforme externe, ce qui corrige le varus ; la ténotomie permettra de corriger l'équinisme. Si le redressement, qui ne doit pas être brutal, n'est pas complet, il sera fait dans un second temps, trois à quatre semaines après. La tarsectomie ne corrige pas, dans les cas graves, l'enroulement du calcanum ; nous conseillons de compléter l'opération par l'arthrodèse sous-astragalienne et de faire, de parti pris, dans un second temps, la correction de l'équinisme suivant le mode opératoire que nous indiquerons à propos de l'arthrodèse médio-tarsienne et sous-astragalienne.

Chaussures et appareils

Appareil et chaussure orthopédique. — Si l'articulation est ankylosée en bonne position mais reste douloureuse il faut munir le sujet d'une botte orthopédique qui empêche tout mouvement. Lorsque le sujet est en appui sur la pointe du pied l'appareil travaille beaucoup, il supporte tout le poids du corps ; il est nécessaire qu'un arc-boutant réunisse la tige latérale à l'avant-pied (fig. 107).

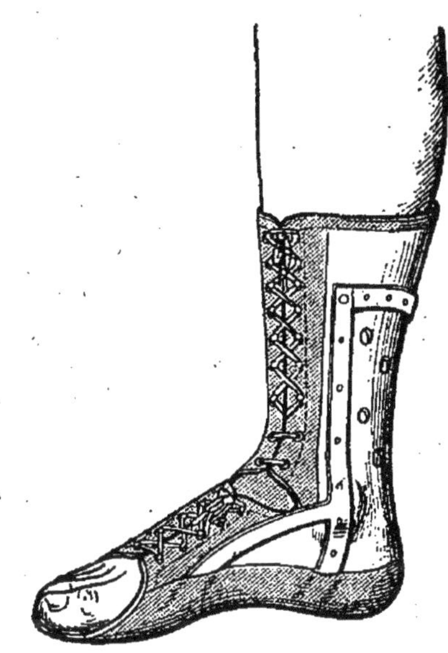

Fig. 107. — Appareil pour ankylose douloureuse de l'articulation tibio-tarsienne, muni d'un contrefort externe.

Si l'articulation est peu douloureuse une chaussure munie d'un contrefort qui englobe l'arrière-pied assure une immobilisation suffisante (fig. 108).

Parfois l'amplitude des mouvements conservés n'atteint pas les 30° nécessaires pour l'exécution normale de la marche, les mouvements de flexion sont insuffisants et une tension douloureuse se produit dès que le sujet appuie sur l'avant-pied. Un appareil à butée évite cet inconvénient si la butée de l'articulation métallique a lieu avant la mise en tension du ligament (fig. 109).

La chaussure normale et le rôle du talon. — Il est

important de connaître les changements, dans le mode de locomotion, que peut introduire la chaussure, chez les sujets dont la tibio-tarsienne est ankylosée. Le pied ankylosé à angle droit doit

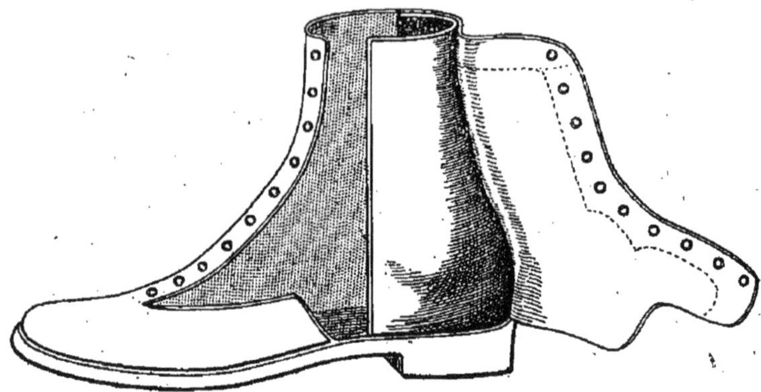

Fig. 108. — Chaussure pour pied atteint d'ankylose et muni d'un fort contrefort arrière limitant tout mouvement.

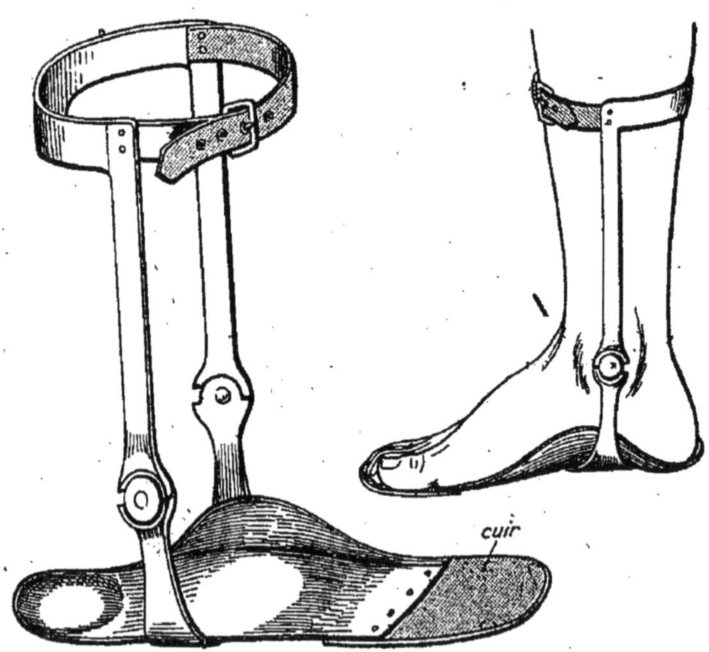

Fig. 109. — Raideur de l'articulation tibio-tarsienne. Appareil à butée. L'appareil limite à l'angle droit la flexion du pied.

être considéré comme tel au point de vue fonctionnel : en appui sur le sol, la jambe est verticale. Si le pied ankylosé est chaussé,

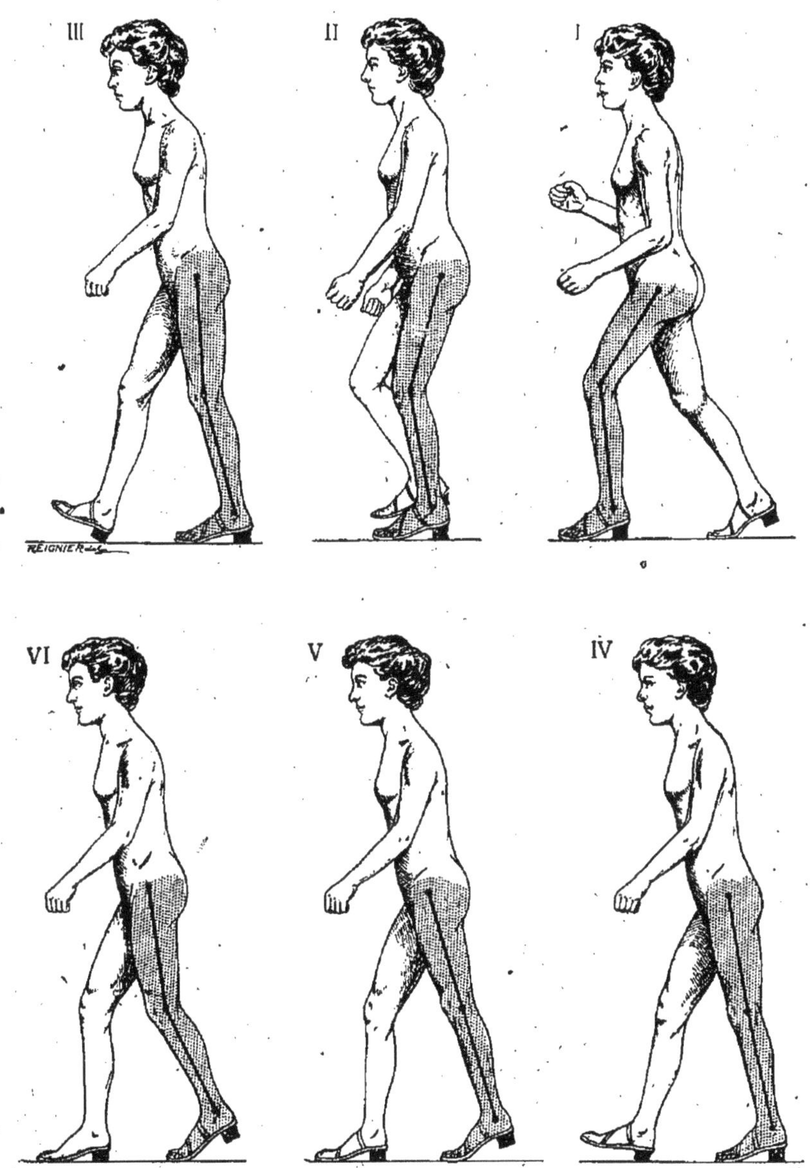

Fig. 110. — Ankylose indolore du pied droit. Grâce au port d'une chaussure à talon, la jambe à l'appui incline à l'avant et la progression du membre n'est pas arrêtée après le passage de la verticale (II).

pied et chaussure forment un tout solidaire et doivent être considérés dans leur totalité ; l'axe de la jambe et le bord externe de la chaussure forment entre eux un angle de 70°, le pied en appui sur le sol entraîne une position oblique en avant de toute la jambe (fig. 110-I et II). Cette inclinaison est d'autant plus forte que le talon est plus élevé. Il s'ensuit que le talon a pour effet de transformer, au point de vue fonctionnel, une ankylose à angle droit en ankylose en flexion à 70°.

La chaussure à talon présente pour le sujet atteint d'ankylose à angle droit, un intérêt considérable. Elle supprime l'arrêt du membre qui se produit, comme nous l'avons vu, au moment de l'appui unilatéral après le passage de la verticale.

L'amélioration est plus considérable encore si le pied est en

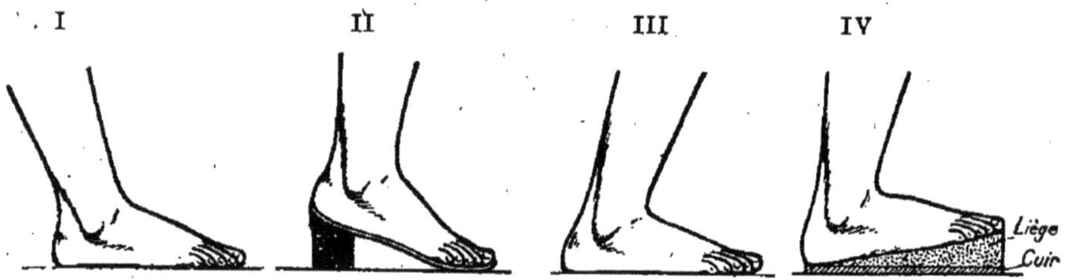

Fig. 111. — Ankylose en équinisme : le pied à l'appui la jambe est oblique ; la chaussure à talon permet de la rendre verticale (II). III. Dans l'ankylose en flexion, la jambe incline à l'avant, un liège placé sous l'avant-pied la rend verticale IV.

position d'équinisme. La chaussure à talon supprime instantanément une partie des inconvénients de l'équinisme. Le mouvement de salutation est aboli ; il est curieux de voir deux cinématographies, prises à quelques minutes d'intervalle, d'un même sujet qui dans un cas marche les pieds nus et dans l'autre les pieds chaussés.

Si le pied est en équinisme, la jambe se trouve très oblique en arrière au moment de son appui sur le sol (fig. 111-)I, il est facile, grâce au talon, de remédier à cet inconvénient, de ramener la jambe à la verticale, et même de l'incliner à l'avant (fig. 111-II). Il est bien évident que la hauteur du talon doit être la même sous chaque pied et que de plus cette hauteur est proportionnelle au degré d'équinisme.

Quand le *pied est en talus*, l'articulation tibio-tarsienne étant en flexion, le port d'une chaussure à talon augmente les inconvénients inhérents à cette déformation. Le pied à l'appui, la jambe s'incline d'autant plus à l'avant que le talon est lui-même plus élevé. Le remède est à l'inverse du cas précédent, il faut supprimer le talon et surélever la partie antérieure de la semelle (fig. 111-III et IV).

Dans les raideurs douloureuses le rôle du talon n'est pas moins important. Il évite la mise en tension douloureuse des ligaments. Si la mobilité articulaire ne dépasse pas l'angle droit, le talon un peu haut, qui rend la jambe oblique lorsque le pied est en appui sur le sol, rend inutile pendant la marche les mouvements de flexion de la tibio tarsienne. Il ne faut pas oublier qu'en appui sur la pointe du pied, c'est tout le poids du corps qui pèse et tend à fermer la jointure.

Si les mouvements de l'articulation sont limités mais suffisants (30° pour permettre l'exécution normale de la marche), il est nécessaire de régler la hauteur du talon de façon à permettre au sujet l'utilisation sans douleurs des mouvements qui lui restent. Il faut à cet effet examiner attentivement l'étendue des mouvements de flexion. A la fin de l'appui le membre s'incline à l'avant et forme avec le sol un angle de 70°, on doit faire en sorte qu'avec le talon le membre atteigne cette inclinaison sans avoir à mettre à contribution la tension de ses ligaments. Si les mouvements de flexion sont limités à l'angle droit le talon aura 2 centimètres et demi, il pourra être plus petit s'ils dépassent cet angle et devra être plus considérable s'ils ne l'atteignent pas. Dans le deuxième double appui dès que le triceps sural entre en jeu l'articulation devient indolore puisque la tension ligamentaire n'a plus à jouer.

LES ANKYLOSES ET LES RAIDEURS DU GENOU

Les ankyloses sont consécutives à des plaies et des fractures du genou, des condyles surtout, suivies ou non d'arthrotomie, à des fractures de cuisse et de jambe proches de l'articulation, à des résections de l'articulation.

Les raideurs qui laissent de 1 à 10° de mouvement se voient

après des plaies infectées du genou, des fractures de l'un des deux segments articulaires, des grosses lésions nerveuses et vasculo-nerveuses.

Troubles fonctionnels. — Pour un sujet atteint d'une ankylose du genou, le raccourcissement du membre inférieur doit être considéré comme un accident favorable. Il facilite en effet les conditions suivant lesquelles le sujet pourra effectuer la marche.

Ceci est facile à comprendre. On sait que dans la marche normale la jambe non portante, se fléchit pour franchir la position verticale et s'étend de nouveau pour prendre contact avec le sol. Or cette flexion est une condition indispensable. En effet, le bassin subit un léger mouvement de bascule, s'abaissant d'une façon très légère du côté qui correspond à la jambe non portante ; d'autre part la jambe infirme au moment où elle fait l'office de balancier pour passer du pas postérieur au pas antérieur doit franchir la position verticale tout en restant rigide ; or la distance de la hanche au sol est inférieure à la longueur du membre mesuré de la hanche au talon puisque le bassin s'est abaissé et la partie qui doit passer la verticale est bien plus importante puisqu'elle a comme grandeur la distance de la hanche à la pointe du pied (fig. 112-I). Il faut donc pour que la marche soit possible que le sujet ait recours à d'autres procédés que la flexion du genou pour

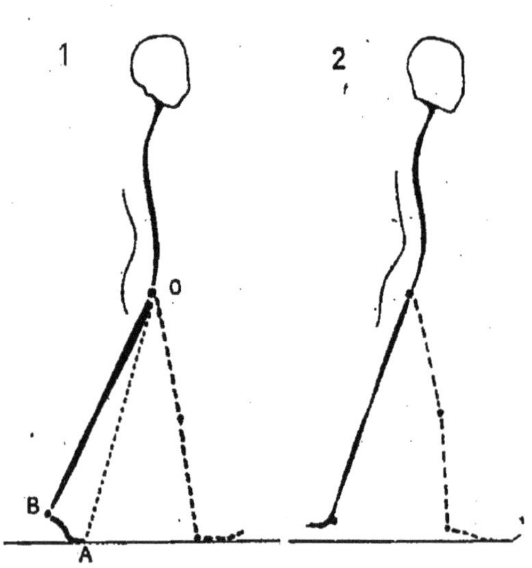

Fig. 112. — Ankylose du genou en bonne position. I, La distance OA étant plus grande que OB. II, Le sujet place le membre en rotation externe afin de passer plus facilement le moment de la verticale.

diminuer la longueur du membre. C'est en effet ce qui arrive. Les procédés en question sont au nombre de trois qui se complètent l'un et l'autre ; le premier consiste à mettre la cuisse en rotation externe, le membre se trouve raccourci de ce fait d'environ 1 à 3 centimètres (fig. 112-II).

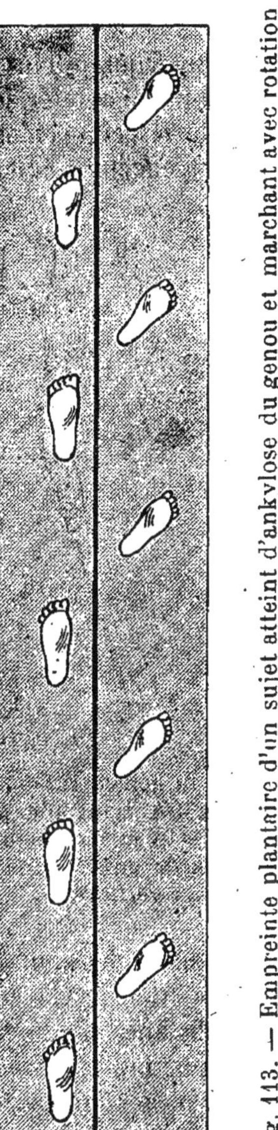

Fig. 113. — Empreinte plantaire d'un sujet atteint d'ankylose du genou et marchant avec rotation externe du membre.

Le premier procédé en période de convalescence est généralement adopté, il est même assez souvent conservé lorsque les membres ont une même longueur, lorsque le sujet est obèse, lorsque la tibio-tarsienne est un peu enraidie et ne peut dépasser l'angle droit. La marche directe nécessite une plus grande flexion de cette articulation. Pour les mêmes raisons on voit parfois, mais rarement, le membre en rotation interne. L'empreinte plantaire (fig. 113) permet de se rendre compte : que l'angle que forme le pied malade avec la ligne de marche est plus grand qu'à l'état normal, que le pas antérieur est plus petit que le pas postérieur.

Le second procédé consiste à surélever le côté correspondant du bassin grâce à une contraction énergique des moyens et petits fessiers du côté sain. Il se produit dans la marche, à cet instant comme un temps d'arrêt, ces muscles se contractent, relèvent le bassin et détachent le pied du sol (fig. 114 et 115).

Dans le troisième procédé le sujet se lève sur la pointe du pied sain au moment du passage à la verticale c'est le procédé d'égalisation des membres que nous avons décrit dans la marche avec raccourcissement. Ne pouvant diminuer la longueur de la jambe

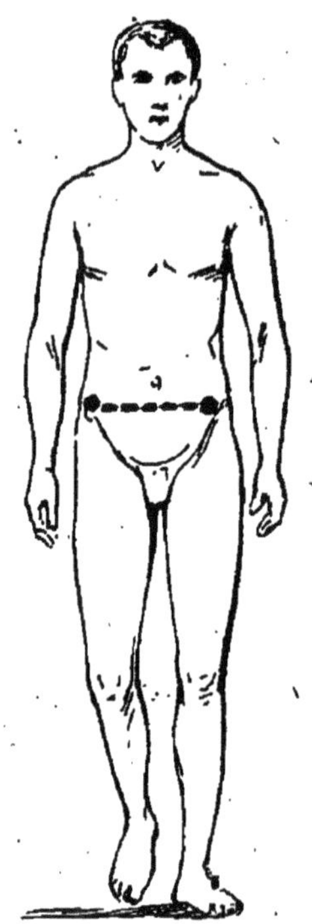

Fig. 114. — Sujet normal au moment de l'appui unilatéral, le bassin baisse légèrement du côté non portant.

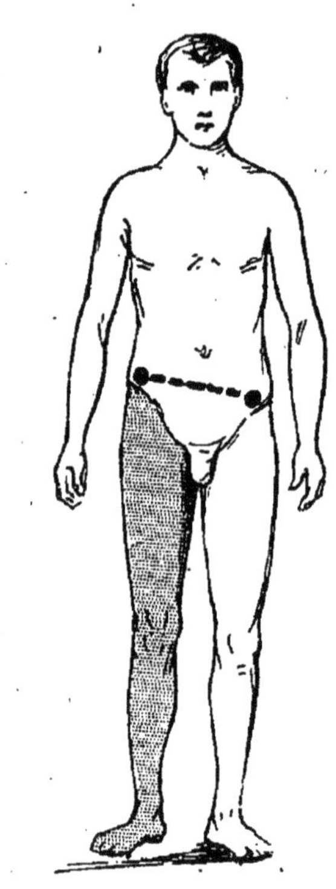

Fig. 115. — Ankylose du genou. Bassin en position inverse ; il surélève le côté non portant.

ankylosée il augmente celle de la jambe saine. Ces trois procédés se combinent souvent.

Une talonnette de deux centimètres dans la chaussure du pied sain facilite la marche en rendant plus court le membre sain.

En chirurgie de guerre l'ankylose se complique souvent de raccourcissement du membre ce qui facilite la marche ; le genou sain, trop long, abordant le sol en flexion plus grande qu'à l'état normal relève le bassin et détache du sol, en s'étendant, le pied malade qui était encore à l'appui.

A ces phénomènes s'ajoute un mouvement de salutation du tronc lorsque le sujet gravit une pente ou marche à grands pas. Ce mouvement se produit à la fin du double appui, lorsque la jambe saine va devenir portante : le genou arrière ne pouvant se fléchir, le tronc se trouverait trop en arrière de la base de sustentation constituée par le pied antérieur, il ramène grâce à l'inclinaison du tronc son centre de gravité au-dessus du pied portant (fig. 116). Nous avons déjà insisté sur ce phénomène.

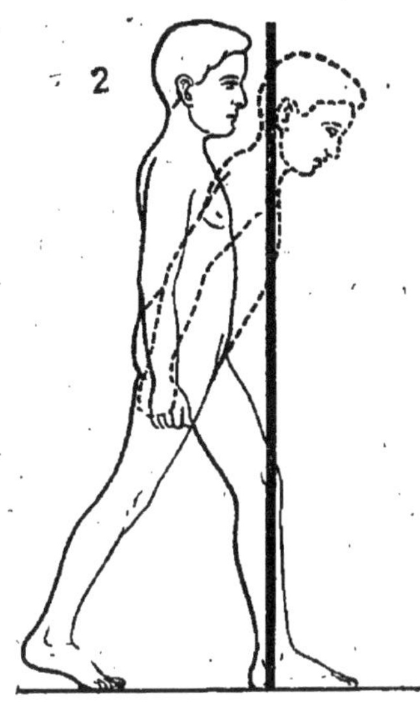

Fig. 116. — 2. Sujet atteint d'ankylose du genou et marchant à grand pas. Le corps incline à l'avant au début de l'appui unilatéral, afin de porter le tronc au-dessus de la base de sustentation.

Dans les raideurs indolores, la marche est celle que nous avons décrite. Dans les raideurs douloureuses il y a en même temps bascule des épaules de côté et parfois un mouvement de salutation assez important au moment de l'appui sur le membre malade.

Thérapeutique orthopédique

Le membre sain, avons-nous dit, doit toujours être le plus long. Une considération importante est relative à la hauteur du talon du côté malade. L'articulation tibio-tarsienne correspondante doit en période d'appui fléchir plus qu'à l'état normal et ses mouvements sont souvent limités à l'angle droit, il y a alors tiraillement ligamentaire et le sujet place son membre en rotation externe afin d'éviter la douleur. Il est facile d'obvier à cet inconvénient; il suffit de faire porter au sujet un talon un peu haut, la jambe peut ainsi devenir oblique à l'avant sans avoir à atteindre l'angle droit.

Dans les cas d'ankylose complète tout appareillage du genou est inutile, la correction du raccourcissement est seule importante. Toutefois si l'ankylose n'est pas absolument complète, si la plaie a longtemps suppurée, si les os ont été atteint d'ostéomyélite, s'il y a eu une fistule osseuse de longue durée il est nécessaire pendant de longs mois de munir le sujet d'une genouillère rigide en cuir; cet appareil descendra jusqu'au pied et trouvera son point de support dans la chaussure elle-même (fig. 117) si le genou comme cela est fréquent a perdu son point de support direct.

L'étude de la marche pathologique nous a démontré qu'il était

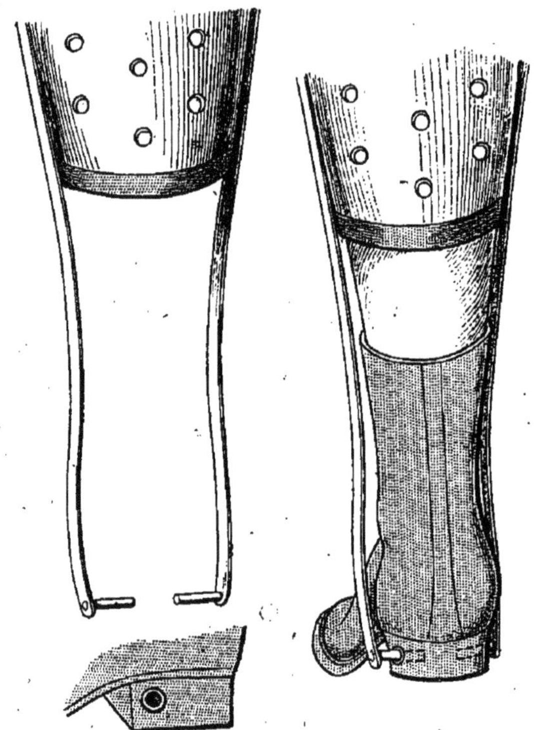

Fig. 117. — Chaussure assurant la fixation d'une genouillère. Mode d'union de ces deux parties.

nécessaire à membres égaux d'augmenter la hauteur du membre sain, qu'il était inutile de corriger un raccourcissement de deux à trois centimètres, mais qu'au delà la correction s'imposait. Les différences de longueur dépassent parfois 15 centimètres. Dans tous ces cas il faut considérer attentivement l'étendue des mouvements de la tibio-tarsienne qui, souvent, est diminuée et nous savons que cela impose un degré d'équinisme déterminé. Une correction irrégulière de l'équinisme peut occasionner des troubles fonctionnels importants.

Des raideurs douloureuses avec ankylose presque complète se voient à la suite d'une plaie du genou, d'une résection, d'une immobilisation intempestive et leur appareillage nécessite une simple genouillère en cuir allant du tiers supérieur de la cuisse au tiers inférieur de la jambe si la lésion est peu douloureuse, d'un appareil qui remonte à l'ischion et prend le pied si les douleurs sont plus grandes, d'un appareil de décharge dans les cas graves.

DES ANKYLOSES ET RAIDEURS DE LA HANCHE

Bien moins fréquentes qu'au genou, à la hanche elles sont consécutives à une plaie du bassin ou de la hanche, à une résection de cette articulation, à une fracture du col ou du tiers supérieur du fémur. Presque constamment le membre est en attitude vicieuse peu prononcée, 20° en moyenne, de flexion et adduction.

Troubles fonctionnels. — Si l'ankylose permet une marche indolore il n'en est pas de même de la raideur et les malades qui en sont atteints sont souvent des années avant de pouvoir reprendre la marche sans béquilles. Lorsque la raideur est devenue indolore si l'ankylose n'est pas tout à fait complète et qu'il reste 1 à 2° de mobilité la marche reste défectueuse. L'examen clinique permet de discerner ces cas, le malade couché sur une table en décubitus dorsal, une des mains du chirurgien presse sur le pubis qu'elle fixe pendant que l'autre passée sous la cuisse cherche à la soulever.

Un autre procédé, excellent, consiste à placer le malade devant soi et à lui recommander de soulever la jambe saine, de façon à rester en appui unilatéral sur le membre malade, dans l'ankylose les deux épaules restent horizontales (fig. 118), dans les raideurs elles basculent d'autant plus que la raideur est moins serrée (fig. 119).

Dans la marche ces phénomènes se reproduisent et ce sont eux qui au moment de l'appui unilatéral lui impriment son cachet. Le maintien horizontal des épaules donne une bonne marche (fig. 119), leur bascule une marche très disgracieuse, et lorsque l'ankylose est par trop imparfaite le malade appuie très peu de temps sur son membre et lève les bras au moment de l'appui afin de diminuer son poids, il semble voler (fig. 119).

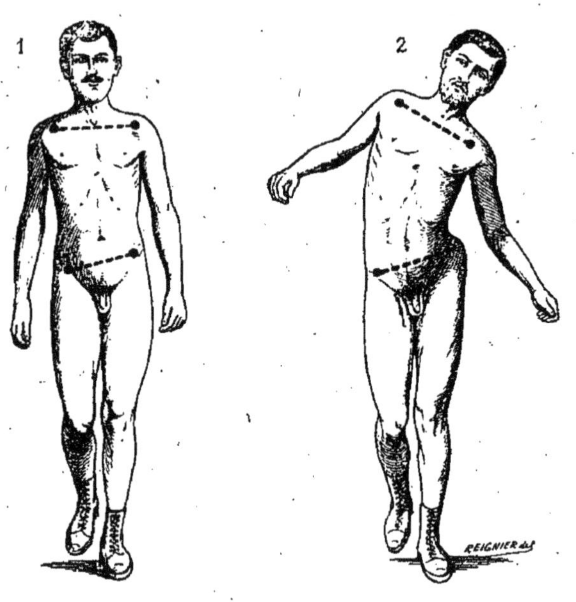

Fig. 118. — Ankylose totale de la hanche gauche avec adduction de la cuisse. Les épaules restent horizontales au moment de l'appui unilatéral.

Fig. 119. — Ankylose incomplète douloureuse. Bascule considérable des épaules.

Dans les deux cas l'adduction de la cuisse oblige à surélever le bassin afin de rétablir le parallélisme des membres ce qui fait quitter le talon du sol et occasionne un raccourcissement apparent du membre. Si on ajoute au raccourcissement réel, dû à la diminution du membre, le raccourcissement apparent, dû à l'élévation du bassin, on obtient le *raccourcissement fonctionnel* qu'il est facile de mesurer. Placez le sujet devant vous, pieds nus, le genou sain tendu, il établira son équilibre en appuyant sur le sol la pointe du pied malade et en relevant épine iliaque correspondante, la distance du talon au sol vous

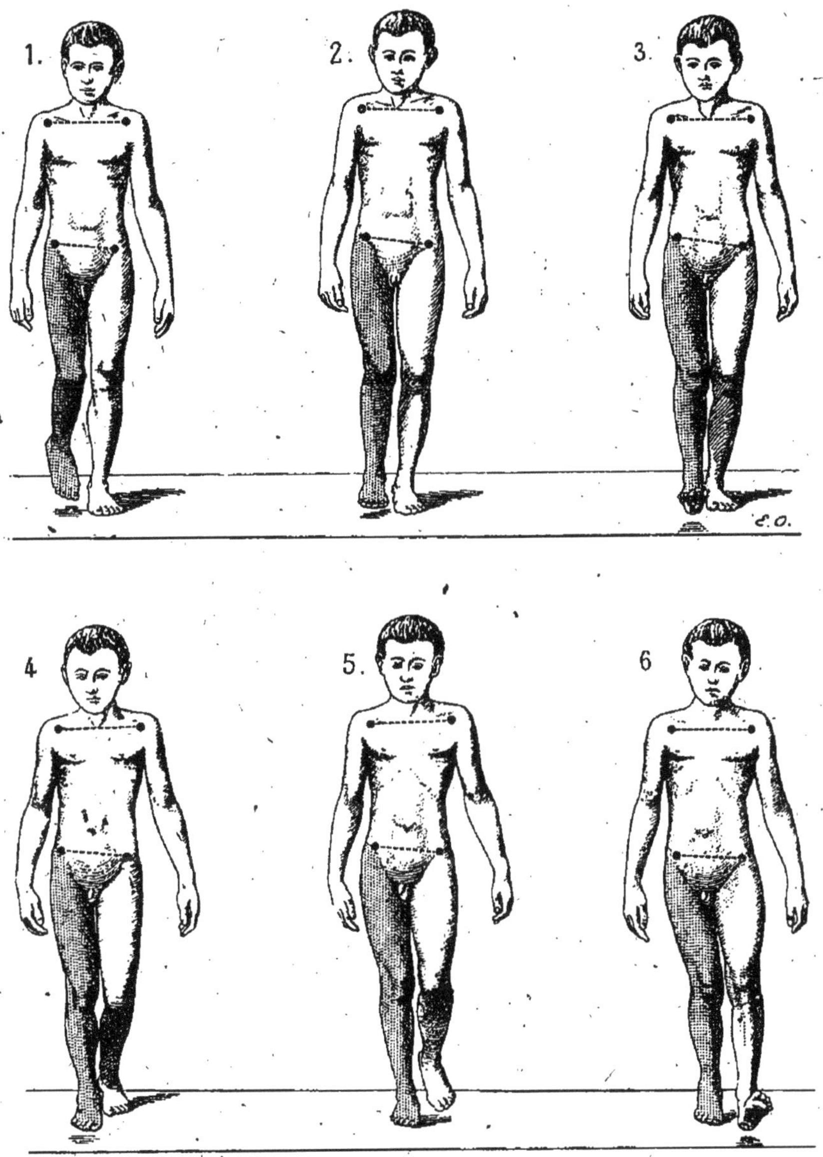

Fig. 120. — Ankylose de la hanche avec adduction de la cuisse. Les épaules restant horizontales, mais le bassin est en surélévation constante du côté malade, quelque soit le temps de marche considéré.

donnera la mesure du raccourcissement fonctionnel. Si vous l'observez en marche vous constaterez au cas d'ankylose la surélévation constante du bassin (fig. 120).

Thérapeutique orthopédique

Si l'ankylose est en bonne position avec un membre de même longueur, la cuisse ne pouvant fléchir le membre se trouve trop long au moment du passage de la verticale, et le sujet se lève, comme dans l'ankylose du genou, sur la pointe du pied sain; on évite cet inconvénient en mettant une talonnette dans la chaussure qui correspond au membre sain.

Mais le plus ordinairement il y a attitude vicieuse avec raccourcissement fonctionnel important. Ce raccourcissement ne sera pas intégralement corrigé, on devra défalquer les deux ou trois centimètres qui sont nécessaires pour permettre le passage de la verticale.

Dans les cas de raideurs et de marche avec bascule des épaules, les mutilés croient volontiers que leur mode inesthétique de locomotion est provoqué par le défaut de longueur du membre. Le cordonnier augmente volontiers la correction ce qui a pour effet de remonter la hanche davantage et d'incliner le corps du côté opposé tout en provoquant, le plus souvent, une aggravation de l'adduction et une défectuosité, une gêne de la marche plus considérable.

Lorsque la raideur est à ce point douloureuse que l'appui du membre sur le sol devient impossible il est nécessaire de faire porter au sujet un petit appareil genre coxalgie, qui prend la hanche et le bassin.

Enfin si l'attiude vicieuse est trop importante, on redressera le membre ; en cas d'ankylose par une ostéotomie sous-trochantérienne ; en cas de raideur par un redressement forcé.

CHAPITRE VIII

LES FRACTURES DU MEMBRE INFÉRIEUR

Nous n'envisageons bien entendu que les fractures comminutives ayant, souvent, longtemps suppuré.

Action de l'immobilisation sur les tissus. — On sait que nous sommes souvent obligés d'immobiliser une articulation saine pour des raisons de voisinage, immobilisation du genou par exemple et même du pied dans une fracture de cuisse. Cette immobilisation, nécessitée par des raisons thérapeutiques, ne va pas sans inconvénients.

Au bout d'un laps de deux mois, on commence à constater l'existence de réactions sur *les muscles, les os et les ligaments*, processus d'autant plus actif que le sujet est plus avancé en âge.

Muscles. — Cliniquement, l'atrophie musculaire se traduit de deux façons différentes : tantôt, à la levée de l'appareil, on constate que le membre est totalement émacié, n'ayant pour ainsi dire que la peau collée sur le squelette, mais cette forme n'est pas la plus fréquente ; tantôt l'aspect extérieur du membre n'a pour ainsi dire pas changé, mais le tissu musculaire n'en est pas moins considérablement diminué. On constate alors, en pinçant en masse tout le tégument situé au-dessus de l'aponévrose, que l'aspect extérieur n'est pas dû à autre chose qu'à une hypertrophie du pannicule adipeux sous-cutané. Cette hypertrophie est un tissu lardacé, sans souplesse, d'une vitalité très médiocre. Il suffit d'être prévenu de cette particularité pour ne pas méconnaître l'atrophie musculaire réelle.

Mais en outre de la diminution de volume des tissus musculaires, il faut noter, au point de vue fonctionnel, un défaut d'élasticité qui empêche le muscle de se prêter, comme auparavant, à des manœuvres d'extension ; c'est là une cause de limitation des mouvements qui a bien son importance ; beaucoup d'attitudes vicieuses relèvent en grande partie de cette cause.

La rétraction est plus importante sur les muscles qui possèdent de longues parties fibreuses tels les muscles tenseurs du fascia lata.

Os. — La réaction du tissu osseux immobilisé consiste en une fragilité souvent excessive. J'ai vu des os qui avaient pu subir des traumatismes considérables avant toute immobilisation se casser comme verre au moindre effort, dès qu'on les sortait de l'appareil. La cause de cette fragilité n'est autre qu'un trouble de nutrition dû à l'immobilisation elle-même.

La radiographie nous révèle que l'os est spongieux, comme atteint d'ostéoporose.

Les extrémités articulaires longtemps immobilisées se déforment. Au genou, les condyles du fémur perdent leur forme arrondie, ils s'aplatissent ; l'orthopédie nous fournit, par ailleurs, maints exemples de ces déformations.

Ligaments. — Les orthopédistes savent que le genou s'enraidit à la suite du traitement de la coxalgie ; j'ai montré qu'après réduction d'une luxation congénitale de la hanche, la capsule était trop lâche et formait un manchon plissé sur lui-même, dont tous les plis se soudaient, et que, à la fin du traitement le manchon capsulaire était tendu de toutes parts.

Dans une articulation normale, toutes les parties de la capsule ne sont pas tendues, certaines sont relâchées, c'est ce qui permet à l'articulation de se mouvoir. Si toutes les parties étaient tendues, les os bridés de toutes parts, l'articulation serait immobile. Dans un genou en rectitude, la partie postérieure de la capsule est tendue, l'antérieure est plissée, c'est l'inverse dans un genou fléchi.

L'immobilisation du genou qui occasionne la rétraction de la partie antérieure de la capsule, entraîne l'ankylose, dite fibreuse, de cette articulation ; si la soudure des plis est peu serrée il y a seulement raideur et limitation de mouvements.

Si l'articulation qui est immobilisée est le siège d'un processus inflammatoire, les ligaments se rétractent d'autant plus vite que l'inflammation est elle-même plus aiguë.

A la suite d'une arthrite chronique (coxalgie légère, par exemple), il y a seulement raideur, mais après une arthrite gonococcique, une arthrite infectieuse il y a ankylose très serrée et rigide.

Dans les fractures proches des jointures, il y a dans tous les cas rétraction ligamentaire ; dans les grands traumatismes qu'on voit en chirurgie de guerre, c'est constant. Il est habituel que, dans les *fractures des membres, l'articulation inférieure soit raidie ou ankylosée et que l'articulation supérieure soit plus légèrement enraidie.* Dans la fracture de jambe, la tibio-tarsienne est souvent ankylosée et le genou enraidi.

Toutefois, si la fracture siège près du genou cette articulation sera ankylosée et la tibio-tarsienne enraidie dans des proportions variables. On voit tous les degrés des raideurs très serrées et des suppressions de quelques degrés de mouvements.

LES FRACTURES DE LA JAMBE

Trois sièges de fracture sont à considérer : le tiers inférieur de la jambe, sa partie moyenne, son tiers supérieur.

a) **Fractures du tiers inférieur.** — Le raccourcissement varie généralement de 3 à 6 centimètres Le fait clinique le plus important réside dans les réactions articulaires, presque constantes, qui se passent au niveau de l'articulation tibio-tarsienne.

L'articulation est presque toujours enraidie, plus rarement ankylosée et la raideur présente tous les degrés et va de la raideur complète à une diminution de mouvements de quelques degrés. Mais le plus souvent la diminution des mouvements est considérable. Ces lésions entraînent très souvent les marches en flexion et en salutation que nous avons décrites.

Fractures de la partie moyenne. — Le raccourcissement peut être plus grand et atteindre 8 centimètres. Les réactions au niveau de la tibio-tarsienne sont souvent moins importantes et les raideurs moins considérables.

Fractures du tiers supérieur. — Le raccourcissement est de trois à huit centimètres. Les réactions au niveau de la tibio-tarsienne sont rares, l'extension est souvent complète et la flexion limitée à 90°, il n'en est pas de même pour le genou qui souvent est enraidi et parfois complètement ankylosé. Ajoutons qu'il est fréquent d'observer la paralysie totale de tous les muscles du pied ou tout au moins celle des muscles de la région antérieure avec diminution importante de l'étendue des mouvements passifs (de l'articulation tibio-tarsienne).

Les troubles fonctionnels sont ceux que nous avons décrits à propos de l'ankylose du genou lorsque la lésion retentit sur cette articulation. La paralysie des muscles s'accompagne de pied ballant si l'articulation tibio-tarsienne est libre et de marche avec salutation ou rotation externe si elle est enraidie ; souvent alors ces troubles sont importants.

Thérapeutique orthopédique. — Nous avons discuté à propos de l'ankylose tibio-tarsienne la hauteur que devait avoir le talon et la forme de l'appareil qu'on devait donner au sujet lorsqu'il y a ankylose ou raideur. Il est inutile de corriger deux à trois centimètres de raccourcissement, mais au delà c'est nécessaire.

Avec un pied souple la correction par équinisme et liège oblique est facultative, avec un pied enraidi il faut tenir compte du degré de mouvements, et ne corriger, par liège oblique, que dans la proportion des mouvements restants, en tenant compte des considérations relatives à la hauteur du talon que nous avons développées. En cas de raideur, nous le répétons, la hauteur du talon a pour but d'éviter les tiraillements ligamentaires et la jambe en appui sur le sol, pied chaussé, doit être oblique en avant.

Si l'articulation est douloureuse, une botte en cuir ou mieux en celluloïd fixe au niveau de la cheville et munie d'un socle en bois formant ou non pied simulé est l'appareil qui convient.

Quelques chirurgiens, surtout chez les allemands, mobilisent les raideurs en bonne position et mettent le pied en équinisme afin d'avoir une correction plus élégante du raccourcissement. C'est à notre avis une grosse faute, car le pied reste très longtemps douloureux, parfois des années, nous en avons vu plusieurs exemples chez des mutilés qui avant l'intervention, marchaient parfaitement bien.

Les attitudes vicieuses du pied sont fréquentes à la suite de ces fractures, nous ne reviendrons pas sur leur traitement que nous avons déjà indiqué.

LES FRACTURES DE LA CUISSE

Dans ces fractures les raccourcissements vont de quelques centimètres à 15 centimètres. Les grands raccourcissements sont fréquents. Les segments fracturés sont le plus souvent dans l'axe l'un de l'autre, il y a parfois consolidation en crosse dans les fractures du tiers supérieur et genu-varum dans les fractures du tiers inférieur.

Ces lésions se compliquent souvent de réactions articulaires au niveau du genou, de la hanche ou du pied.

Au genou on trouve surtout des ankyloses, des raideurs, des calages de l'articulation et des mouvements anormaux.

Les ankyloses et les raideurs sont consécutives aux fractures qui ont longtemps suppuré, à celles surtout qui sont proches de l'articulation; l'ankylose complète est souvent une ankylose en bonne position.

Les raideurs peuvent être très serrées, mais souvent on voit les mouvements conservés avec une grande amplitude, le genou pouvant aller de 70 à 120° de flexion. Si on cherche à augmenter le mouvement le malade souffre. Il n'en est pas de même dans le calage.

Le calage consécutif à la longue immobilisation du membre est dû à la déformation de l'extrémité inférieure du fémur qui n'est plus circulaire mais aplatie, son diamètre transversal est trop long et le tibia butte dans les essais de flexion à la partie postérieure des condyles. Il y a 5 à 20° de mouvement et les essais de flexion forcée sont inutiles mais indolores, c'est la cale osseuse qui limite le mouvement mais non la rétraction ligamentaire. Il ne faut pas confondre le calage articulaire avec le *décalage* de l'os qui consiste en la rotation en dehors du fragment inférieur par rapport au fragment supérieur (Voir à ce sujet dans « Troubles de l'appareil locomoteur » paru dans cette même collection les belles pages du Prof. A. Broca). Dans ces cas presque toujours l'extension peut être exagérée, il est possible de mettre le membre en hypertension, en position de genu-recurvatum.

Les mouvements anormaux avec genou libre se voient surtout chez les sujets dont le raccourcissement est léger. Le genou cède en dedans en genu-varum mais surtout en avant en genu-recurvatum.

Ces mouvements semblent dus à l'hypotonie et à l'excès de longueur des muscles, le membre étant raccourci ils ne remplissent plus, pour l'articulation, leur rôle de ligaments actifs.

Parfois le quadriceps très touché est incapable de produire l'extension du genou.

La hanche est le siège de réactions beaucoup moins fréquentes. L'ankylose est rare dans les fractures situées au-dessous du trochanter. Il est plus fréquent de voir une limitation des mouvements : on voit souvent 20° d'adduction possible en même temps que 40 à 50° de flexion.

Au pied les raideurs de l'articulation tibio-tarsienne sont fréquentes : les mouvements sont limités et le pied est en équinisme.

Au-dessous de la partie moyenne, les fractures du fémur s'accompagnent parfois de lésions nerveuses avec paralysie totale ou partielle des muscles du pied.

Troubles fonctionnels. — Très différents suivant que les articulations sont lésées ou indemnes.

Lorsqu'il n'y a pas de lésions articulaires, les malades sont souvent longtemps avant d'utiliser les muscles du membre inférieur dont ils se servent comme d'un pilon. Comme il y a raccourcissement, le membre sain aborde le sol, le genou beaucoup plus fléchi qu'à l'état normal, et par son extension relève le bassin et détache du sol le pied du membre lésé sans qu'il soit nécessaire que celui-ci exécute sa poussée. Pour passer d'arrière en avant, le membre fléchit au moment où le pied quitte le sol.

Le membre malade reste avec le genou étendu durant toute sa période d'appui, c'est un pilon, les muscles n'ont pas à intervenir (fig. 121).

L'inaction musculaire retentit parfois sur le moyen et petit fessier, ce qui entraîne la bascule latérale des épaules au moment de l'appui, sur les muscles postérieurs de la cuisse ce qui entraîne le rejet en arrière du haut du tronc; et si les fléchisseurs de la cuisse sont inactifs, le membre, sous l'action de la pesanteur, dans sa période oscillante, oscille d'arrière en avant à la façon d'un pendule, l'inclinaison du membre à l'avant étant moindre qu'à l'arrière. Ces derniers phénomènes se voient principalement chez les sujets dont le membre reste douloureux, atteint ou non de cal douloureux ou de fistules osseuses.

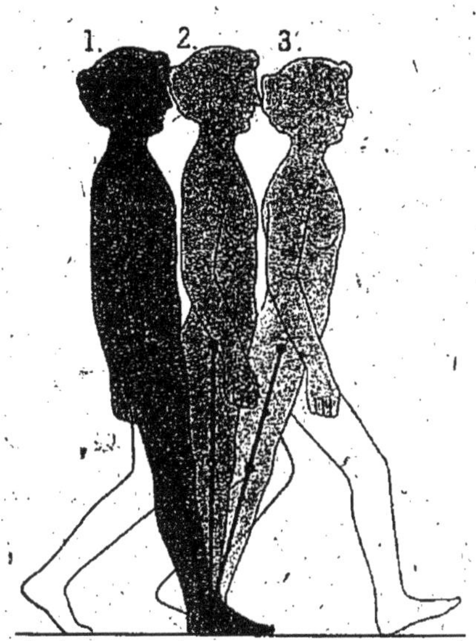

Fig. 121. — Sujet atteint de fracture du fémur consolidé. Le genou reste étendu durant la période d'appui.

Lorsque les mouvements du genou sont limités à 90 ou 100° de flexion, le membre, au moment de l'appui, reste également droit, il ne fléchit que dans sa période oscillante.

Dans le cas d'ankylose ou de raideur du genou, de calage du tibia, la marche est celle d'un sujet atteint d'ankylose du genou. Les 7 à 10° de mouvement que possède le genou ne sont jamais utilisés dans la période d'appui du membre et très peu dans sa période oscillante.

Lorsque les mouvements d'abduction sont limités, l'action du moyen fessier est entravée et le sujet bascule les épaules de côté lorsqu'il se trouve en appui unilatéral sur le membre malade.

Dans beaucoup de cas la cuisse ne fléchit pas et le sujet marche comme un malade atteint d'ankylose de la hanche.

Lorsqu'il y a genu-recurvatum, la déformation se produit au moment de l'appui unilatéral.

Dans les cas d'ankyloses de la hanche la marche est celle que nous avons décrite à propos de cette articulation.

Les paralysies des muscles de la hanche, les ankyloses et les raideurs de la tibio-tarsienne provoquent les troubles fonctionnels propres à ces lésions.

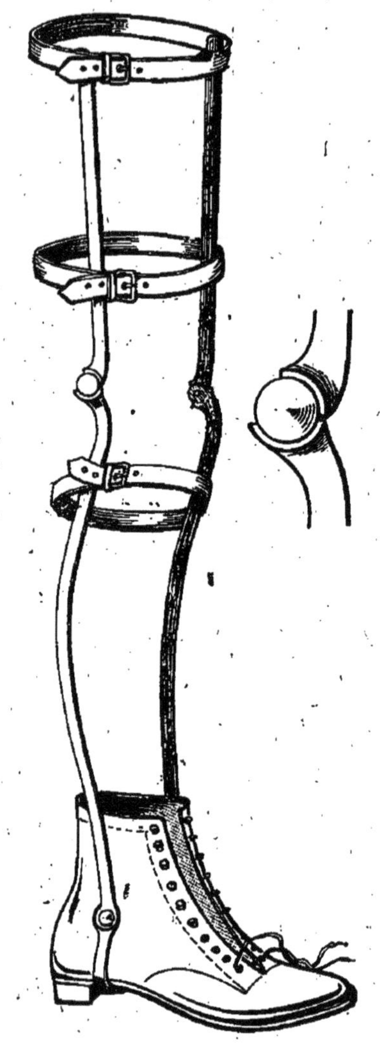

Fig. 122. — La chaussure assure la fixation de cet appareil qui s'oppose, grâce à son articulation du genou, qui est embrevée, à la déviation, en genu-recurvatum.

Thérapeutique orthopédique

Il est inutile de corriger deux à trois centimètres de raccourcissement. Au delà c'est nécessaire et on adoptera l'un des modes de correction que nous avons décrits.

La déformation fréquente du genou en *genu-recurvatum* doit être empêchée ; l'appareil simple que nous construisons depuis longtemps et qui empêche cette attitude se compose d'un étrier fixé à la chaussure et de deux attelles fémorales et tibiales unies au niveau du genou par une charnière à butée (fig. 122). Nous proscrivons absolument l'appareil (fig. 7) que fournissent certains centres d'appareillage, l'appareil est mal suspendu et les gaines de cuir qui enveloppent le membre, compriment et atrophient les muscles.

Cet appareil convient également aux sujets atteints de déviation du genou en dedans, en genu-varum, cette déformation du reste se trouve souvent associée à la précédente.

Dans les cas *de raideur du genou*, au début de la marche, le sujet dont le membre arrive à la limite du mouvement de flexion a ses ligaments tiraillés et souffre ; cette série d'entorses répétées aggrave la raideur comme nous l'avons déjà expliqué, il est alors fort utile de munir le mutilé d'un appareil à secteur. Celui que nous venons de décrire est parfait, si on a soin de placer une articulation à secteur (fig. 46) sur la charnière externe. On limite les mouvements, comme nous le savons, un peu en deçà de l'amplitude possible, et on en augmente l'amplitude dès que la raideur diminue.

CHAPITRE IX

LES PSEUDARTHROSES DU MEMBRE SUPÉRIEUR ET DU MEMBRE INFÉRIEUR

A. — LES PSEUDARTHROSES DU MEMBRE INFÉRIEUR

Les pseudarthroses de la jambe sont fréquentes, celles du col fémoral assez rares ; nous n'avons jamais rencontré de pseudarthrose de la diaphyse fémorale.

1° Les pseudarthroses de la jambe

Elles siègent au tiers inférieur, à la partie moyenne ou au tiers supérieur. Les plus graves sont celles des extrémités parce que de contention plus difficile. La partie inférieure de la jambe tend à dévier en dedans et la déviation devient d'autant plus importante que la fracture est plus élevée. Le fragment inférieur qui bascule en dedans est arrêté par la butée du péroné contre le tibia (fig. 123).

Le foyer de la fracture en effet est une fausse articulation qui tend à se dévier en dedans et les trois points d'appui utilisés pour l'immobilisation sont, le point de pression, situé sur la face externe du membre au niveau de la fracture et les deux points de contre-pression placés l'un à la partie interne du calcaneum et l'autre à la partie supéro-interne de la jambe. Les deux points inférieurs, au cas de *pseudarthrose tiers inférieur*, étant très voisins, l'action sur le levier inférieur est difficile, c'est pourquoi il convient d'avoir un appareil d'un seul tenant.

Lorsque la fracture siège à la *partie moyenne*, le point de pression se trouve à mi-jambe et les points de contre-pression

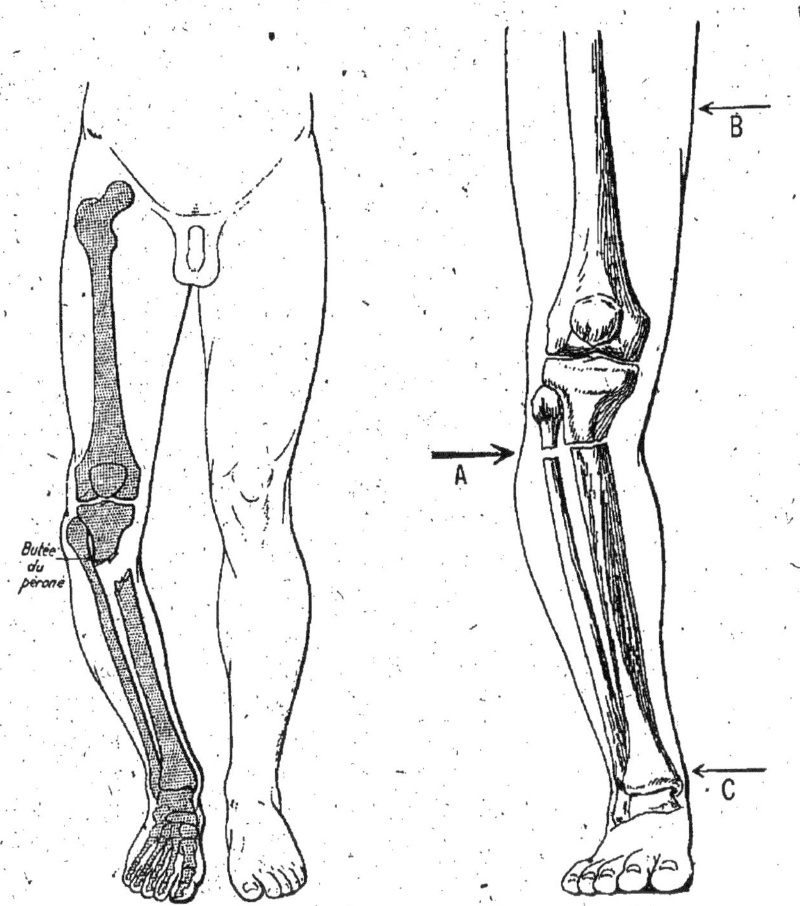

Fig. 123, — La déviation en dedans de la jambe est limitée par la butée du péroné sur le fragment supérieur du tibia.

Fig. 124. — Les points d'appui que doit utiliser l'appareil qui met obstacle à la déviation sont: A, le point de pression directe et B et C, les points de contre-pression.

aux extrémités sur le plateau tibial interne en haut, sur la face interne du calcanéum en bas.

Dans les *pseudarthroses de la partie supérieure* de la jambe le point de contre-pression se trouve reporté sur le fémur (fig. 124) il est même nécessaire dans certains cas (sujets gras ou de petite taille) d'adjoindre à l'appareil une ceinture pelvienne que l'on fixe sur l'attelle externe du cuissard; si on n'a pas recours à la ceinture, l'appareil bascule et le bord supérieur du cuissard enfonce dans les parties internes de la cuisse, ce que l'on expérimente très facilement : il suffit de desserrer la ceinture (fig. 126-127).

Dans les pseudarthroses du tiers inférieur si l'articulation est intacte le mieux est de munir le sujet d'une jambière en cuir ou mieux en celluloïd en forme de guêtre au niveau de l'arrière-pied (fig. 125). Un appareil analogue à celui que représente la figure 128 est moins bon car il affleure et dégage souvent le siège de la lésion qui est un des points de pression de l'appareil de contention.

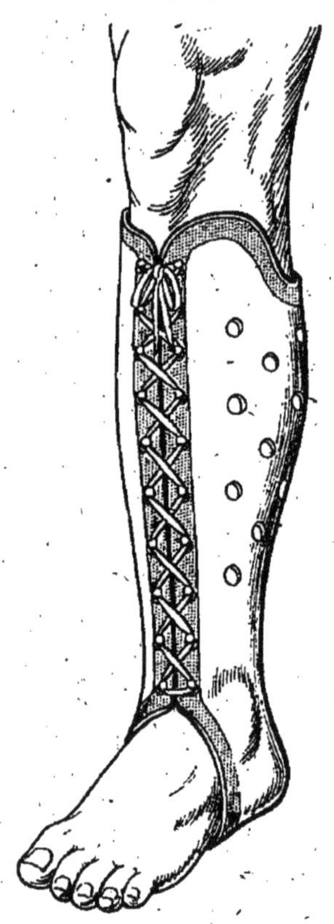

Fig. 125. — Appareil pour pseudarthroses au tiers inférieur.

Les pseudarthroses de la partie moyenne sont faciles à maintenir, les leviers ayant une longueur sensiblement égale, un appareil articulé au niveau du pied convient très bien (fig. 128). Nous avons coutume de faire en sorte que l'appareil épouse très exactement le cône tibio-péronier (fig. 128) et comme les attelles jambières sont à glissières, il est facile de décharger la jambe d'une partie du poids du corps en éloignant la jambière de la partie podale. Nous avons vu des retards de consolidation datant de plus d'un an arriver à disparaître grâce au port de cet appareil.

Lorsqu'à ces fractures du tiers inférieur s'ajoute l'ankylose de la tibio-tarsienne, la prise du pied est nécessaire, et comme l'*ap-*

pareil travaille beaucoup il doit être armé et une jambe de force doit joindre la semelle à l'attelle jambière (fig. 129).

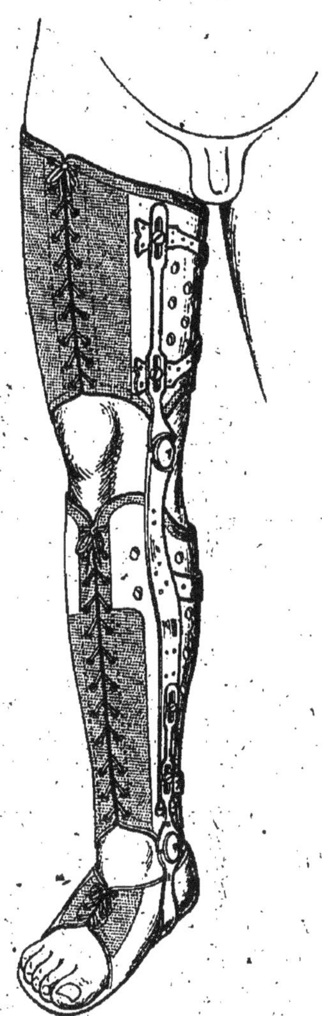

Fig. 126. — Pseudarthrose du tiers supérieur de la jambe et son appareillage.

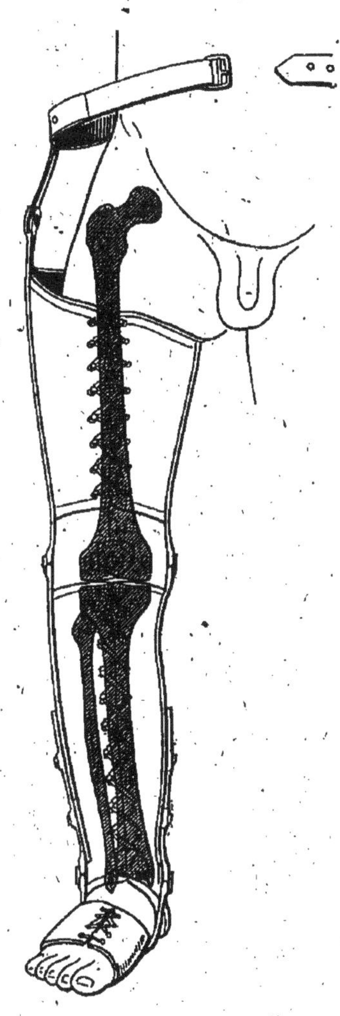

Fig. 127. — Appareil à ceinture ouverte. Une ceinture ajoutée à l'appareil empêche sa bascule en dehors.

Les pseudarthroses du tiers supérieur nécessitent un appareil beaucoup plus encombrant, il faut adjoindre souvent, nous l'avons dit, un cuissard et même une ceinture à l'appareil précédent (fig. 127).

Ces appareils travaillent beaucoup, ils doivent être *très résistants*.

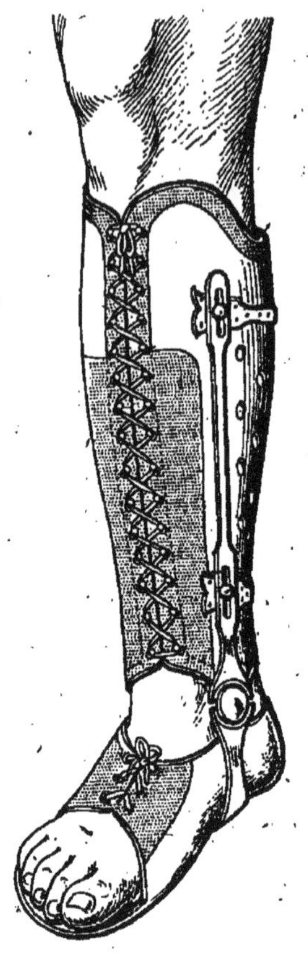

Fig. 128. — Appareil pour pseudarthrose de la partie moyenne.

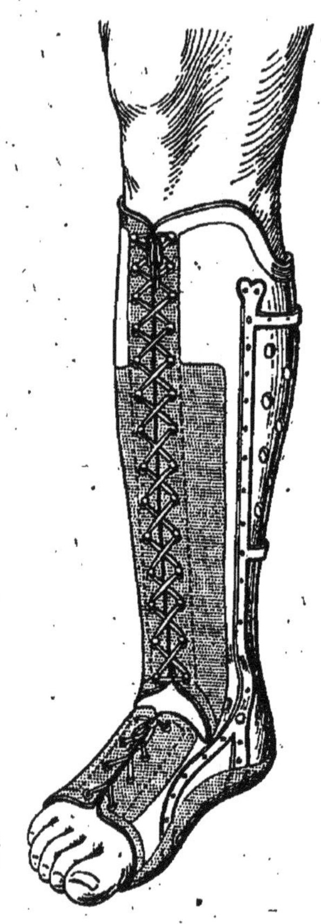

Fig. 129. — Appareil pour pseudarthrose de la partie moyenne compliquée d'ankylose tibio-tarsienne.

2° Les pseudarthroses du col du fémur et les résections de la hanche

Nous avons vu une dizaine de cas de fractures, par balle, du col fémoral ; nous étudierons en même temps les résections de la

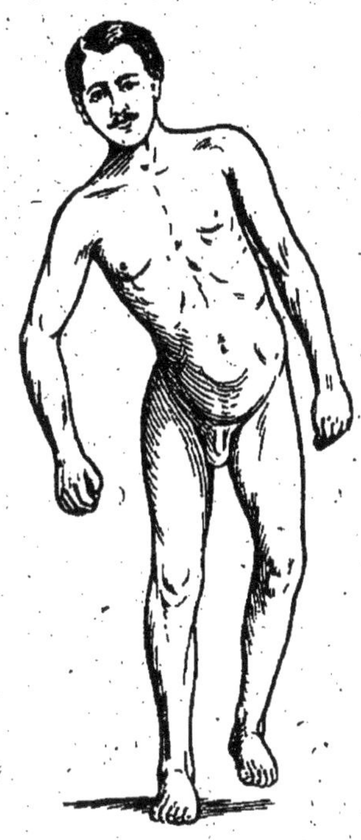

Fig. 130. — Pseudarthrose du col fémoral. Bascule considérable des épaules et du bassin au moment de l'appui unilatéral.

hanche qui donnent une articulation ballante, parce que les troubles fonctionnels sont, dans les deux cas, identiques, ils sont dus à l'impossibilité d'action des moyens et petits fessiers, le bassin étant abaissé et le trochanter situé dans la fosse iliaque externe, ces muscles n'ont plus leur direction normale, ils sont incapables de fixer le bassin.

Le bassin bascule ainsi que les épaules dans des proportions très importantes au moment de l'appui unilatéral (fig. 130).

La marche du sujet est extrêmement disgrâcieuse, c'est un mode de locomotion tout à fait inesthétique, on s'en rendra compte si on examine successivement le sujet en appui sur la jambe saine (fig. 131-I) puis sa position au même moment de l'appui sur la jambe malade (fig. 131-IV).

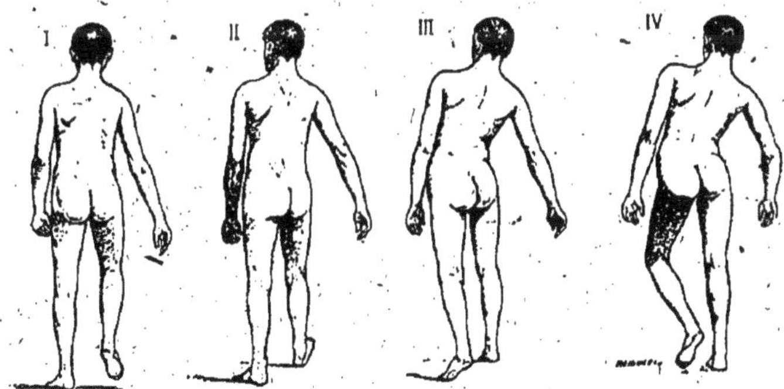

Fig. 131. — Pseudarthrose du col fémoral : bascule considérable des épaules au moment de l'appui sur le membre malade (III et IV).

Thérapeutique orthopédique. — Nous avons dit déjà que l'usage d'une canne diminuait considérablement le mouvement des épaules.

Dans les fractures du col le raccourcissement ne dépasse guère quatre centimètres, une talonnette de liège dans la chaussure permet de compenser la différence de longueur des deux membres. L'appareillage est presque toujours inutile.

Nous proscrivons absolument ces énormes et lourds appareils qui prennent tout le membre et permettent l'appui de l'ischion mais n'empêchent en rien la bascule du bassin.

Nous avons appareillé plusieurs fractures du col chez des tabétiques de la façon suivante : l'appareil comporte une ceinture pelvienne en cuir ou celluloïd et un cuissard ; ces deux parties sont articulées à la hanche au moyen d'une charnière à verrou (fig. 132). En marche la hanche est bloquée, elle peut être libérée en position assise. La cuisse et le bassin étant solidaires celui-ci ne peut plus basculer. En outre le cuissard étant modelé sur l'ischion et sur les condyles, sa butée sur les deux parties rend impossible l'ascension du fémur dans la fosse iliaque.

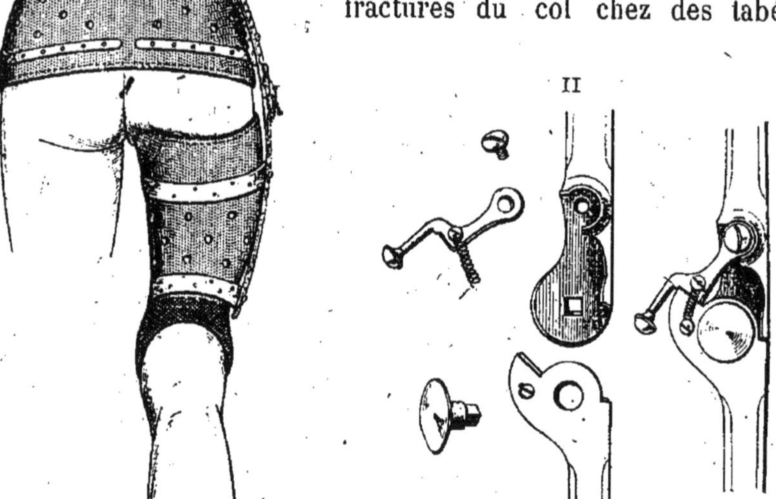

Fig. 132. — I, Appareil pour pseudarthrose du col fémoral. II, Verrou permettant de bloquer l'articulation pendant la marche.

B. — LES PSEUDARTHROSES DU MEMBRE SUPÉRIEUR

Nous étudierons successivement les pseudarthroses de l'avant-bras, du coude, de l'épaule et de l'humérus.

A l'état normal, l'avant-bras abandonné à lui-même tombe librement le long du tronc en demi-pronation, la paume de la main regarde la face externe de la cuisse, c'est le poids du membre qui mécaniquement l'entraîne dans cette position. Or très fréquemment dans les affections que nous allons étudier, les mouvements de pronation et de supination sont très diminués et même supprimés de sorte que le bras au moment de la flexion garde cette même position de demi-pronation ; dans cette position la physiologie nous apprend que c'est le long supinateur qui est l'agent actif de la flexion du coude, et l'on voit pendant ce mouvement la forte saillie du muscle sur le bord supérieur (qui est le bord externe) de l'avant-bras.

a) **Les pseudarthroses de l'avant-bras.** — Celles du radius sont fréquentes, celles du cubitus rares. Ces deux lésions retentissent toujours sur les articulations voisines du poignet et du coude et leurs mouvements passifs sont souvent très diminués, au coude ce sont les mouvements de supination qui sont les plus amoindris, la flexion et l'extension sont généralement libres, il en est de même de la pronation.

A la main tous les mouvements sont diminués.

Pseudarthroses du cubitus. — Elles siègent souvent dans la partie moyenne du cubitus et sont le plus souvent consécutives à une ablation de 5 à 6 centimètres de la diaphyse. Les mouvements du bras sont possibles dans tous les sens, la pronation et la supination active sont conservées. La mobilité passive de la main est souvent amoindrie dans tous les sens, l'extension limitée à 5 ou 6° et la flexion à 30 ou 40°, il en est de même des mouvements latéraux. Bien souvent certains muscles des deux derniers doigts sont lésés, un fléchisseur ou un extenseur. Nous avons vu quelques cas d'ablation complète de l'extrémité supérieure du cubitus, la main était indemne mais le bras pouvait balloter dans tous les sens, un appareil fort simple analogue à ceux que nous décrirons à propos de la pseudarthrose du coude suffisait à rétablir la fonction. A part ces cas, l'appareillage de ces lésions est inutile. Dans tous ces cas la main n'est pas déformée, elle garde une bonne direction (1).

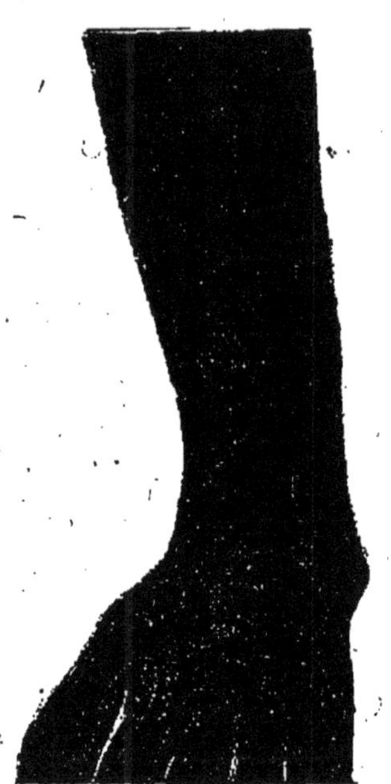

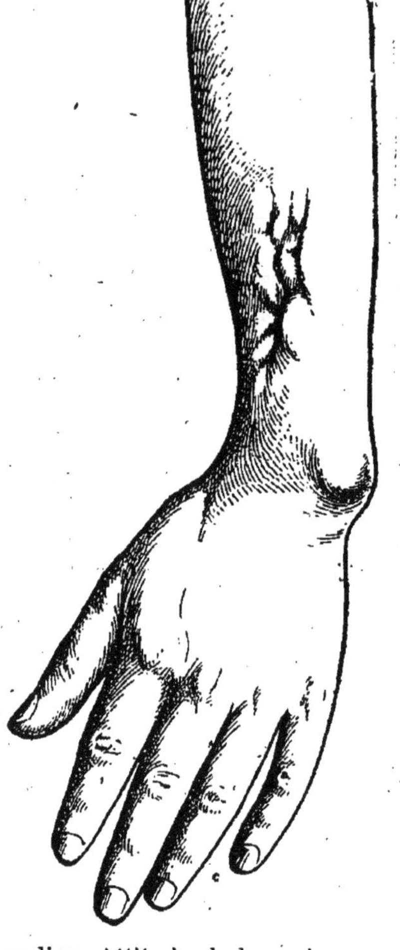

Fig. 133. — Pseudarthrose du radius. Attitude de la main et radiographie du membre.

Les pseudarthroses du radius. — C'est la partie moyenne et la partie inférieure de l'os qui est le siège ordinaire de la lésion. La main bascule au niveau du poignet et se déforme en position

(1) M. le Dr Cunéo nous a montré dans son beau service de Cannes des malades atteint de coude en varus, suite de pseudarthrose du cubitus.

de *cubitus valgus* (fig. 133). La mobilité passive du poignet est très diminuée, le plus souvent peu d'extension, une flexion limitée à 20 ou 30°, la déviation latérale nulle en dehors et faible en dedans où l'on peut exagérer de 10 à 15° le *cubitus valgus* de la main.

La flexion et l'extension du coude se font bien mais la *pronation et la supination* actives sont abolies ; or on sait que le rond pronateur et le court supinateur qui sont les principaux agents actifs de ces mouvements s'insèrent à l'épitrochlée d'une part, au radius de l'autre et comme la lésion dans les cas que nous avons observés (30 cas environ) siégeait toujours au-dessous de l'insertion de ces muscles, ceux-ci n'avaient plus d'action sur la partie inférieure de l'avant-bras.

Lorsque la lésion siège au-dessus de l'insertion inférieure de ces muscles entre eux et la tête humérale, leur direction étant oblique ils ramènent le fragment inférieur du radius contre le cubitus, il y a soudure de ces deux os et l'on a une synosthose. Le bras n'a plus aucun mouvement de rotation ni actif ni passif ; la main est fixée en demi-pronation.

Si dans la pseudarthrose les mouvements actifs n'existent plus, il n'en est pas de même des mouvements passifs, la pronation est complète, mais la supination est très diminuée, au repos l'avant-bras tombe le long du corps en demi-pronation, la paume de la main regarde directement la face externe de la cuisse et lorsque le sujet fléchit le coude, la main conserve cette même orientation et l'on voit pendant l'exécution du mouvement la corde saillante du long supinateur qui se contracte.

Assez souvent ces pseudarthroses sont associées à des lésions des longs muscles moteurs du pouce, fléchisseurs ou extenseurs.

La disparition de la pronation et de la supination active est des plus gênantes dans l'exercice de beaucoup de professions manuelles, et les malades qui sont souvent obligés de changer de métier viennent demander au chirurgien un appareillage qui est d'ailleurs tout à fait inutile.

b) **Les pseudarthroses du coude.** — Deux variétés : des pseudarthroses serrées et des coudes ballants suivant que la résection a été économique ou large.

1° **Pseudarthroses serrées.** — Nous appelons ainsi celles où la section humérale passant sous l'épitrochlée et l'épicondyle conserve l'insertion des muscles qui s'y fixent. Elles sont rares, les lésions nécessitent souvent des sacrifices plus considérables. L'articulation nouvelle réagit de deux façons : elle reste souple ou elle s'enraidit.

Dans les pseudarthroses souples les mouvements du coude passifs et actifs sont conservés à part l'extension qui est impossible, et nous ne comprenons pas pourquoi les chirurgiens ne tentent pas plus souvent une réinsertion du triceps sural. Je sais bien que, pour l'usage courant de l'avant-bras, le poids du membre est l'agent d'extension ordinaire. La flexion est bonne mais elle se fait avec beaucoup moins de force, et souvent elle devient difficile si le mutilé écarte le bras du corps. Grâce aux insertions conservées du rond pronateur et du court supinateur, *la pronation et la supination* actives, quoique diminuées de force et d'amplitude restent possibles.

Dans la pseudarthrose enraidie, les conditions sont bien moins bonnes et c'est l'inconvénient de ces opérations économiques ; il est souvent impossible de prévoir le résultat final. Dans ces dernières formes les mouvements sont difficiles et limités. La main et l'avant-bras tombent librement en demi-pronation ; le biceps mais surtout le long supinateur est l'agent actif au moment de la flexion. Ces mouvements sont difficiles et leur amplitude va souvent de 80° de flexion à 120° d'extension, souvent même le coude n'arrive pas à l'angle droit ; ajoutons qu'il n'y a *aucun mouvement actif de pronation supination* et que passivement leur étendue ne dépasse pas 10° ; en outre les mouvements conservés sont douloureux. C'est un résultat déplorable, le membre est inutilisable.

Pour que le malade puisse s'en servir le coude doit être immobilisé dans une gouttière à angle droit.

Les coudes ballants. — Très fréquents dans la proportion de 1 sur 30 par rapport aux précédents. L'olécrane et le radius sont souvent de niveau avec un radius intact, la résection porte surtout sur l'humérus qui est ordinairement diminué de 3 à 6 centimètres. Il reste un coude de polichinelle ballant en tous sens ; dans les cas moyens, les fragments peuvent être éloignés de 1 à

2 centimètres. Si le coude est fléchi à angle droit on obtient un va et vient antéro-postérieur de 2 à 5 centimètres, les os râclent l'un sur l'autre et souvent avec douleur. Le coude a une série de mouvements passifs anormaux : sa flexion est complète, son extension anormale dépasse de 8 à 10° et plus la position droite, la déviation en dehors en valgus souvent considérable 20 à 40°, la déviation en dedans beaucoup moindre et souvent limitée à sa position normale. On comprend que dans de telles conditions les mouvements actifs soient singulièrement diminués. L'insertion des rotateurs étant supprimée, il en est de même des mouvements de pronation et de supination. La suppression de l'olécrane enlève toute possibilité d'extension, nous avons vu deux cas où cette extrémité osseuse était conservée, l'extension bien qu'excessivement diminuée était possible.

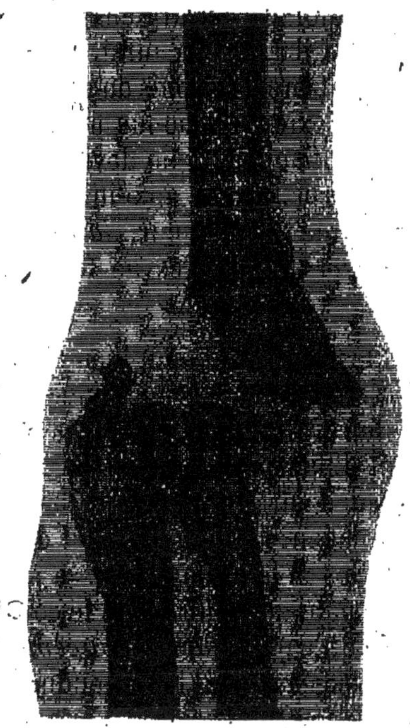

Fig. 134. — Radiographie d'une pseudarthrose du coude. La partie interne de la palette humérale a été réséquée.

La flexion bien que souvent difficile reste possible et comme le membre abandonné à lui-même tombe en demi-pronation le long supinateur est un des agents de flexion les plus actifs. Mais comme le coude est ballant, le mouvement est difficile, impossible même si le bras est en abduction, l'avant-bras tombe de côté et rend le mouvement impossible.

Souvent on voit le sujet appuyer l'avant-bras contre la paroi latérale du torse et par une reptation progressive il arrive à fléchir le coude à angle droit. Souvent au moment où le coude est fléchi à angle droit, l'avant-bras ne peut plus remonter, il bute contre l'humérus et se trouve fixé par la contraction des muscles.

Il n'en est plus de même lorsque l'humérus est sectionné obliquement, l'avant-bras qui n'a plus d'arrêt remonte de 3 à 4 centimètres le long de la partie interne ou externe de l'humérus, suivant le côté biseauté (fig. 134), le premier effet de la contraction étant de fixer les os.

Thérapeutique orthopédique. — La fonction est singulièrement améliorée par le port d'un appareil. L'obstacle à la flexion c'est le ballottement latéral du bras, et, dès qu'il est entravé on constate une flexion active souvent très bonne, très puissante; un appareil simple composé de deux attelles brachiales articulées en charnière au niveau du coude et réunies par quatre arcs de cercle suffit à cet effet (fig. 135), les attelles empêchent les déviations latérales du coude. Mais cet appareil entraîné par son propre poids tend à glisser le long du membre; il doit être fixé, l'humérus en bas n'existant plus, le point de support doit être recherché plus haut, nous avons coutume de prendre le sommet de l'épaule. L'appareil a ainsi un minimum d'encombrement ; il est beaucoup moins gênant que ces épaulières qui passent en beaudrier sur toute l'épaule et qu'utilisent tous nos orthopédistes (fig. 49).

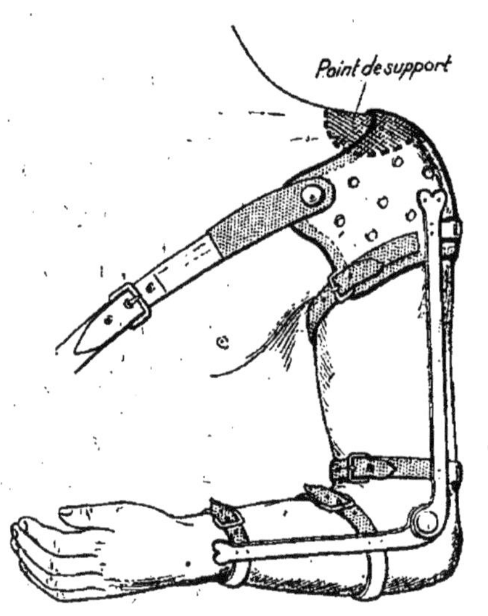

Fig. 135. — Appareil simplifié pour pseudarthrose du coude facile à maintenir (Ducroquet).

Lorsque la laxité du coude est très importante ou la flexion douloureuse, douleur due à la mobilité des os qui frottent l'un sur l'autre, il est préférable d'utiliser des gaines brachiales et antibrachiales qui entourent le membre (fig. 136). La fixation du ballant du coude est mieux assurée. Cet appareil qui comprime les muscles est moins agréable, plus lourd et plus gênant que le précédent.

Parfois les muscles fléchisseurs du coude qui ont été très touchés, ne peuvent plus fléchir l'avant-bras même appareillé, il faut alors adjoindre un verrou à la charnière externe qui est au niveau du coude (fig. 49). On agira de même si la puissance de ces muscles est très diminuée chez un sujet qui est obligé d'avoir le coude rigide à certains moments de l'exercice de sa profession.

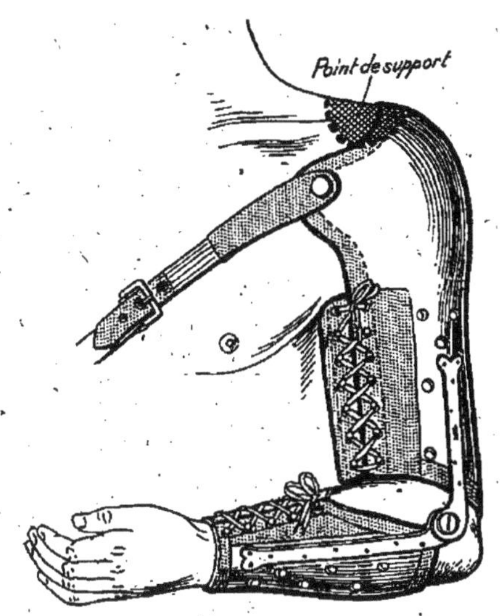

Fig. 136 — Appareil pour pseudarthrose du coude (Ducroquet).

Lorsqu'enfin il y a ascension de l'avant-bras sur le côté d'un humérus biseauté, l'un des appareils précédents gênerait beaucoup la flexion. L'avant-bras remonte et vient se coincer entre l'humérus et l'articulation interne ou externe ce qui entrave le mouvement. Il faut enlever l'articulation de l'un des côtés, l'appareil n'aura qu'une articulation interne ou externe, les attelles correspondantes seront bien entendu beaucoup plus fortes.

Les pseudarthroses serrées mais libres ne comportent pas d'appareillage.

Les résections de l'épaule et les pseudarthroses de l'humérus

Le siège et l'étendue des lésions sont des plus variables.

La résection de l'épaule a pu être économique, le chirurgien n'ayant enlevé que la tête de l'humérus, elle a pu être large et nécessiter (fig. 138 *bis*) l'ablation du tiers supérieur de l'humérus accompagnée ou non de celle de l'omoplate (fig. 137). La pseudarthrose de l'humérus est plus fréquente dans la moitié supé rieure de l'os que dans sa partie inférieure. La perte de substance est d'importance variable de 2 à 6 centimètres (fig. 138). Les os sont très rarement en contact.

Dans les résections de l'épaule le moignon de l'épaule est aplati au niveau de la région deltoïdienne (fig. 139). Lorsque l'omoplate est enlevée, la ligne du cou se continue avec celle

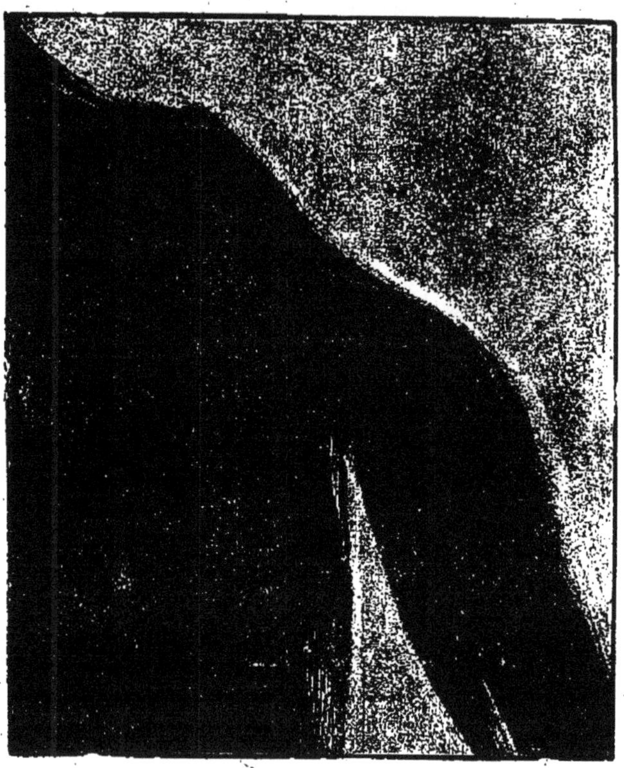

Fig. 137. — Pseudarthrose sus-deltoïdienne consécutive à l'ablation de l'omoplate, d'une partie de la clavicule et du tiers supérieur de l'humérus.

du bras (fig. 140 et 141) sans former le moignon de l'épaule, l'épaule ne forme plus porte-manteau et les vêtements glissent sur le bras.

Dans les pseudarthroses du corps de l'os, un manchon fibromusculaire en forme de sablier suspend le fragment inférieur au fragment supérieur (fig. 142), le bras est arrondi, le corps charnu du biceps ne forme plus la belle saillie qu'il présente à l'état normal. En outre lorsque la lésion siège au-dessus de l'insertion inférieure du deltoïde le fragment supérieur, qui n'est plus suspendu par ce ligament actif, entraîné par son propre poids tend à descendre vers le manchon capsulaire, un vide

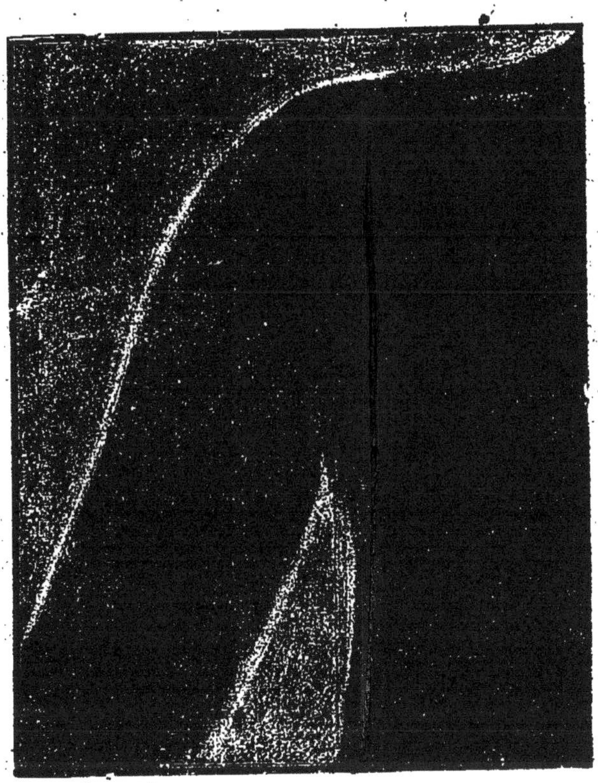

Fig. 138. — Pseudarthrose sus-deltoïdienne. L'articulation scapulo-humérale est ankylosée. Le fragment supérieur de l'humérus suit les mouvements de l'omoplate.

se produit entre la tête humérale et l'acromion, on peut placer le doigt entre ces deux parties.

Ces déformations ont peu de conséquence ; ce sont les troubles fonctionnels de l'épaule et du coude qui dominent toute la question.

A l'épaule, dans le cas de résection économique, les mouvements actifs du bras sont conservés mais très diminués. Ils se font avec peu de force, leur amplitude est diminuée de moitié et souvent des trois quarts ; dans l'abduction et dans la flexion le bras atteint rarement l'horizontale.

Dans les résections larges le bras n'a plus aucun mouvement actif.

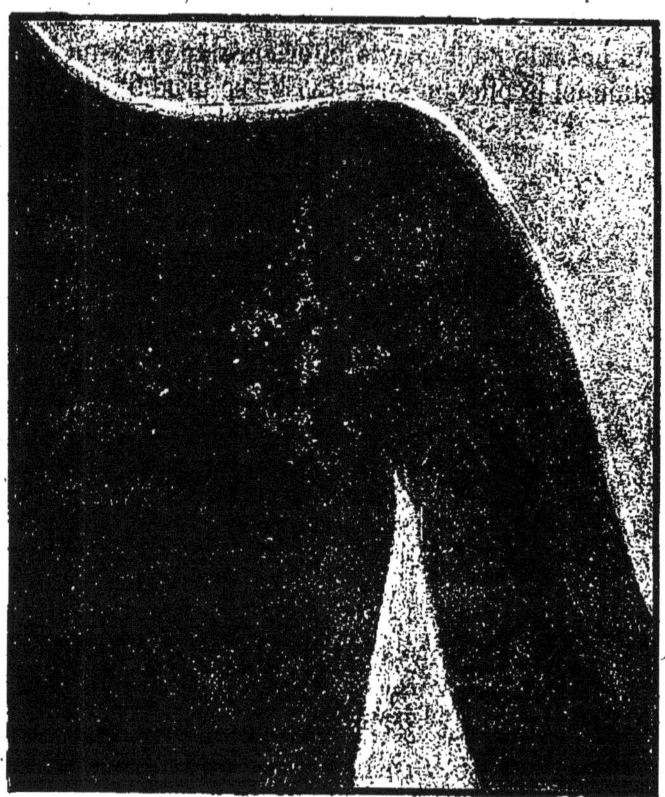

Fig. 138 *bis*. — Pseudarthrose sus-deltoïdienne consécutifve à une résection de l'extrémité supérieure de l'humérus.

Dans les pseudarthroses deux cas sont à considérer suivant que la lésion siège au-dessus ou au-dessous de l'insertion inférieure du deltoïde.

Dans le premier cas le fragment supérieur est à peu près inactif, il peut avoir conservé de légers mouvements de flexion, mais il a perdu tout mouvement d'abduction.

Si la lésion siège au-dessous du deltoïde (fig. 143) les mouvements actifs du bras sont conservés, mais le fragment inférieur ne suit pas le mouvement, il obéit à la pesanteur et tombe verticalement (fig. 144).

Au coude, les mouvements actifs de cette articulation provoquent la bascule du fragment inférieur de l'humérus et parfois son ascension.

C'est la bascule de la partie inférieure du bras qui est le trouble fonctionnel le plus important. Elle se produit dès que le sujet fléchit le coude ; le centre de gravité de l'avant-bras se trouvant en avant du coude provoque la bascule de celui-ci (fig. 145) ; cette bascule est plus considérable si la main porte un objet pesant.

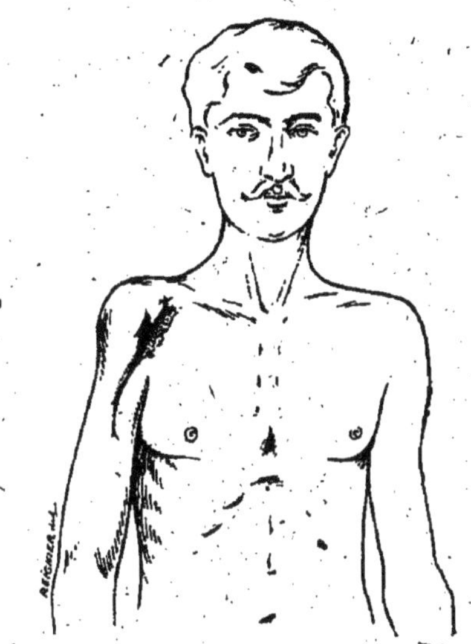

Fig. 139. — Pseudarthrose consécutive à une résection de l'épaule.

Le muscle brachial antérieur n'étant pas lésé, la flexion du coude se fait avec force

Lorsqu'il y a résection de l'épaule c'est tout le bras qui devient oblique, si les muscles fléchisseurs de ce membre sont insuffisants ce qui est le cas ordinaire.

L'ascension du fragment inférieur de l'humérus à l'occasion des mouvements de flexion du coude est bien plus rare que sa bascule qui est un fait constant. Cette élévation se voit surtout dans les cas de lésion sous-deltoïdienne. Le biceps est ordinairement indemne et c'est sa contraction qui provoque l'élévation du coude et le raccourcissement du bras de plusieurs centimètres (fig. 146).

La flexion du coude se fait avec moins de force que dans les cas de lésion sous-deltoïdienne car une partie du brachial antérieur est souvent détruite.

Complications des pseudarthroses de l'humérus

Ces complications sont de trois ordres ; elles peuvent être articulaires, musculaires ou nerveuses.

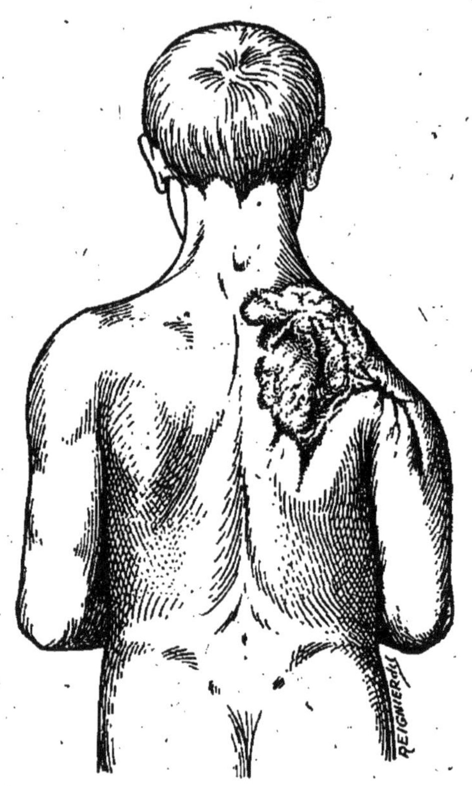

Fig. 140. — Aspect de l'épaule chez un sujet auquel on a enlevé l'omoplate et le tiers supérieur de l'humérus.

a) **Complications articulaires.** — Les fractures en chirurgie de guerre sont presque toujours infectées. L'œdème simple ou infectieux qui les complique se propage presque toujours aux articulations voisines qui s'enraidissent. Dans les pseudarthroses sus-deltoïdiennes l'articulation de l'épaule est souvent très enraidie et l'étendue des mouvements passifs est diminuée de plus de moitié. Dans les pseudarthroses sous-deltoïdiennes l'articulation de l'épaule est souvent intacte mais le coude est souvent enraidi et parfois ankylosé. Il est ankylosé lorsque la pseudarthrose siège au-dessous du tiers inférieur de l'humérus, il est enraidi lorsqu'elle est située à un niveau plus élevé. La diminution de 10° à 20° de mouvement n'a pas d'importance, parfois la

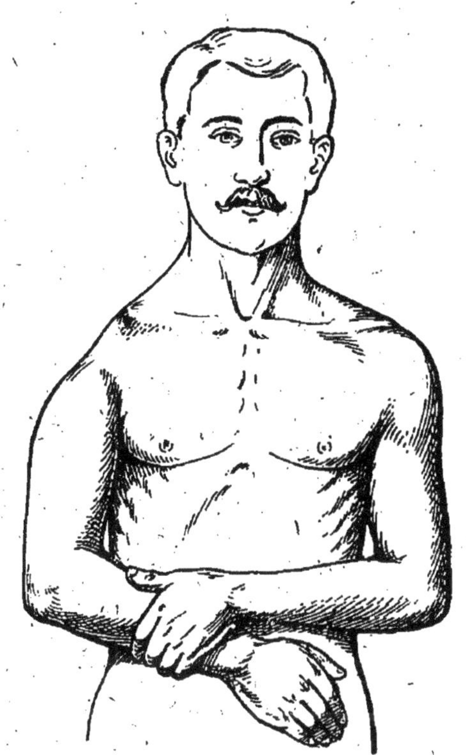

Fig. 141. — Même sujet.

raideur est plus serrée, les mouvements ne dépassent pas 30° d'amplitude ; à partir de la position à angle droit le coude peut fléchir de 15° et s'étendre d'autant. Ce cas comporte, nous le verrons, des indications thérapeutiques qui lui sont particulières.

Le retentissement de la lésion sur le coude est d'autant plus fréquent que la fracture est elle-même plus bas située.

b) **Complications musculaires.** — Parfois la destruction des muscles fléchisseurs du coude est si considérable que tout mouvement actif de flexion de cette articulation est rendu impossible.

c) **Complications nerveuses.** — Lorsque la pseudarthrose siège immédiatement au-dessous du deltoïde une partie de la gouttière de torsion qui loge le nerf radial se trouve détruite en même temps que le nerf. La paralysie radiale en est la conséquence.

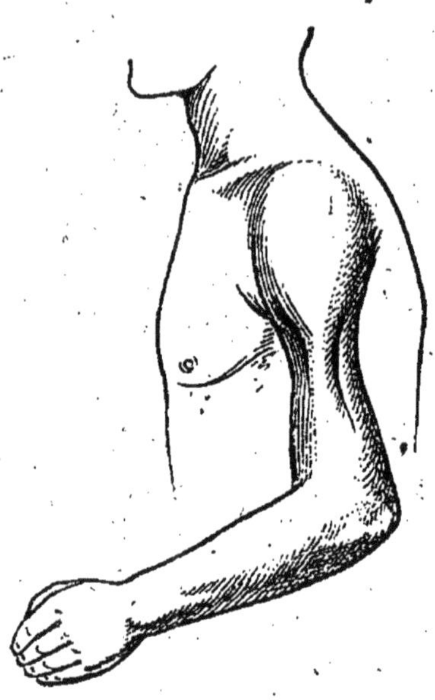

Fig. 142. — Etranglement du bras en sablier, au niveau du foyer de la pseudarthrose.

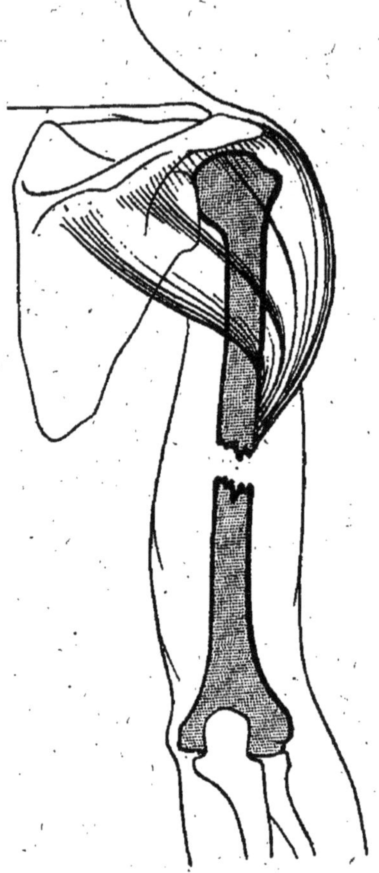

Fig. 143. — Pseudarthrose sous-deltoïdienne. Le fragment supérieur conserve sa motilité.

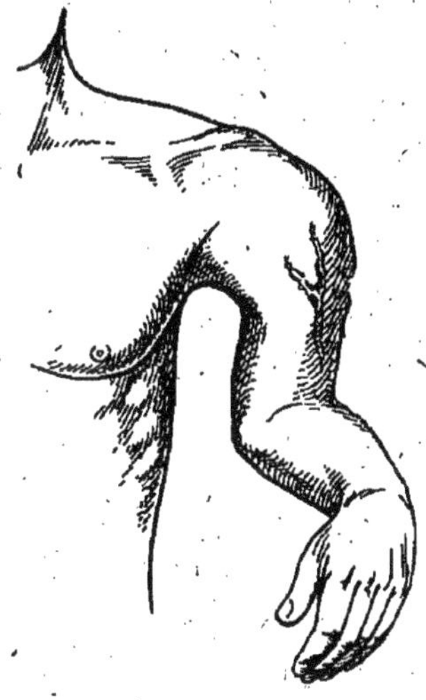

Fig. 144. — Pseudarthrose sous-deltoïdienne. Le fragment inférieur tombe verticalement, il ne suit pas les mouvements d'abduction du fragment supérieur.

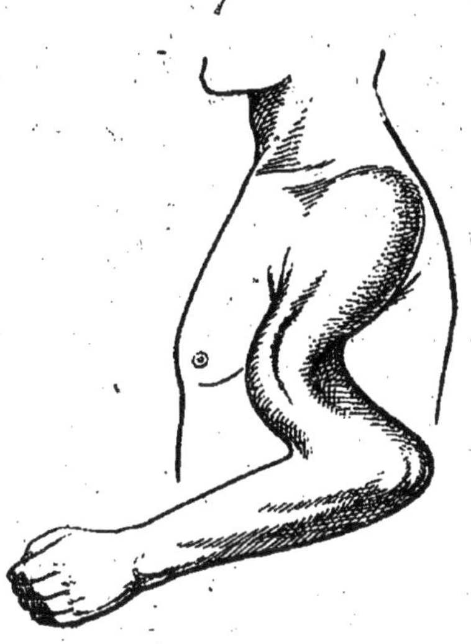

Fig. 145. — Flexion du coude et bascule consécutive du fragment inférieur de l'humérus.

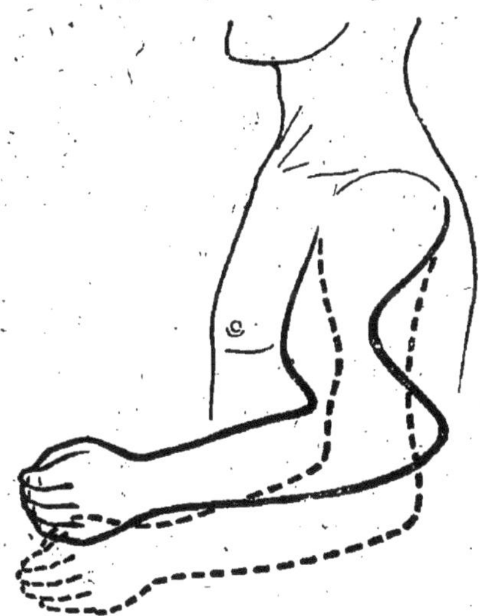

Fig. 146. — Pseudarthrose du tiers inférieur de l'humérus, bascule et ascension du fragment inférieur.

PROTHÈSE DES PSEUDARTHROSES DE L'HUMÉRUS

La prothèse varie suivant la nature des lésions, les pseudarthroses compliquées nécessitent un appareillage tout particulier.

a) **Prothèse des pseudarthroses simples.** — Le problème consiste à rendre les deux fragments de l'humérus solidaires l'un de l'autre. Nous avons confectionné à cet effet un appareil fort simple : un manchon en celluloïd, dont le poids n'excède pas 200 grammes, englobe le bras et la partie supérieure de l'épaule où il trouve son point de support (fig. 147) ; deux ailettes placées l'une à l'avant, l'autre à l'arrière de l'épaule donnent prise à une sangle sous-axillaire qui passe sous l'autre bras. Le point de fixation de la sangle se trouve à peu près au niveau de l'axe d'abduction de l'épaule. Grâce à cet appareil la chute verticale du segment inférieur de l'humérus, à l'occasion des mouvements de flexion ou d'abduction, est rendue impossible. Il en est de même de la bascule de ce même fragment qu'entraînent les mouvements de flexion du coude. Le celluloïd forme une gaîne rigide qui ne comprime pas les muscles comme le fait un brassard en cuir qui ne fixe bien que lorsqu'il est serré.

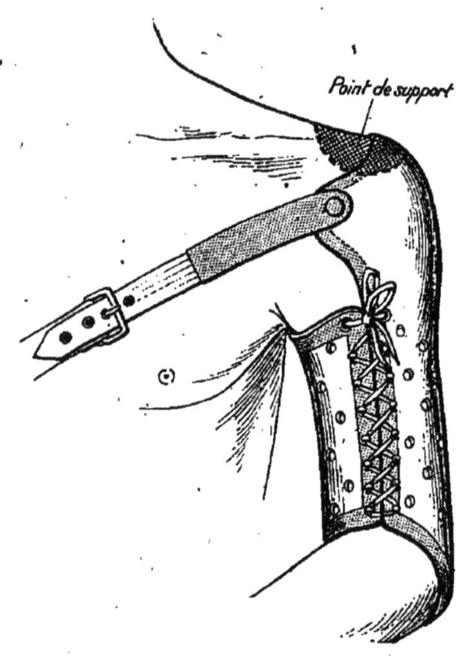

Fig. 147. — Brassard en celluloïd fort simple pour pseudarthrose de l'humérus (Ducroquet).

Cet appareil est beaucoup moins encombrant et plus léger que ceux que les orthopédistes ont coutume de faire.

Ces appareils comportent une épaulière articulée au niveau de l'épaule (fig. 148).

Une articulation à double charnière permet les mouvements de flexion et d'abduction ; mais la charnière qui permet l'abduction étant placée à un niveau défectueux, le niveau de l'axe de flexion de l'appareil, s'*écarte* de l'*épaule* lorsque le bras vient à se mettre en abduction, ce qui n'a pas lieu avec notre modèle.

Lorsque le fragment supérieur a perdu tout mouvement actif ce qui est le cas dans beaucoup de pseudarthroses sus-deltoïdienne, la gaîne brachiale rend les deux fragments du bras solidaires mais elle n'empêche pas la bascule totale du bras lorsque le sujet vient à fléchir le coude; cela n'a ordinairement aucune importance mais si en même temps le sujet est amputé de l'autre bras, comme nous l'avons vu, l'alimentation devient impossible, le recul du coude empêche la fourchette d'atteindre la bouche (fig. 149). Il est donc nécessaire d'empêcher le recul

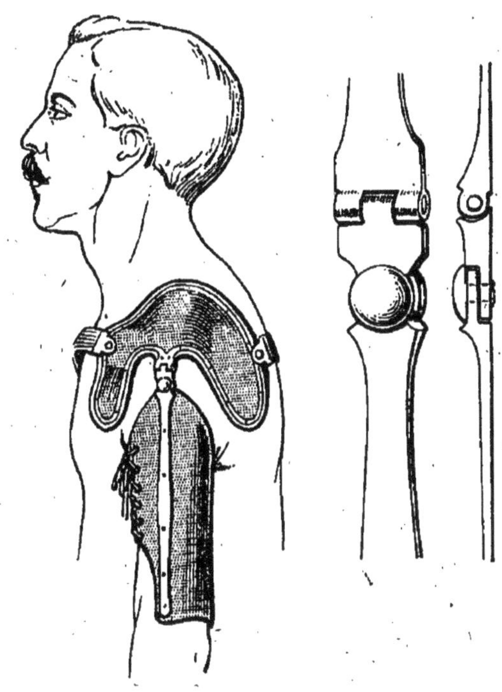

Fig. 148.

du coude ; on y arrive en supprimant le mouvement en arrière, de la charnière qui permet la flexion. Une articulation embrevée à talon formant butée est une solution parfaite (fig. 150). La figure 151 offre une solution moins élégante, l'une des parties articulées présente une lumière et l'autre un tenon formant butée. Outre cela l'épaulière doit être modifiée, entraînée par le bras elle basculerait en avant au moment de la flexion du coude, elle doit être remplacée par un corselet (fig. 152-153) qui rend toute bascule impossible La simple gaîne brachiale (fig. 147) suffit aux cas ordinaires mais elle n'empêche pas complètement *les mouvements de rotation du segment inférieur de l'humérus* sur le fragment supérieur, les mutilés en sont parfois incommodés et réclament une entrave à ce mouvement.

Les orthopédistes ajoutent toujours une gaîne antibrachiale au bras mais c'est, nous venons de le dire, généralement inutile.

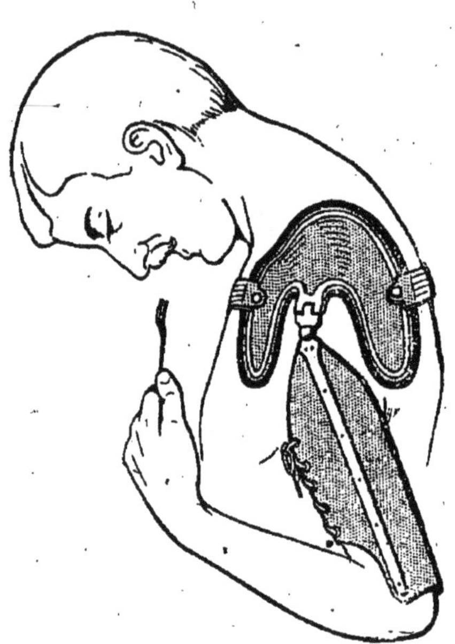

Fig. 149. — Le bras basculant en arrière, le sujet ne peut atteindre la fourchette.

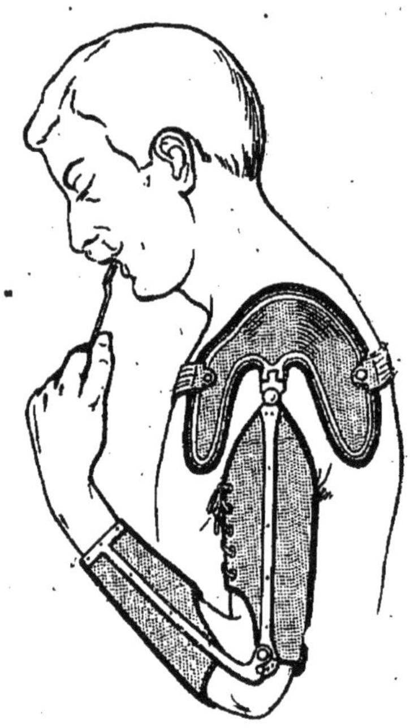

Fig. 150. — L'articulation à butée empêche la bascule du bras et rend l'alimentation possible.

La gaîne en cuir comprime les muscles de l'avant-bras. Nous avons coutume, lorsque l'adjonction d'une partie antibrachiale est nécessaire, d'ajourer l'appareil à sa partie postérieure et de fixer l'avant-bras au moyen d'une lame de cuir qui n'occasionne aucune constriction (fig. 154).

b) **Prothèse des pseudarthroses compliquées.** — Elles sont de trois ordres, avons-nous dit : articulaires, musculaires ou nerveuses.

a) **Complications articulaires.** — Il y a raideur ou il y a ankylose.

La raideur lâche qui comporte une diminution de mouvement ne dépassant pas 20 à 30° d'extension, ne nécessite pas d'appareillage spécial.

Si elle est serrée et si l'extension ne dépasse pas 20° comptés

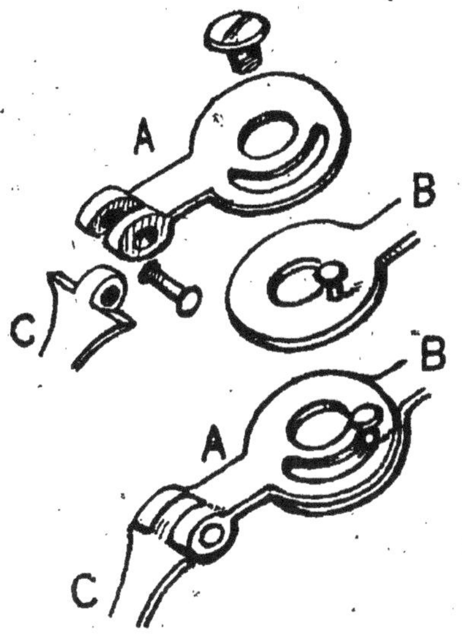

Fig. 151.

à partir de la position à angle droit, il est nécessaire d'adjoindre au brassard une gaîne antibrachiale munie au niveau du coude d'une articulation à secteur formant butée. Nous connaissons le rôle de ces articulations, elles empêchent la mise en tension douloureuse de la partie antérieure de la capsule. On peut limiter à volonté le mouvement d'extension en plaçant la vis dans les trous 1, 2, 3 (fig. 155).

Le principe consiste à arrêter l'extension un peu en deçà de ce que peut faire le coude, de façon à éviter la tension de la partie antérieure de la capsule.

Le sujet muni d'un tel appareil travaille sans appréhension et, peu à peu, la mobilité du coude augmente. Lorsque le mouvement d'extension devient plus ample, on recule la vis d'un cran.

Si on n'use pas de ce procédé et qu'on ne limite pas l'exten-

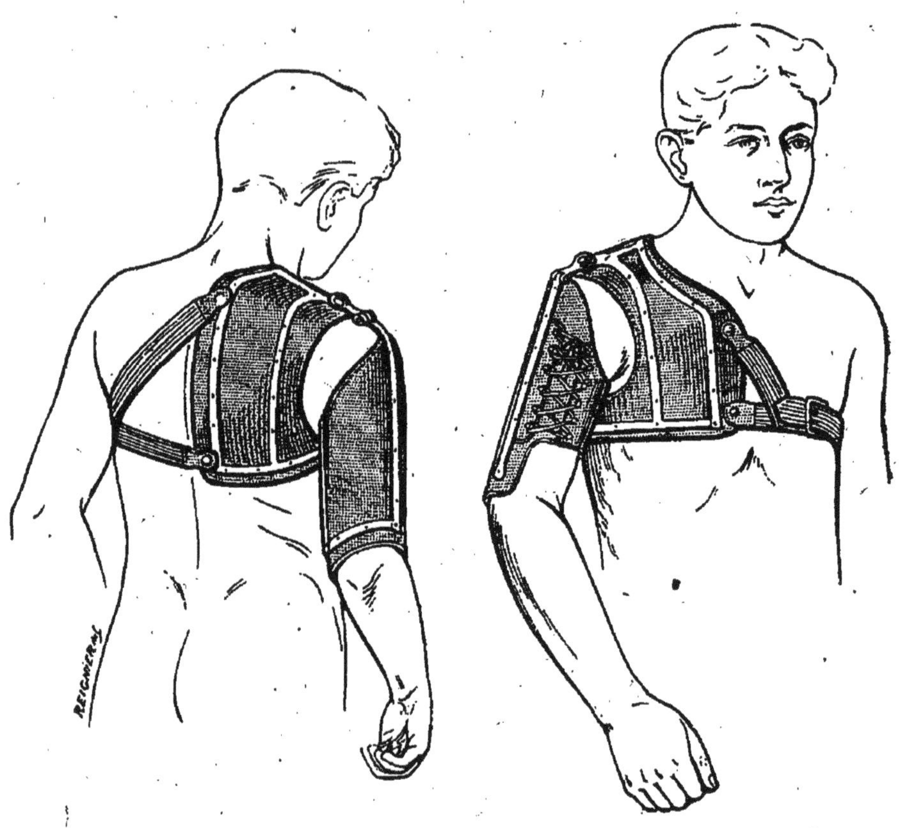

Fig. 152. Fig. 153.

sion du coude, l'articulation s'enraidit davantage et l'amplitude des mouvements diminue ; l'avant-bras, abandonné à lui-même, l'articulation du coude est continuellement en état d'entorse. Lorsque l'ankylose du coude est totale, si le biceps est conservé et si ayant placé l'avant-bras à angle droit sur le bras, on commande au sujet de faire la flexion du coude, on voit que les mouvements se passent au niveau de la pseudarthrose. On fera porter au sujet un appareil muni d'une charnière placée au niveau même de la pseudarthrose ; l'articulation est embrevée, elle permet la flexion mais non l'extension du fragment inférieur (fig. 156).

Lorsque la flexion du fragment inférieur est impossible une

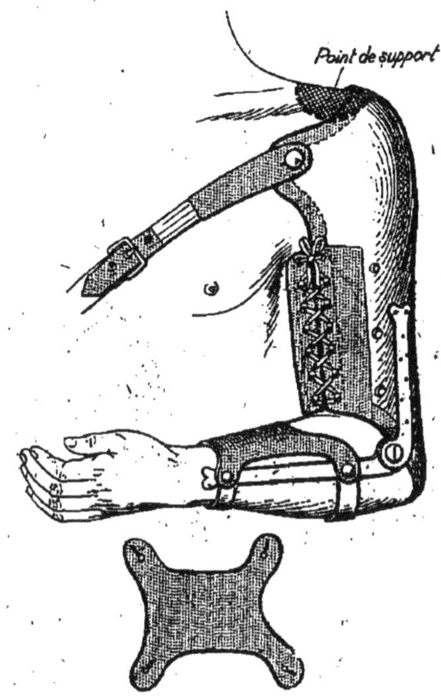

Fig. 154. — Appareil pour pseudarthrose de l'humérus muni de deux tiges antibrachiales.

simple gouttière, qui immobilise les deux fragments de l'humérus, est l'appareil qui convient le mieux.

b) **Complications musculaires, leur prothèse.** — L'appareil à verrou utilisé dans certaines pseudarthroses du coude trouve ici son emploi ; on remplacera l'épaulière (fig. 157) par le mode de suspension que nous avons indiqué (fig. 154).

c) **Complications nerveuses, la paralysie radiale.** — Il faut munir le sujet d'une gaîne brachiale et d'un des modèles simples

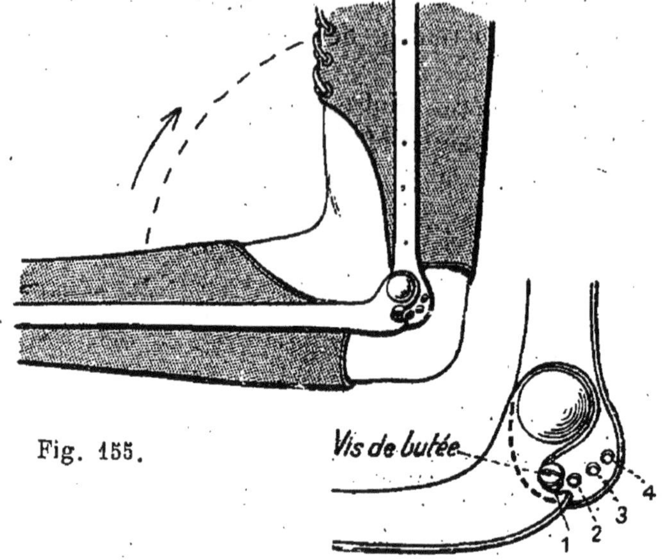

Fig. 155.

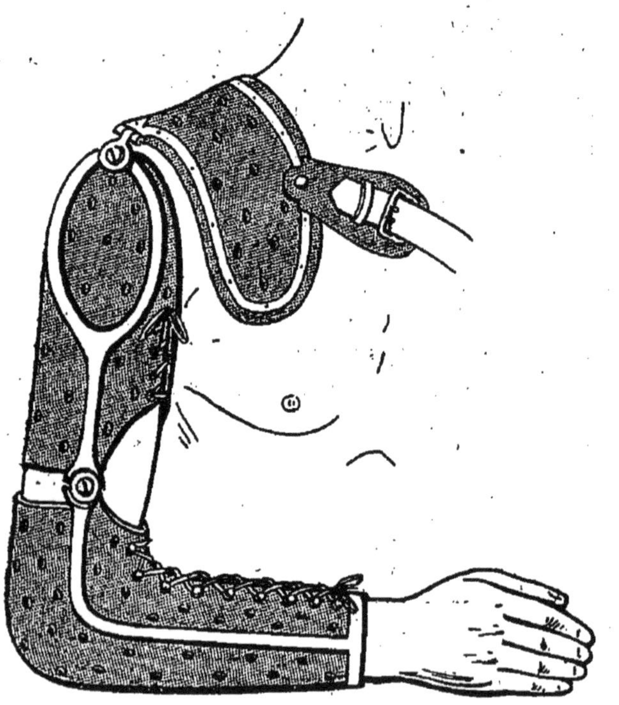

Fig. 156.

d'appareil pour paralysie radiale que nous décrirons plus loin, et cela même si l'appareillage de la pseudarthrose comporte une gaine antibrachiale.

Il ne faut en aucun cas rendre l'appareil pour pseudarthrose et l'appareil pour paralysie solidaires l'un de l'autre. Beaucoup de

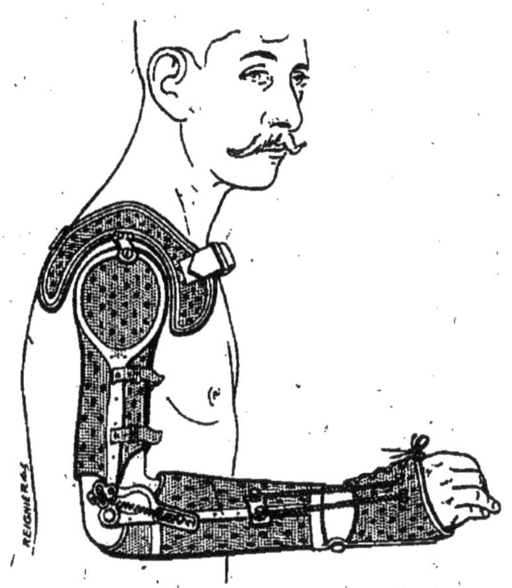

Fig. 157.

fabricants font de ces deux parties un même appareil (fig. 157) la main et l'avant-bras sont trop étroitement fixés et presque immobilisés, la rotation est impossible et l'usage de la main cst bien plus entravé que lorsque les deux appareils sont indépendants.

CHAPITRE X

EXAMEN DIRECT DE LA MUSCULATURE DES MEMBRES

Ce procédé, que nous utilisons depuis plus de quinze ans, permet d'examiner toute la musculature d'un membre en moins de dix minutes. Il nous a toujours été d'un secours très précieux dans les nombreux cas de paralysie infantile que nous avons eu à examiner. Il n'exclut pas au début de la maladie l'exploration électrique mais il la complète. Après quelques années de maladie il est suffisant.

Il a pour base la recherche de la fonction propre à chaque muscle ; on fait exécuter par un muscle le mouvement qui lui convient et on palpe, soit le tendon, soit le corps charnu du muscle, dans ses parties accessibles ; l'un ou l'autre suffit. Il est même facile de se rendre compte approximativement de la valeur du muscle. Prenons le quadriceps en exemple :

Le sujet placé sur une table, en position assise, les jambes tombantes, étend le genou droit avec facilité si le muscle est normal et il ne nous est même guère possible de le fléchir contre sa volonté. Si le quadriceps gauche a une valeur moitié moindre nous pourrons fléchir le genou facilement. Si sa force est égale au tiers de la normale le sujet ne peut maintenir au delà de 30 secondes l'extension du genou. Si la force est moindre l'extension persiste quelques secondes seulement, si elle est minime il ébauche à peine le mouvement d'extension. Il faut se méfier alors de l'action des antagonistes qui peuvent induire en erreur. Le sujet qui n'a pas de quadriceps fléchit la jambe, l'abandonne à elle-même et le mouvement pendulaire qu'elle exécute l'amène en avant sans que le quadriceps intervienne. Il en est de même à la main ; les fléchisseurs étant paralysés, si on vient à demander au sujet de fléchir les doigts, il contracte ses extenseurs, qui relèvent les phalanges, puis cessant brusquement leur contraction les doigts entraînés par leur propre poids, s'abaissent sans que pour cela les fléchisseurs aient à intervenir.

Lorsqu'un muscle est faible il faut souvent varier le mode d'examen, *le muscle ne doit pas lutter contre la pesanteur du segment qu'il mobilise*. Ceci est particulièrement important dans les cas de régénération nerveuse.

Prenons comme exemple l'extenseur de l'index Posons sur une table, la paume de la main et laissons les doigts tomber librement en dehors de la table. Des extenseurs normaux relèvent les doigts très facilement, des extenseurs faibles ne peuvent le faire, leur force est insuffisante, ils ne peuvent lutter contre la pesanteur du doigt. Il faut pour que le muscle se contracte soustraire le doigt à l'action de la pesanteur. Nous n'avons pour cela qu'à placer la main verticalement et nous verrons le doigt exécuter quelques mouvements d'extension.

Souvent le muscle ne peut répéter que deux ou trois fois de suite ces mouvements car il s'épuise vite. On peut les reprendre après un temps de repos.

EXAMEN DES MUSCLES DU MEMBRE SUPÉRIEUR

Divers groupes musculaires sont à considérer, en remontant de bas en haut nous aurons à étudier : les muscles moteurs des doigts puis ceux du coude et enfin ceux de l'épaule que nous compléterons par l'examen des muscles qui fixent l'omoplate.

Muscles moteurs des doigts

La main possède, on le sait, deux groupes musculaires bien différents. Des muscles courts qui vont du carpe et du métacarpe aux doigts, des muscles longs qui vont de l'avant-bras aux doigts.

Les interosseux et les muscles de l'éminence thénar et hypothénar forment *le groupe des muscles courts*.

La recherche des **interosseux** est facile : on place la main du sujet à plat sur une table et on lui recommande d'écarter l'index (fig. 158-1), on sent alors très nettement la contraction du premier interosseux en dedans de l'extrémité postérieure, du deuxième métacarpien. Pour trouver, les autres interosseux on écarte l'index et le petit doigt puis on prie le sujet de rapprocher le médius de l'index puis l'annulaire du petit doigt, en même temps que l'on place l'index explorateur, qui est soulevé par le

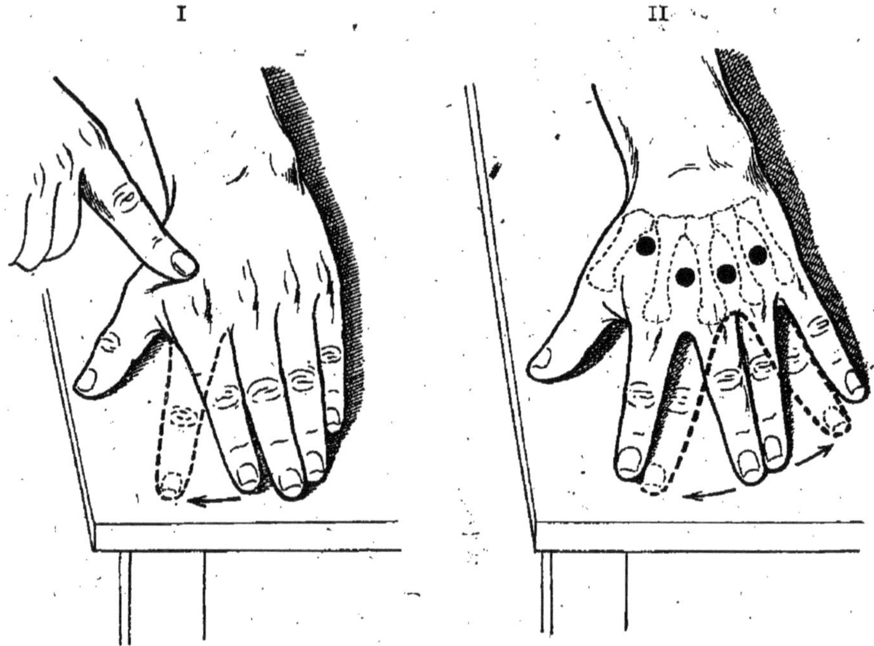

Fig. 158. — La recherche des interosseux, les points de touche (II).
I, Mouvements des doigts et position de l'index explorateur.

gonflement du muscle, au niveau des espaces interosseux correspondants (fig. 158-2). L'interosseux du troisième espace est trouvé de la même façon ; il suffit d'écarter les deux derniers doigts et de rapprocher ensuite le médius de l'auriculaire.

Un autre procédé, facile à employer quelles que soient les déformations de la main, consiste à placer entre deux doigts, au niveau des premières phalanges, un objet de petite dimension et à recommander au sujet de chercher à écraser l'objet. La palpation au niveau de l'espace interosseux correspondant révèle la contraction du muscle.

Si on demande au sujet de fléchir les premières phalanges et d'étendre les deux dernières il ne peut le faire, tout au moins énergiquement, ce mouvement étant le résultat de l'action des interosseux (fig. 159).

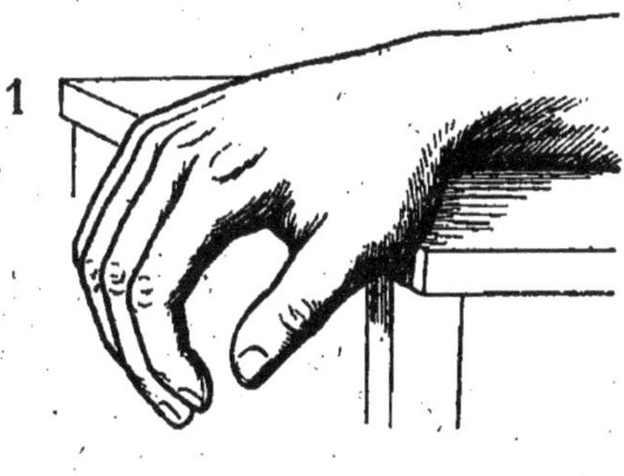

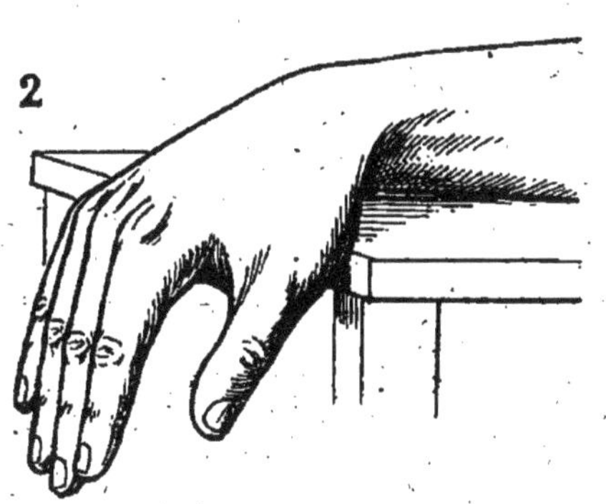

Fig. 159. — 1, Chute passive des doigts. 2, La contraction des interosseux provoque l'extension des doigts.

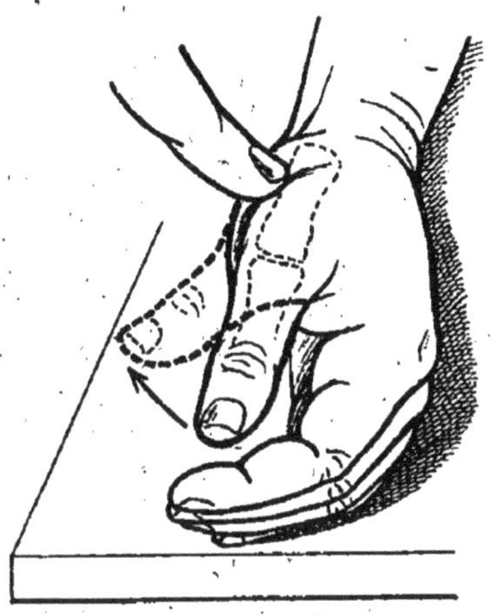

Fig. 160. — Les diverses positions du pouce pendant la recherche du court abducteur.

Trois muscles de *l'éminence thénar* sont d'un examen facile. La main reposant de champ sur la table placez la pulpe du doigt indicateur à la partie moyenne du premier métacarpien, l'ongle accrochant l'angle supérieur externe de cet os, vous sentirez le gonflement du muscle lorsque vous demanderez au sujet de porter le pouce en dehors (fig. 160). La main gardant la même position prenez entre le pouce, placé sur le dos du premier métacarpien et l'index posé sur la partie correspondante de la face palmaire, la masse thénarienne et vous sentirez le gonflement du court fléchisseur si vous demandez au sujet de porter par un mouvement d'opposition, le premier métacarpien vers le cinquième (fig. 161).

Placez entre le pouce et le deuxième métacarpien un objet de la grosseur d'une noix et recommandez au sujet de l'écraser et vous sentirez le durcissement du bord du muscle court adducteur si votre index est placé sur la ligne qui joint la base du pouce à la base de la première phalange de l'annulaire (fig. 162).

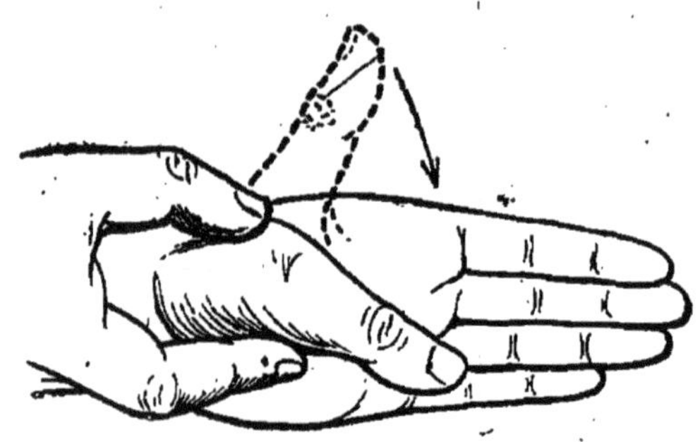

Fig. 161. — Recherche du court fléchisseur et les diverses positions du pouce et des doigts explorateurs.

L'éminence hypothénar offre deux muscles accessibles : l'abducteur et le court fléchisseur.

Pour rechercher l'abducteur du petit doigt placez la pulpe du

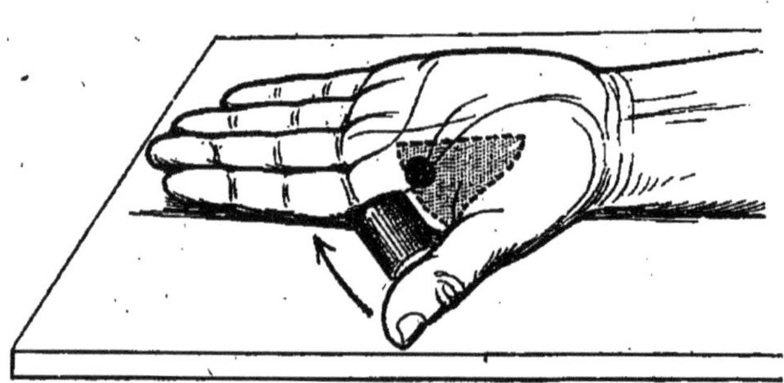

Fig. 162. — Le pouce étant au niveau du plan de la main et pressant un corps résistant provoque la contraction du court adducteur du pouce.

doigt qui explore à la partie moyenne de la face externe du cinquième métacarpien, recommandez au sujet de porter le petit doigt en dehors et vous sentez le gonflement du muscle.

Embrassez entre le pouce et l'index le cinquième métacarpien dans sa partie dorsale et palmaire et vous sentirez le gonflement du muscle lorsque vous commanderez au sujet de fléchir le petit doigt.

Les fléchisseurs communs, superficiels et profonds sont faciles à trouver. Le dos de la main reposant sur la table la première phalange étendue et les deux dernières fléchies il est facile :

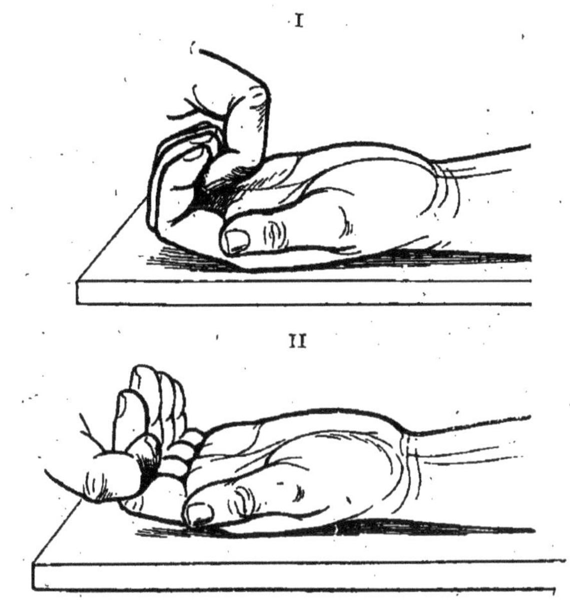

Fig. 163. — Mode d'examen du fléchisseur profond (II) et superficiel (I).

1° d'étendre la seconde phalange si le fléchisseur commun superficiel est paralysé (fig. 163-1) ;

2° d'étendre la troisième phalange si c'est le fléchisseur profond (fig. 163-2).

Ces muscles ont, on le sait, une action élective sur chacune de ces phalanges. Le même procédé permet de trouver le long fléchisseur propre du pouce.

Un meilleur procédé consiste à percevoir directement le tendon des fléchisseurs ; il suffit de pincer légèrement entre le pouce placé à la face palmaire et l'index, les premières ou les deuxièmes phalanges et de commander au sujet de fléchir les doigts (fig. 164).

Placé sur la première phalange le pouce est soulevé par le tendon du fléchisseur profond, et sur la seconde par le tendon du fléchisseur superficiel. Le même procédé révèle le long fléchisseur du pouce.

Les extenseurs des doigts relèvent les premières phalanges. La recherche de ces muscles consiste à placer la main au bord d'une table les doigts demi-fléchis et à demander au sujet de relever les premières phalanges tout en conservant les deux dernières en demi-flexion, si le muscle est paralysé le mouvement n'est pas possible (fig. 165).

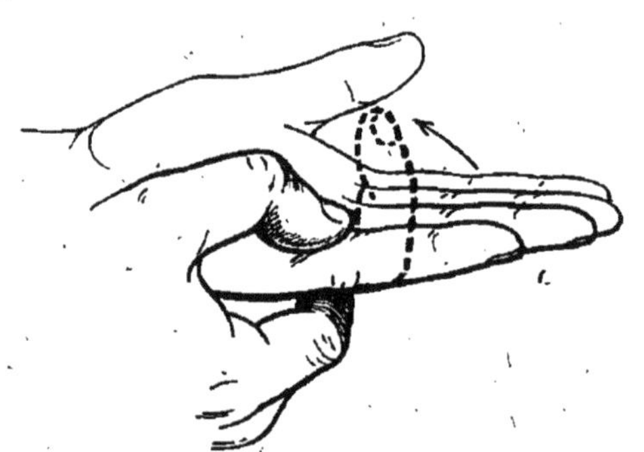

Fig. 164. — Recherche du tendon du long fléchisseur superficiel. Prise de la première phalange entre le pouce et l'index. Si le petit doigt fléchit le pouce explorateur est soulevé par le tendon du fléchisseur.

Si l'on veut examiner l'extenseur propre de l'index il suffit de recommander au sujet d'étendre ce doigt isolément (fig. 165-3).

Si on place en même temps le doigt explorateur dans la moitié externe de l'interligne radio-carpien on perçoit le soulèvement des tendons extenseurs.

Lorsque le long extenseur du pouce est paralysé le pouce tombe dans le creux de la main et ne peut être relevé.

Lorsque le muscle se contracte on perçoit le soulèvement de son tendon à la partie interne de la tabatière anatomique dont il forme l'un des côtés.

En cas de parésie la pesanteur des doigts suffit à entraver le mouvement, il faut alors, pour l'examen des muscles, placer la main verticalement.

Si les extenseurs des doigts sont paralysés et les interosseux conservés le sujet ne peut étendre que les deux dernières phalanges (fig. 159-2).

Muscles moteurs du poignet

Deux régions, dorsale et palmaire, sont à considérer.

Les trois muscles de la région dorsale sont extenseurs de la main ; le premier radial produit l'extension directe, le cubital postérieur et le deuxième radial l'extension abduction.

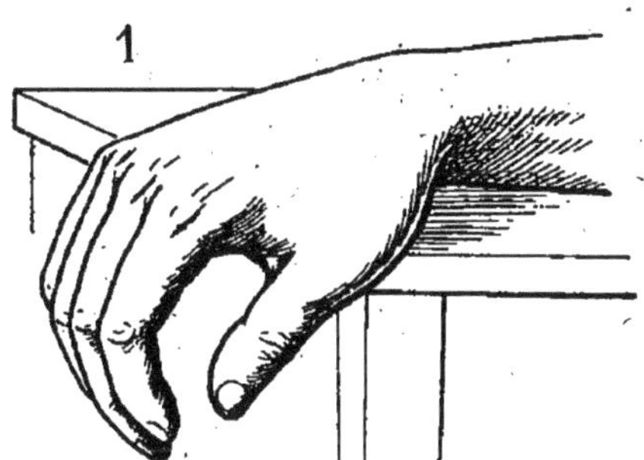

Le premier radial est facile à repérer : Le sujet ayant posé l'avant-bras sur la table, la main fermée formant le poing passivement sans contraction des fléchisseurs, si on lui commande de la relever on voit la forte saillie du tendon au niveau de l'articulation radio-carpienne un peu en dedans du prolongement sur le dos de la main du troisième métacarpien (fig. 166). La base d'insertion du tendon sur le carpe à un doigt au-dessous de

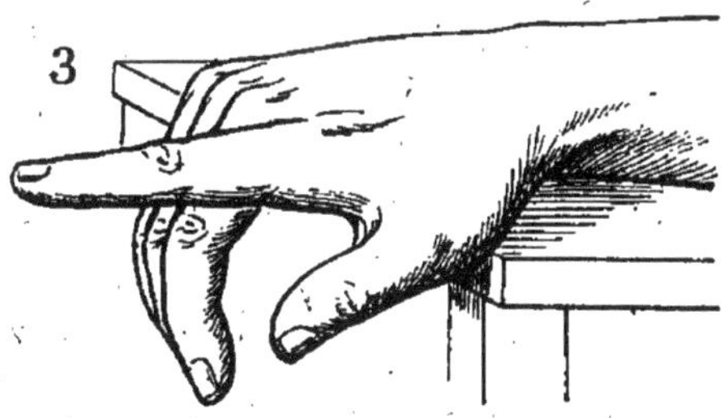

Fig. 165. — Les extenseurs des doigts et les moyens de mettre leur action en évidence.

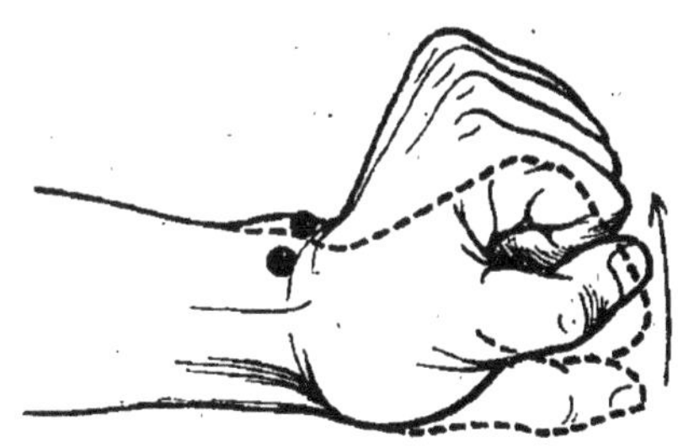

Fig. 166. — Mode d'exploration des muscles radiaux.

l'interligne est facile à sentir. Gardant à la main la même position d'appui passive on répète le même mouvement. Le doigt explorateur placé sur le carpe à un doigt au-dessous de l'articulation et dans le prolongement du deuxième métacarpien perçoit la forte saillie du **deuxième radial** sous la pulpe du doigt en même temps que par la pulpe qui est sous l'ongle il sent la saillie du premier radial.

Le pouce, durant cet examen, ne doit faire aucun mouvement, il est même bon qu'il soit placé à l'intérieur de la main afin d'éviter la saillie du tendon de son extenseur qui se trouve immédiatement en dehors du deuxième radial.

Pour examiner **le cubital** postérieur on incite le sujet à porter

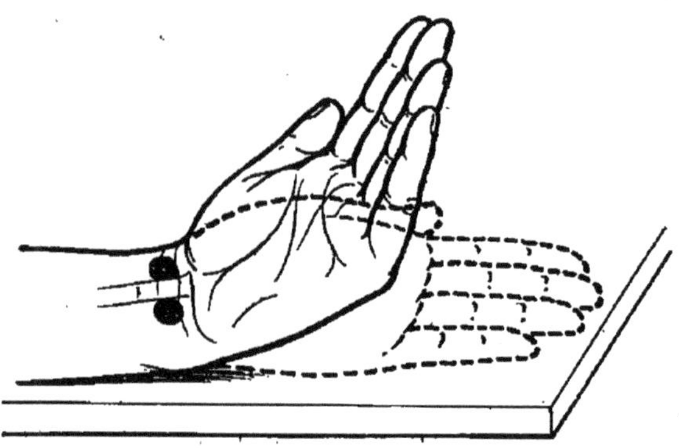

Fig. 167. — Position à donner à la main au moment de la recherche des deux muscles grand et petit palmaire.

le poing en dehors côté cubitus ; le doigt explorateur, placé dans la partie la plus externe du poignet, dans la dépression qui se trouve entre le carpe et l'extrémité inférieure du cubitus est soulevée par le tendon du muscle qui se contracte.

Les muscles de la région palmaire sont fléchisseurs, **le grand et le petit palmaire** sont fléchisseurs directs, le cubital postérieur et le long abducteur du pouce sont fléchisseurs abducteurs, leur recherche est des plus facile.

La main et l'avant-bras reposent de dos passivement sur la table ; si on commande au sujet de relever la main, les doigts restant étendus, on perçoit à la partie médiane du poignet directement au-dessus de la paume de la main la corde grêle du petit palmaire et immédiatement en dehors le fort tendon du gros palmaire (fig. 167).

La main partant de la même position est portée en dehors, côté pouce, puis en dedans, côté cubitus. Durant ce mouvement le doigt explorateur placé dans la dépression qui se trouve entre le radius et le carpe à sa partie antéro-externe, immédiatement au-dessous et en avant de l'extrémité du radius, est soulevé par le tendon du long abducteur du pouce.

Dans le deuxième mouvement le doigt explorateur posé à la

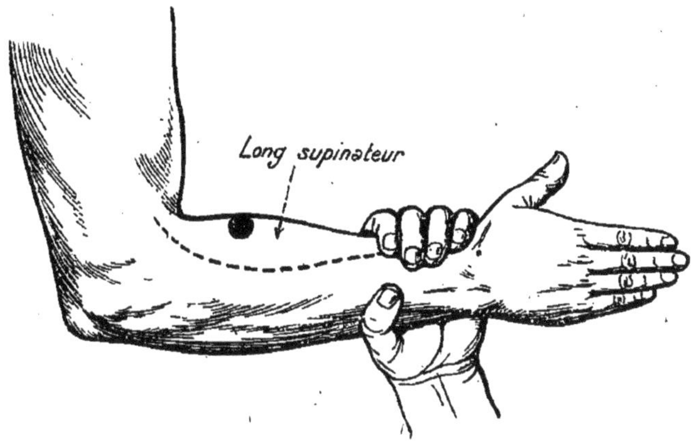

Fig. 168. — La position de l'avant-bras en demi-pronation permet de mettre en évidence la contraction du long supinateur.

face palmaire dans la dépression cubito-carpienne est soulevé par le tendon du cubital antérieur.

Les muscles du coude

Trois catégories de muscles sont à examiner, savoir : les fléchisseurs, les extenseurs et les rotateurs de l'avant-bras.

Les fléchisseurs sont au nombre de trois : le long supinateur, le biceps et le brachial antérieur.

La recherche *du long supinateur* se fait ainsi : l'avant-bras tombant en demi-pronation on voit, lorsqu'on commande au sujet de fléchir l'avant-bras, la forte et longue saillie du muscle au niveau du pli de flexion du coude (fig. 168).

Placez le coude en flexion à *angle droit* et vous sentirez à la partie médiane du pli du coude, le fort tendon *du biceps* avec sa bande d'insertion aponévrotique; en arrière du tendon et sur sa face interne on perçoit le durcissement du brachial antérieur.

Pour mieux palper ce muscle on fait reposer l'avant-bras sur une table, on saisit entre deux doigts, en arrière du tendon du

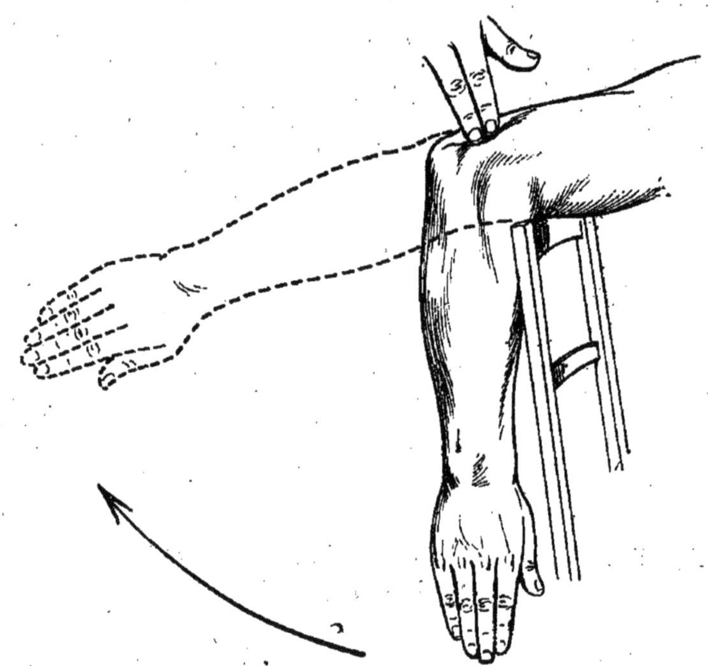

Fig. 169. — Position de l'avant-bras au moment de la recherche du triceps brachial.

biceps, le corps du muscle que l'on sent durcir dès que le sujet cherche à fléchir le coude.

Le triceps brachial, muscle extenseur de l'avant-bras, est d'un examen facile. Le sujet étant debout, le corps légèrement incliné en avant, le bras levé et en position horizontale, l'avant-bras tombant verticalement, on le prie d'étendre le coude, on sent alors au-dessus de l'olécrâne le soulèvement du tendon (fig. 169).

Les deux principaux rotateurs du bras sont le rond pronateur et le court supinateur. La recherche de ces muscles nécessite un peu plus d'attention. Le coude est mis en flexion à angle droit, l'avant-bras repose sur une table par sa partie dorsale, en supination complète ; la pulpe des doigts qui explorent, placée sur le trajet du muscle, sur la ligne qui va de l'épitrochlée à un point situé à 10 centimètres au-dessous de la tête radiale, sent le gonflement **du rond pronateur** dès que le sujet essaie de faire exécuter au bras un mouvement de pronation. La contraction est plus vigoureuse si, fixant le poignet par la main libre, on s'oppose au mouvement (fig. 170).

Le coude en position d'extension et l'avant-bras tombant librement en demi-pronation le sujet ne peut exécuter la prona-

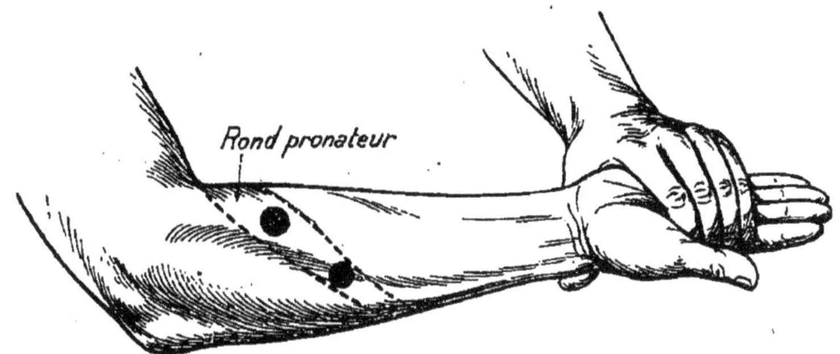

Fig. 170. — Position de l'avant-bras permettant l'exploration du rond pronateur.

tion que si le **court supinateur** entre en action. En plaçant les doigts sur la face postérieure du radius, au-dessous de la tête de cet os, on perçoit le gonflement du muscle.

Les muscles de l'épaule et de l'omoplate

Si le membre supérieur tombant verticalement, on prie le sujet d'écarter le bras du corps on perçoit le gonflement du sus-épineux dans la fosse sus-épineuse et celui du deltoïde à la face externe de l'épaule.

Le bras étant dans la même attitude, la rotation du bras en dehors provoque le gonflement du sous-épineux et du petit rond et sa rotation en dedans celui du sous-scapulaire ; pour constater le durcissement de ce muscle il suffit de placer la main sous l'omoplate. Si maintenant on demande au sujet de rapprocher le bras du tronc; on perçoit en avant le gonflement du grand pectoral, au bord postérieur du creux de l'aisselle la saillie du grand pectoral et un peu en avant au-dessus de lui la saillie du grand rond.

Tout cela est facile, nous n'insistons pas.

Parmi les muscles fixateurs de l'omoplate nous en déterminerons trois : le rhomboïde, le trapèze et le grand dentelé.

Fléchissez le coude à angle droit, portez l'avant-bras derrière le dos et étendez le bras au maximum et vous verrez entre l'omoplate et le rachis la forte saillie du rhomboïde.

Portez le bras, le coude restant étendu, directement en avant ou directement en dehors et vous verrez la forte saillie des bords du trapèze et si le grand dentelé est paralysé, l'omoplate durant ce mouvement remontera vers le haut de l'épaule.

EXAMEN DE LA MUSCULATURE DU MEMBRE INFÉRIEUR

Nous allons examiner successivement les divers muscles moteurs des articulations du membre inférieur.

Muscles du pied et de la jambe.

Deux catégories de muscles : des longs et des courts.

Les muscles courts qu'il est possible de trouver directement sont le pédieux, les interosseux et les courts fléchisseurs des doigts.

Pour mettre **le pédieux** en évidence, il faut commander au sujet d'étendre les orteils en les écartant les uns des autres ; chez les sujets à pied maigre on reconnaît, à la simple inspection, la saillie globuleuse qui se forme à la partie externe de la face antérieure du pied; chez les sujets à pied gras on sent toujours très facilement la contraction du corps charnu (fig. 171-P).

Lorsque les **interosseux** sont intacts on ne peut relever les premières phalanges si le sujet maintient par une contraction énergique la flexion du doigt.

Les **courts fléchisseurs du pouce et du cinquième orteil** sont faciles à percevoir, il suffit, pour sentir le gonflement du muscle, de commander au sujet de fléchir les doigts et de placer en même temps l'index à la face plantaire du métacarpien correspondant.

On peut diviser les muscles moteurs de la tibio-tarsienne en deux catégories, selon qu'ils appartiennent à la région antérieure ou à la région postérieure de la jambe.

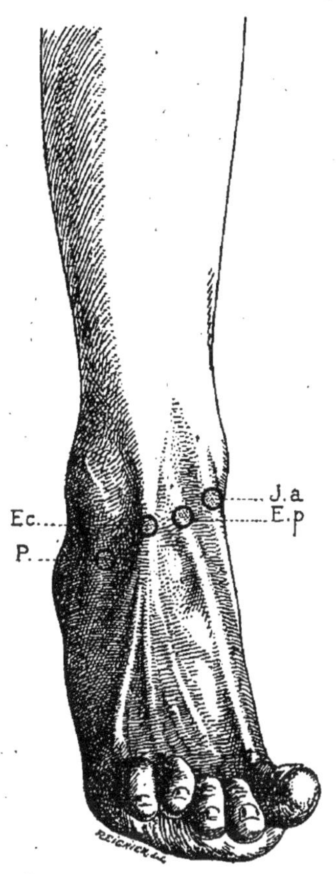

Fig. 171. — Points de touche : P, du pedieux ; Ex., de l'extenseur commun ; E. p., de l'extenseur propre du gros orteil ; J. a., du jambier antérieur.

Le groupe postérieur comprend cinq muscles : 1° le triceps sural, terminé par un tendon important, le tendon d'Achille ; 2° le jambier postérieur ; 3° les péroniers ; 4° le fléchisseur propre du gros orteil.

Le **triceps sural** par son tendon d'Achille forme un relief très net sur la ligne médiane juste au-dessus du talon. A l'état normal, son relief est encore plus accusé lorsqu'on porte le pied en hyperflexion ; mais quand il y a paralysie du muscle, on voit, au contraire, un méplat au-dessus de la saillie du talon.

La simple inspection pourrait donc suffire pour juger approximativement de l'état du muscle, mais, si l'on veut se rendre compte exactement de sa valeur contractile, il faut saisir le pied et le maintenir en flexion, tandis que l'on commande au sujet de faire des efforts pour le mettre en extension ; de la main restée libre, on perçoit la corde résistante que forme le tendon en se contractant.

Lorsque ce muscle est très faible, il est préférable de faire placer le sujet à genoux, sur une chaise, le pied portant à faux (fig. 172) ; si on fait relever le pied en arrière, son propre poids représente une certaine résistance qui suffit à mettre en évidence ce qui reste de fibres contractiles.

Pour **le jambier postérieur**, il faut mettre le pied, placé en

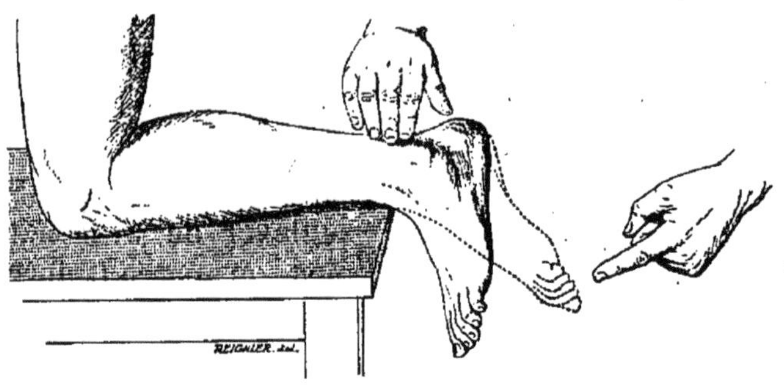

Fig. 172. — Recherche du tendon d'Achille atteint de parésie.

extension légère et posé à plat par sa face externe, sur le lit ou par terre, et prier le sujet de soulever, de détacher du lit, la pointe du pied (fig. 173) ; pour rendre la contraction du muscle plus

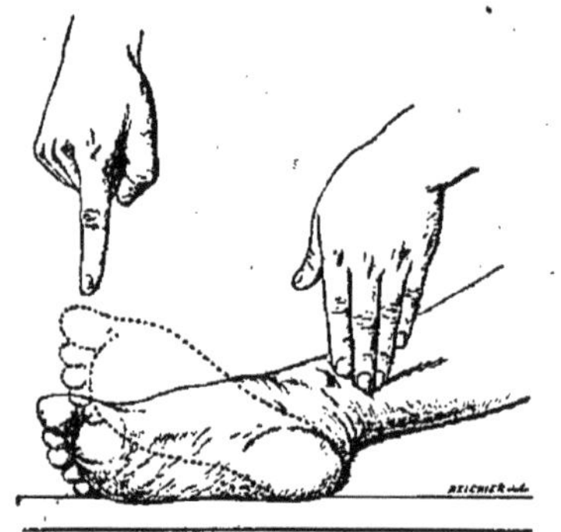

Fig. 173. — Mode d'exploration du jambier postérieur, de l'extenseur propre et de l'extenseur commun.

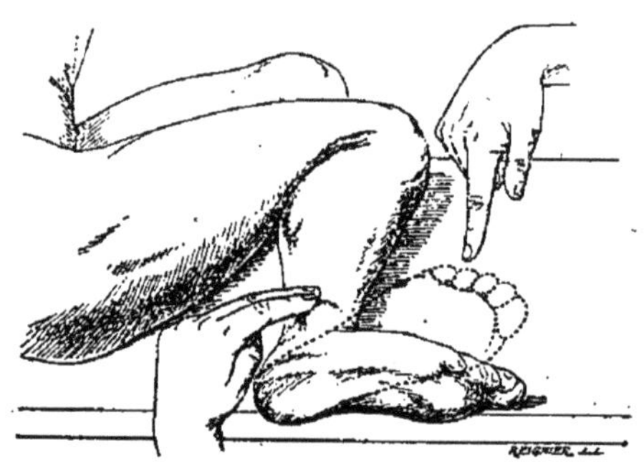

Fig. 174. — Exploration des péroniers ; la cuisse fortement fléchie, le tendon d'Achille ne se contracte pas.

sensible, on contrarie le mouvement en appuyant une main contre la partie interne du pied, si on palpe alors de l'autre main on sent une mince corde fortement tendue entre la pointe de la malléole tibiale et le tubercule du scaphoïde.

On sent encore assez bien la partie tout inférieure du corps charnu au-dessus de la malléole tibiale, au moment où il quitte le bord interne du tibia pour se réfléchir sur la saillie malléolaire.

Pour les **muscles péroniers**, la position est la même que précédemment à cela près que le pied repose par sa face externe et que le mouvement est inverse, c'est-à-dire qu'il faut faire porter le pied en abduction directe, de façon que la pointe regarde en dehors (fig. 174). Si on commande au sujet de soulever du lit la pointe du pied on perçoit, derrière la malléole externe, le soulèvement de la corde résistante que forment les péroniers recouverts l'un par l'autre.

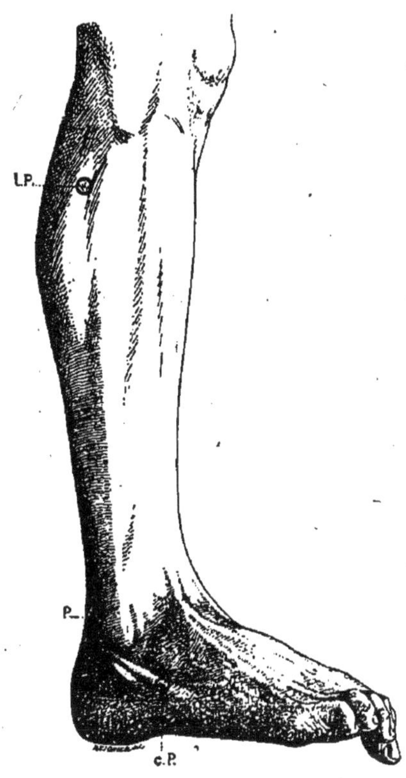

Fig. 175. — P, point de communication des deux péroniers. c. P., long péronier.

Il est facile de percevoir isolément la contraction du long péronier; il suffit de porter la main en haut de la jambe, au-dessous de la tête du péroné où le corps charnu du long péronier s'insère seul (fig. 175).

Le doigt explorateur est soulevé par le gonflement du muscle quand le sujet exécute le mouvement que nous venons d'indiquer.

Pour le court péronier, il suffit de répéter le mouvement et de porter les doigts en arrière de l'apophyse du cinquième métartasien. Le tendon forme en cet endroit une corde résistante.

Un autre moyen analogue à celui de Duchenne permet de distinguer le long péronier; il est un peu plus délicat. La sole plantaire reposant sur une table, on glisse un ou deux doigts sous le premier métatarsien et l'on commande au sujet de faire une légère pression, comme s'il voulait comprimer les doigts entre son pied et le sol; on porte alors les doigts de la main libre juste au-dessus de la malléole externe, où l'on sent se produire, tendue entre cet os et la pointe de la malléole comme une corde de violon sur un chevalet, une corde tendineuse qu'il faut rapporter au long péronier seul, car ce mouvement laisse le court péronier inactif et l'on ne perçoit plus sa contraction en arrière de l'apophyse du cinquième métatarsien, telle qu'elle y apparaît à l'état normal, dans le mouvement d'abduction.

Le **long fléchisseur commun des orteils** se reconnaît de la façon suivante : le pied étant fixé par une main à angle droit sur la

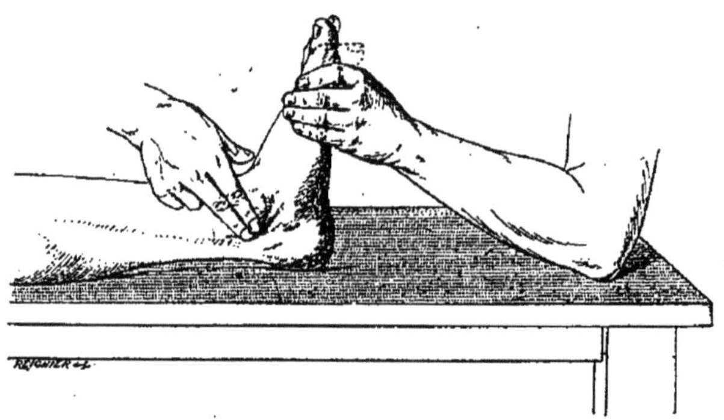

Fig. 176. — Mode d'examen pour la recherche du fléchisseur commun et du fléchisseur propre.

jambe, on commande au sujet de fléchir les doigts de pied (fig. 176 et 177); la main exploratrice sent la contraction du muscle un peu en arrière de la malléole interne. Une autre manœuvre nous a déjà permis de rechercher à cet endroit la contraction du jambier postérieur.

Pour le **long fléchisseur propre du gros orteil**, on peut utiliser la manœuvre précédente en plaçant le doigt qui explore à l'endroit de touche, qui est non plus derrière la malléole, mais placé profondément dans la dépression qui se trouve entre celle-ci et le tendon d'Achille. Il suffit d'appuyer légèrement le doigt pour percevoir nettement à chaque effort que fait le sujet pour fléchir les orteils la contraction du tendon du long fléchisseur propre.

*
* *

A *la région antérieure*, nous avons trois muscles, le jambier antérieur, l'extenseur commun et l'extenseur propre.

L'extenseur commun et le jambier antérieur ont une action synergique; tous deux fléchissent le pied sur la jambe, mais la contraction du jambier s'accompagne du relèvement du bord interne, tandis que celle de l'extenseur commun s'accompagne du relèvement du bord externe.

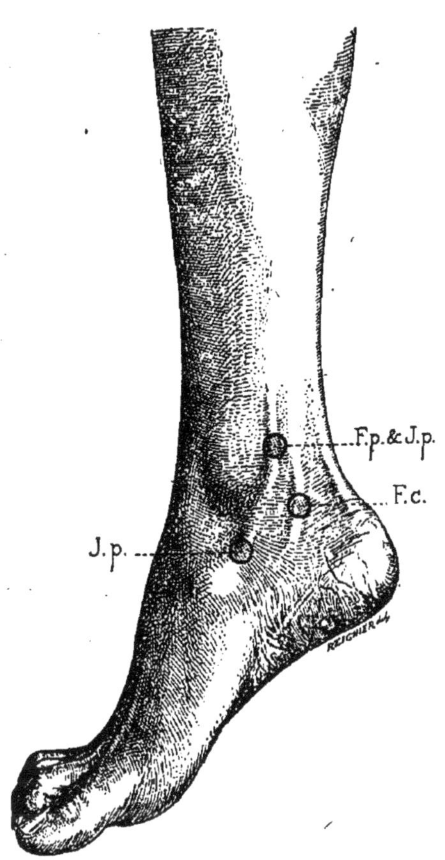

Fig. 177. — Point de touche.
J. p., du jambier postérieur ; F. c., du fléchisseur propre du gros orteil ; F. p. et J. p., point de touche commun au jambier postérieur et au fléchisseur commun.

Pour mettre en évidence la **contraction de l'extenseur commun** il faut maintenir le pied à angle droit dans la position que nous avons indiquée à propos de l'examen des fléchisseurs (fig. 176) et recommander au sujet de fléchir le pied davantage; le doigt explorateur perçoit très faiblement d'ailleurs la saillie du tendon à la partie antérieure et externe du cou-de-pied.

D'autre part, le **tendon du jambier antérieur** fait une très grosse saillie à la partie antérieure et interne du cou-de-pied, si au mouvement de flexion on combine le relèvement du bord interne du pied (fig. 178 et 179).

Quant à **l'extenseur propre** il suffit de faire relever le gros orteil pour voir son tendon soulever la peau au-dessus de la tête du premier métatarsien.

On sent encore très bien la contraction du tendon de l'extenseur propre à la face antérieure du cou-de-pied (fig. 171) à égale distance des deux malléoles en dehors du tendon du jambier antérieur. Si, durant cette exploration on n'a pas soin de relever le bord interne du pied on risque de confondre les deux tendons; le pied placé en position de valgus le tendon de l'extenseur

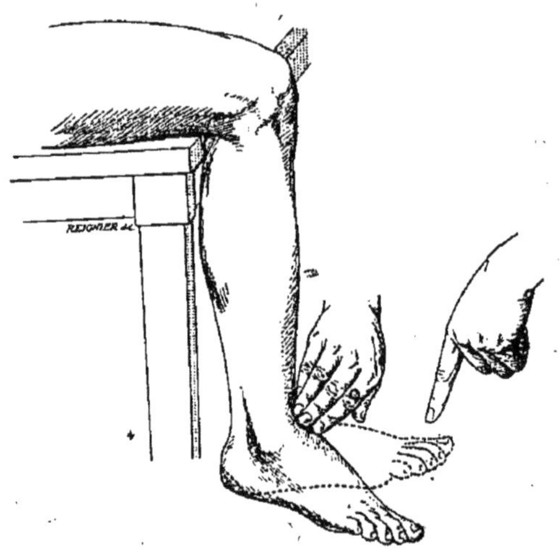

Fig. 178. — Mode d'examen des muscles antérieurs de la jambe.

propre glisse en dedans et vient prendre la position du tendon du muscle jambier antérieur.

Muscles moteurs du genou

Pour les muscles moteurs du genou, c'est extrêmement simple.

A la région antérieure nous ne trouvons qu'un seul groupe musculaire, le **quadriceps crural** produisant un seul mouvement, l'extension du genou, il n'y a donc pas d'erreur possible; toutefois, si l'on veut se rendre compte de la valeur contractile du muscle, il faut faire coucher le sujet sur une table les jambes pendantes et lui commander de relever la jambe jusqu'à l'horizontale; d'une main, on saisit le cou-de-pied pour contrarier le mouvement et, posant l'autre main sur la cuisse, on sent la contraction plus ou moins énergique de la masse musculaire.

A la région postérieure, les **fléchisseurs de la jambe** sont divisés en deux faisceaux divergeant au niveau de l'articulation du genou. On examine leur contraction le sujet étant couché à plat ventre; on lui fait plier le genou tandis qu'on lui saisit le cou-de-pied pour résister au mouvement. Les téndons de chaque faisceau musculaire forment alors une saillie qui encadre la

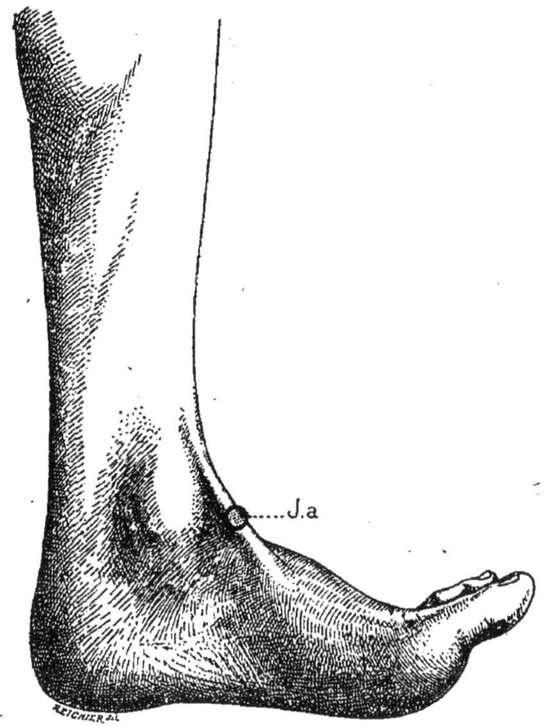

Fig. 179. — J. a., point de touche du jambier antérieur.

dépression poplitée : du côté externe, c'est le tendon du biceps qui se tend ; du côté interne, ce sont les tendons réunis du demi-tendineux et du demi-membraneux.

Muscles moteurs de la cuisse

Il nous reste enfin les muscles moteurs de la cuisse.

On peut les répartir en quatre régions, antérieure, postérieure, externe et interne, répondant aux quatre mouvements principaux de l'articulation de la hanche, la flexion, l'extension, l'abduction et l'adduction.

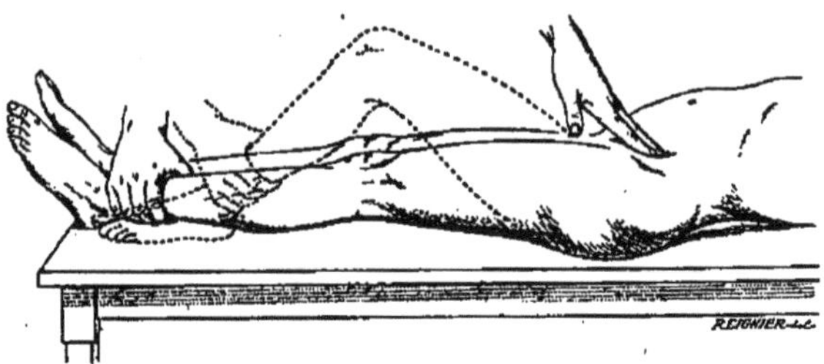

Fig. 180. — Recherche du psoas.

A la région antérieure, nous avons trois muscles : le psoas, le couturier et le tenseur du fascia lata.

Pour rechercher la contraction du psoas, il faut examiner le

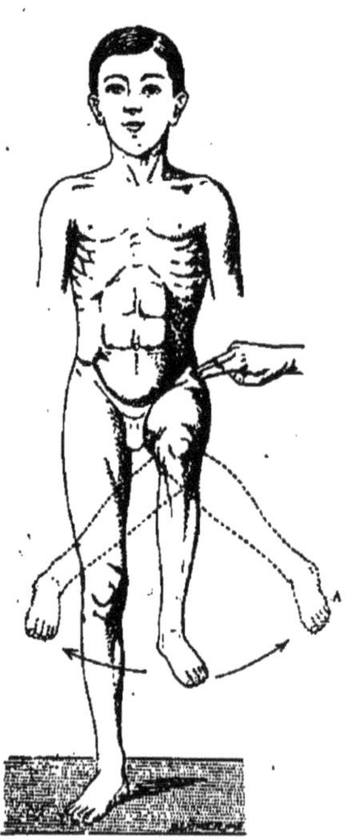

Fig. 181. — Recherche du couturier et du tenseur du fascia lata.

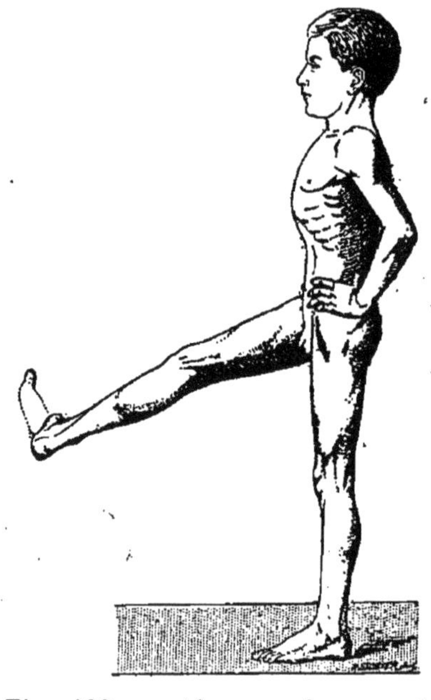

Fig. 182. — Absence du muscle fascia lata ; le genou tendu, la flexion du membre s'accompagne de la rotation externe du membre.

sujet couché sur un lit, les cuisses légèrement soulevées, la bouche entr'ouverte. On lui commande de plier la cuisse davantage (fig. 180), un aide retenant le pied, tandis qu'on va, avec la pulpe des doigts, déprimer peu à peu la paroi antérieure de l'abdomen jusqu'à ce qu'on pénètre profondément dans la fosse iliaque ; on peut alors sentir, si l'état du muscle est normal, les doigts soulevés par chaque contraction concordant avec chaque essai de flexion.

Pour **le couturier et le tenseur du fascia lata** on examine le sujet debout, et on lui commande de fléchir la cuisse à angle droit sur le bassin (fig. 181) cela étant, on place la pulpe des quatre derniers doigts sous l'épine iliaque antérieure, dans la fossette crurale (cette dépression est formée par la divergence des muscles tenseur du fascia lata et couturier) On place le pouce à la partie externe du tenseur du fascia lata et on sent la contraction d'un large faisceau musculaire dirigé d'avant en arrière, lorsque le sujet exécute la rotation interne de la cuisse, c'est-à-dire lorsqu'il porte la jambe en dehors.

On peut encore sentir, dans le même mouvement, la corde formée par l'aponévrose de Maissiat tendue au-dessus de son insertion tibiale, à deux doigts au-dessus de la rotule.

Pour **le couturier**, on place le pouce dans la fossette crurale, à la partie externe du muscle, et la pulpe des doigts à sa partie interne : on sent la contraction du muscle quand le sujet exécute la rotation externe de la cuisse, c'est-à-dire lorsqu'il porte la jambe en dedans ; on peut même suivre la contraction de son long ruban musculaire de l'épine iliaque à son insertion tibiale.

Lorsqu'il y a paralysie du couturier, mais avec intégrité du quadriceps, si on prie le sujet de fléchir la cuisse en maintenant la jambe tendue, il ne peut le faire qu'en portant le pied fortement en dehors (fig. 182).

A la région postérieure, deux groupes musculaires assurent l'extension de la cuisse sur le bassin : d'une part, les muscles postérieurs de la cuisse, qui sont en même temps fléchisseurs de la jambe, et que nous avons appris à reconnaître ; d'autre part, le grand fessier.

Pour mettre la contraction du **grand fessier** en évidence, le sujet, couché à plat ventre, exécute un mouvement d'extension de la cuisse (fig. 183) ; on peut, si le grand fessier est très faible, répéter le même mouvement le sujet étant debout les mains appuyées contre le mur ou contre une table.

Il nous reste enfin les muscles abducteurs et adducteurs.

A la région externe, **les moyens et petits fessiers** sont abducteurs directs de la cuisse; on examine leur contraction, le sujet étant assis ou debout. S'il est assis, on fait écarter la cuisse en s'opposant ou non au mouvement et en palpant le corps du muscle entre la partie moyenne de l'aile iliaque et le grand tro-

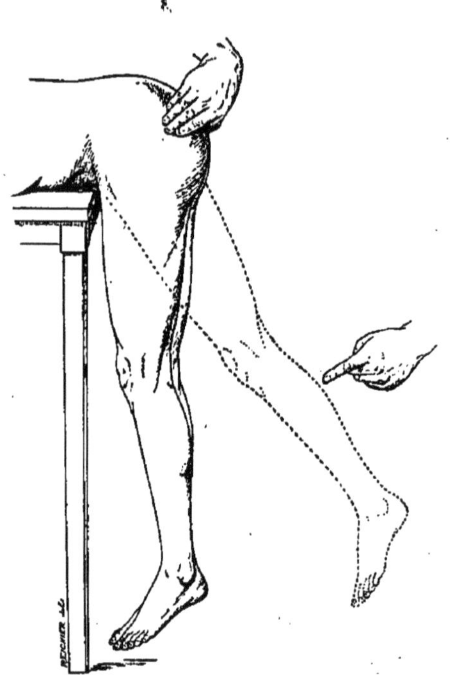

Fig. 183. — Recherche du grand fessier.

chanter. S'il est debout, on constate, lorsqu'il y a paralysie du muscle, que le sujet ne peut faire l'abduction de la cuisse (fig. 184); il infléchit le tronc du côté de la jambe saine, et la cuisse malade suit à peine la direction du tronc.

Enfin, les muscles de la région interne constituent le groupe important **des adducteurs**. On examine le sujet couché jambes pendantes et débordant le plan de la table; puis on lui commande de ramener le genou vers la ligne médiane du corps tandis qu'on s'oppose au mouvement ; on sent alors, sur une ligne allant du pubis au condyle interne, la contraction des muscles adducteurs.

Lorsqu'il y a paralysie du grand adducteur, on sent très facilement le bord inférieur du petit adducteur et la contraction du grand adducteur n'est plus sensible à la partie inférieure de la cuisse.

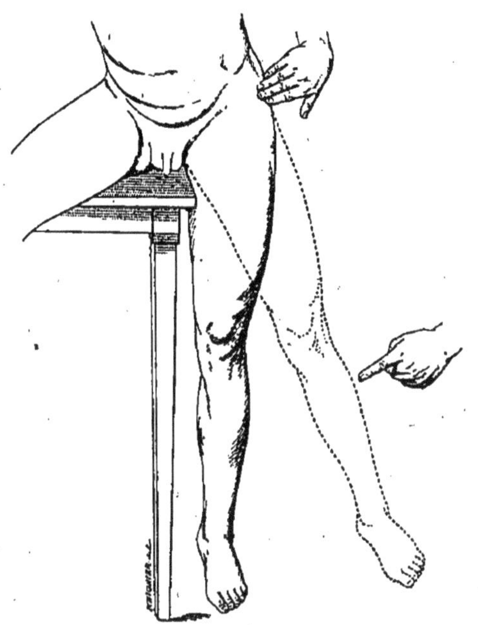

Fig. 184. — Recherche des moyens et petits fessiers.

Pour **le droit interne,** la jambe étant étendue et en rotation indifférente, on recommande au sujet de tourner tout le membre en dehors, et l'on sent la corde du muscle au niveau de pubis ; lorsque ce muscle a disparu, un creux existe à l'angle supérieur et interne de la cuisse.

Lorsqu'il y a paralysie de tous les adducteurs, le mouvement d'abduction peut être poussé à des limites anormales.

CHAPITRE XI

LES PARALYSIES DES MEMBRES

Nous laisserons de côté, à dessein, les paralysies, et elles sont nombreuses, qui ne sont pas susceptibles d'être appareillées. Nous étudierons successivement, la paralysie du sciatique poplité externe et la paralysie radiale.

PARALYSIES DU SCIATIQUE POPLITÉ EXTERNE

Ces affections sont consécutives à des sections partielles du tronc sciatique, à des lésions partielles ou totales du sciatique poplité externe.

La paralysie est totale, incomplète ou associée.

Dans la paralysie totale, les muscles de la région antérieure de la jambe et les deux péronniers sont paralysés. Le sujet assis sur une table, les jambes tombantes, présente un pied ballant dans l'attitude du varus équin ; pendant longtemps, le pied reste ballant, les articulations ne se fixent pas dans l'attitude vicieuse. il est possible de redonner au pied une position normale en le redressant avec la main. Parfois la déformation se fixe et le redressement complet devient impossible.

L'examen de la contractilité musculaire accuse la paralysie de tous les muscles innervés par le nerf S. P. E.

Dans la paralysie incomplète, les muscles sont en état de parésie et répondent très mal à l'examen direct de la musculature. On amène le sujet, par surprise ou par persuasion à faire contracter ses muscles; c'est que, souvent, à la lésion légère du nerf, s'ajoutent des phénomènes physiopathiques. La jambe a été pendant quelques temps douloureuse, le sujet a perdu l'habitude de contracter ses muscles, et, malgré le retour de la contractilité volontaire, il persévère dans son impotence. Dans la paralysie totale, le sujet obéit sans arrière-pensée et lorsqu'on cherche à révéler la contraction du jambier postérieur, intact, le muscle exécute ce mouvement avec vigueur; il n'en est pas de

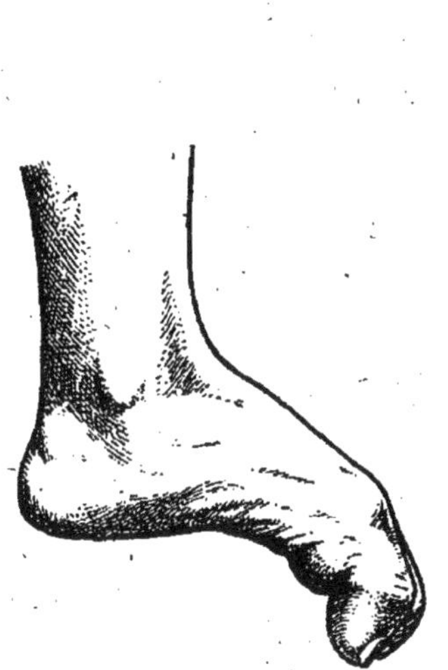

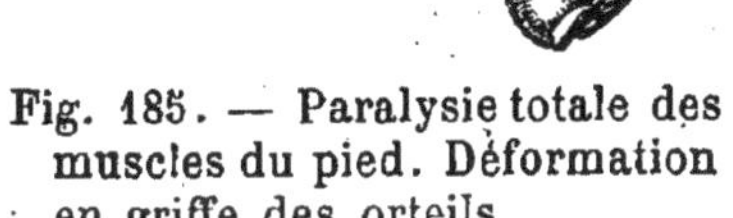

Fig. 185. — Paralysie totale des muscles du pied. Déformation en griffe des orteils.

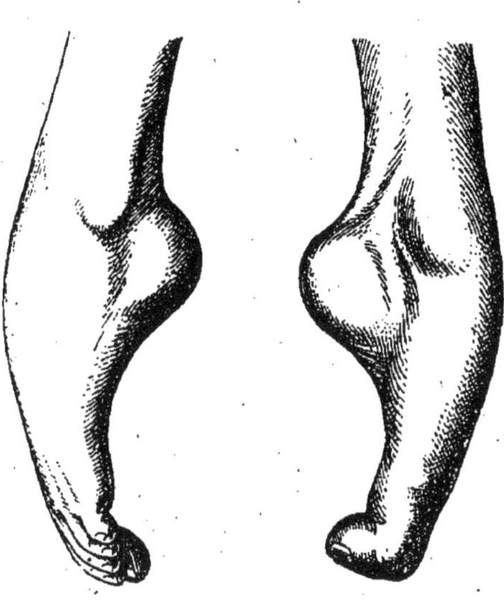

Fig. 186. — Paralysie totale des muscles du pied. Equinisme et déformation en griffe des orteils.

même chez le sujet atteint seulement de parésie, aucun de ses muscles ne répond à l'examen.

La paralysie associée se voit à la suite d'une lésion du tronc du nerf sciatique, tous les muscles du pied sont paralysés et, parfois, les orteils sont déformés et fixés en flexion (fig. 185). Le pied, dans ces cas, a beaucoup plus de tendance à se fixer en varus équin (fig. 186).

Troubles fonctionnels

Nous allons décrire un mode de marche qui est commun à ces trois formes d'affection.

Dans la parésie et dans la paralysie totale de tous les muscles, le pied est inerte et tombe entraîné par son propre poids en position de varus équin.

Pour comprendre les troubles fonctionnels qui, durant la marche, sont la conséquence de la paralysie du sciatique poplité

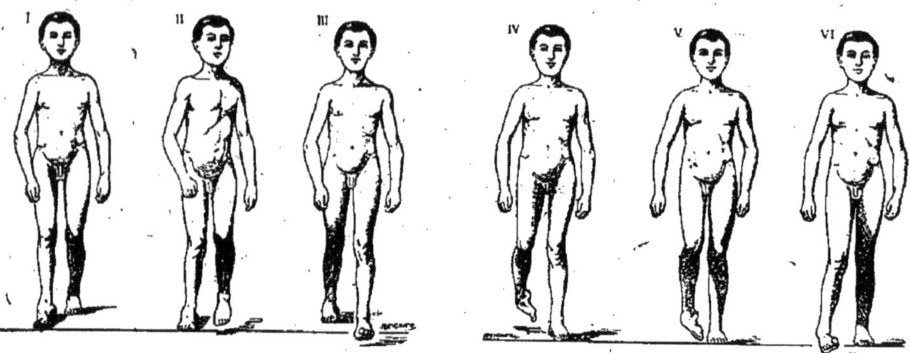

Fig. 187. — Paralysie du sciatique poplité externe. I, Le pied aborde le sol en varus. II, L'appui sur le bord externe du pied provoque la correction du varus. En III le pied est tout à fait droit. IV, Le varus se reproduit dès que le pied quitte le sol. VI, La projection du pied en avant pendant la période oscillante amène son redressement partiel.

externe il faut examiner le membre pendant la période oscillante, lorsque exécutant le pas il passe d'arrière en avant, et durant les moments immédiats qui précèdent et suivent cette période.

Dès que le pied malade quitte le sol, il tombe en varus équin et la déformation augmente jusqu'au moment de la verticale, elle diminue au contraire, pendant la deuxième période, après le passage de la verticale (fig. 187). Le mécanisme qui occasionne cette déformation et en amène le redressement est facile à saisir : dans la première période c'est l'inertie du pied qui entraîne sa chute en varus équin.

C'est l'extension du genou qui, dans la deuxième période, en produit le redressement. Le genou, en s'étendant brusquement, donne au tibia une impulsion qui se trouve transmise au pied; l'extension du genou étant complète et le pied ayant acquis par cette impulsion une certaine vitesse, continue, en vertu des lois de l'inertie à venir en avant, à se redresser. Le redressement n'est pas complet, il reste un certain degré d'équinisme et d'enroulement de l'avant-pied. Le pied aborde le sol par sa partie antérieure et externe : la région du cinquième métatarsien.

La base de sustentation étant en dehors de la ligne de transmission du poids du corps et l'appui continuant, le pied se redresse

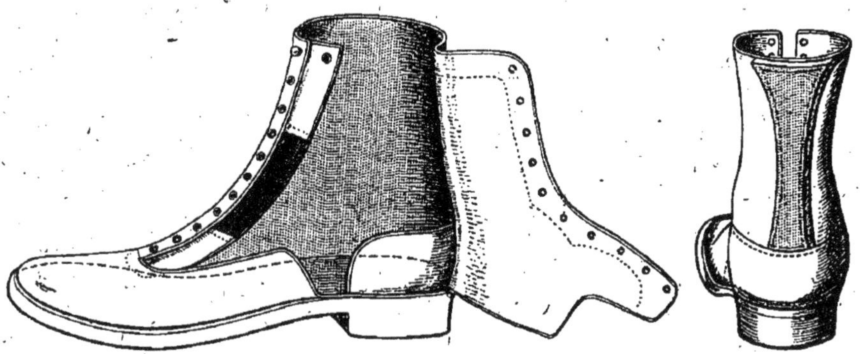

Fig. 188. — Chaussure pour pied paralytique avec tenseur interne et contrefort arrière.

et la plante s'applique complètement sur le sol. Ce redressement continuel du pied au moment de l'appui, s'oppose à la fixation de la déformation produite durant la période oscillante. C'est pourquoi l'on voit si rarement ces pieds fixés en mauvaise attitude : ce sont, nous l'avons dit, des pieds ballants, c'est-à-dire faciles à remettre en bonne position.

Au moment du passage de la verticale, le genou est plus fléchi qu'à l'état normal car le membre est allongé de toute la longueur du pied qui est tombant; parfois même on voit le sujet, afin de faciliter le passage de la verticale, se lever sur la pointe du pied sain qui est à l'appui.

Thérapeutique chirurgicale et orthopédique

En thérapeutique chirurgicale on a proposé l'ankylose totale de la tibio-tarsienne ; l'amélioration fonctionnelle n'est pas suffisante et ne justifie pas une telle opération. Il vaut mieux recourir à l'opération que nous avons décrite depuis longtemps : l'arthrodèse médio-tarsienne et sous-astragalienne (voir pied bot par contracture) ; elle supprime la chute du pied en varus et limite l'équinisme à 15 à 20° ce qui, avec la chaussure à talon, ne nécessite aucun appareillage.

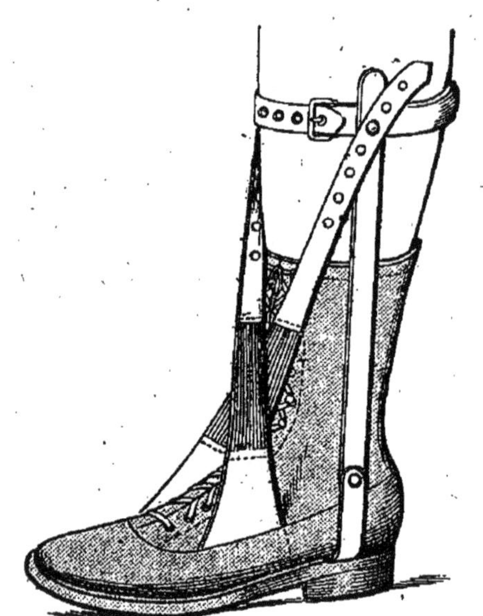

Fig. 189. — Appareil à tenseur pour pied paralytique (Ducroquet).

La thérapeutique orthopédique nous offre une foule d'appareils ; nous ne pouvons les décrire tous, nous donnerons les plus simples et les moins coûteux.

Depuis une vingtaine d'années nous avons fait bon nombre d'appareils, de modèles divers.

Le plus simple de tous consiste à doubler, d'une lame de cuir résistant, la tige arrière d'une chaussure ordinaire, ce qui a pour résultat d'empêcher son affaissement, et à remplacer la languette par une bande caoutchoutée que l'on tend, en prenant son extrémité supérieure dans le laçage des deux premiers œillets du haut du soulier (fig. 188).

Le poids de la chaussure tend également à entraîner le pied en varus équin, on utilisera donc une chaussure très légère, la chaussure dite de repos, que l'Etat fournit est parfaite à cet égard. En outre il est bon de surélever la partie externe de la semelle et du talon.

Si le sujet est gêné par le ballant latéral du pied, il se trouve mieux d'une chaussure à tuteurs qui épousent la forme des régions malléolaires.

Nous utilisons, à cet effet, deux baleines en acier laminé et trempé, extrêmement légères (20 gr.), que nous rivons en bas

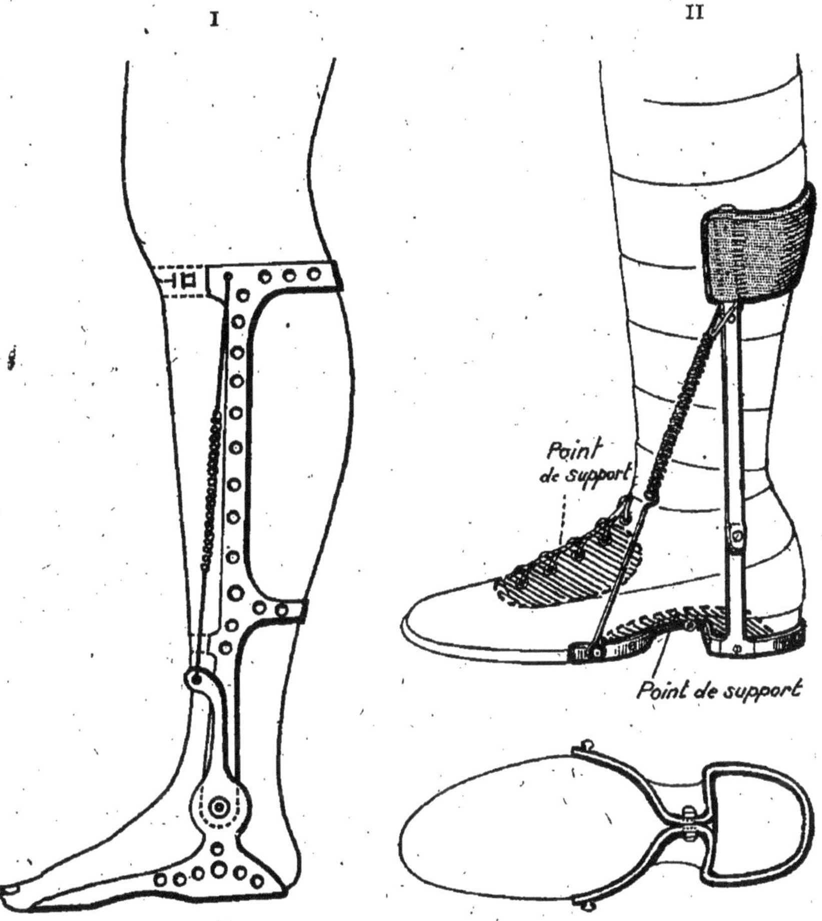

Fig. 190. — I. Appareil du Dr Poujoula. — II. Appareil du Dr Souques.

sur le contrefort de la chaussure. Une lame en celluloïd, ou en cuir, large de trois doigts, réunit dans le haut ces baleines qui sont articulées au niveau des chevilles (fig. 189).

L'articulation qui correspond à la malléole interne doit être placée, nous le savons, plus en avant que celle qui correspond à la malléole externe afin de dégager la cheville, dans les mouvements de flexion.

Le tracteur qui relève le pied peut être uue lame caoutchoutée ou un ressort métallique. La lame caoutchoutée est en tissu de bretelles, facile à trouver partout; à ses extrémités se trouvent deux pattes de cuir, l'une s'attache à un bouton placé en haut de la tige et comme elle est percée de trous le degré de traction est réglable à volonté ; l'autre est cousue entre tige et claque au

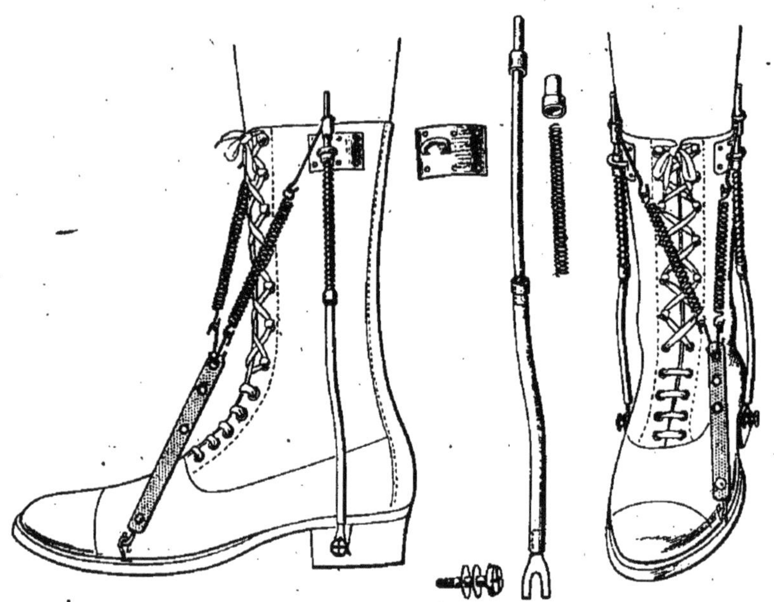

Fig. 191. — Appareil destiné à fixer un pied atteint de paralysie du sciatique poplité externe. Le tenseur placé à l'avant relève le pied, le ressort placé sur les tiges latérales empêche les déviations de côté.

niveau du coup de pied. Si l'on veut exercer une plus forte traction sur le bord externe du pied on peut doubler le caoutchouc de traction correspondant. Les bandes de traction se croisent au devant du pied. Une guêtre qui recouvre le tout dissimule l'appareil.

Si l'on emploie des tracteurs métalliques en ressort à boudin, la fixation inférieure diffère. Le ressort s'accroche à un petit anneau en fil de fer qui se trouve fixé dans la lisse de la chaussure qu'il traverse (fig. 191).

Si l'on ne veut exercer la traction qu'à la partie externe de la chaussure on renforcera le tracteur correspondant (fig. 191).

Un modèle analogue en son principe, mais plus complexe, a été imaginé par le Dr Souques, il consiste en un bati métallique qui peut être fixé sur n'importe quelle chaussure (fig. 190). C'est un excellent appareil, mais il est plus lourd, plus coûteux, plus encombrant que celui que nous venons de décrire.

Il y a encore un modèle très robuste qui convient aux cas de fixation difficile (fig. 191). Les tracteurs qui relèvent le pied n'ont rien de spécial, ce sont ceux que nous avons déjà décrits. Les attelles, qui sont placées sur les parties latérales de la chaussure sont très spéciales; elles sont en deux parties; l'extrémité inférieure, fixée au niveau du talon, est un tube; l'extrémité supérieure, une tige pleine, qui coulisse dans le tube; un ressort à boudin qui bute à l'extrémité renflée du tube empêche l'enfoncement de la tige et supprime le dévers latéral du pied, car la partie supérieure de la tige est fixée au haut de la chaussure. C'est un appareil assez coûteux car il nécessite une chaussure spéciale à tige haute (25 à 30 cm.).

Notre maître le Dr Jalaguier a présenté à l'académie de médecine (17 sept. 1918) un appareil très ingénieux dû au Dr Poujoula. Il se compose d'un étrier articulé au niveau des chevilles qui embrasse le pied et la jambe et présente un ressort de rappel à sa partie antérieure (fig. 190-I). La base de l'étrier est une large plaque métallique qui double la sole plantaire. L'appareil étant indépendant de la chaussure est facilement dissimulé par elle.

Nous donnerons comme autre modèle le système provisoire du docteur Audion qui consiste à fixer autour de la jambe, au moyen de bandes molletières un lac qui donne prise à un tracteur dont l'extrémité inférieure a prise sur le laçage de la chaussure.

PARALYSIE RADIALE

La fracture de l'humérus au niveau de la gouttière de torsion est la cause ordinaire de la paralysie radiale.

Mais d'autres lésions du bras et même de l'épaule peuvent la provoquer. Une lésion du bras dans sa partie haute peut provoquer en même temps la paralysie du triceps brachial, cela est rare. La paralysie est localisée ordinairement aux muscles de la région dorsale de l'avant-bras et correspond à la distribution des filets du nerf. Allant de haut en bas, nous constatons la paralysie du court supinateur et du long supinateur et comme conséquence la prédominance des muscles pronateurs qui entraînent une attitude vicieuse constante de l'avant-bras en demi-pronation. Les ligaments articulaires en se rétractant fixent cette attitude qui devient vite irréductible.

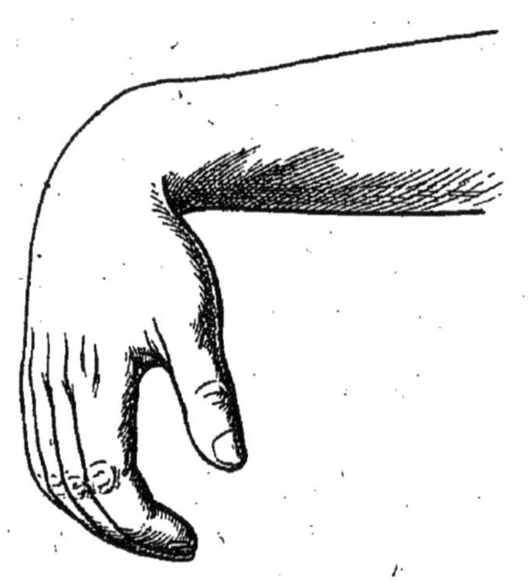

Fig. 192. — Attitude de la main d'un sujet atteint de paralysie radiale.

La pronation n'est pas abolie grâce à l'action du biceps qui est fléchisseur supinateur. La flexion du bras facilite son action. Il a pour muscle frénateur le rond pronateur qui au moment de la pronation se contracte souvent en saccades.

Outre cela la paralysie atteint les muscles extenseurs, premier et deuxième radial, ce qui occasionne la chute de la main (fig. 192) et rend impossible son redressement ; puis les muscles abducteurs et extenseurs du pouce qui ne peuvent plus le relever ni l'écarter ni porter la main en abduction ; le cubital postérieur enfin est paralysé. L'intégrité du cubital antérieur qui est adducteur joint à l'action de la pesanteur entraîne la main vers son bord cubital. Comme au coude et pour la même raison les ligaments se rétractent et fixent en partie cette attitude vicieuse.

Passivement la main peut être redressée mais non mise en extension, outre cela elle est dans la direction de l'avant-bras sans adduction possible. Dans les cas abandonnés longtemps à eux-mêmes il persiste une attitude irréductible en flexion-adduction.

Les muscles extenseurs des doigts sont paralysés d'où impossibilité d'extension de la première phalange qui, tombante, est en flexion constante sur son métacarpien.

La prédominance des fléchisseurs entraîne, au repos, une attitude des doigts en demi-flexion, le pouce se trouvant dans le creux de la main opposé au médius.

La rétraction musculaire joue également son rôle ; au niveau de l'articulation métacarpo-phalangienne, la partie antérieure de la capsule plissée sur elle-même se rétracte et limite l'extension des doigts qui, passivement, peuvent souvent être mis en rectitude mais non en extension. Parfois la rétraction est plus importante et la flexion ne peut être réduite.

Dans ces cas, accompagnés d'une flexion plus ou moins prononcée mais irréductible du poignet, il n'est plus possible de mettre la main à plat sur une table. Essaie-t-on de le faire, le poignet se soulève et la main qui forme pont ne pose qu'au niveau de la pulpe des doigts.

En résumé nous constatons chez un sujet atteint de paralysie radiale une attitude de l'avant-bras en pronation accompagnée d'une chute totale de la main et des doigts, la rétraction musculaire fixe plus ou moins ces attitudes. De plus le sujet se trouve dans l'impossibilité de redresser la première phalange, d'étendre le poignet, de le mouvoir latéralement, d'exécuter avec le pouce des mouvements d'extension et d'abduction.

Que devient donc la fonction avec une telle main ? Examinons à cet effet la préhension qui est l'acte le plus usuel.

Un sujet normal dont le pouce et l'index formant pince sont en opposition, étend, pour saisir un objet, la première phalange de l'index, les deux dernières conservant leur flexion ; la pince s'ouvre pour se refermer ensuite sur l'objet qu'elle veut saisir. Il n'en est plus de même en paralysie radiale ; tout d'abord le pouce se trouve en opposition avec la pulpe du médius, ne pouvant relever la première phalange de l'index, le sujet redresse les mors de la pince, étend grâce aux interosseux, les premières et deuxièmes phalanges ; la pince est ouverte, la pulpe du médius touche la table mais celle du pouce en est éloignée (fig. 193-I).

Pour la préhension, le mors que forme le médius reprend sa courbe, sa pulpe, qui n'a pas le pouce pour opposant, chasse l'objet mais ne le saisit pas. Le sujet, qui à toute force veut saisiv use de subterfuge, se met à genou, baisse le coude et mettant ainsi de niveau les extrémités du pouce et de l index, il n'a qu'à fléchir le doigt pour avoir prise (fig. 193-2). Le redressement du poignet facilite la préhension en rendant oblique et non verti-

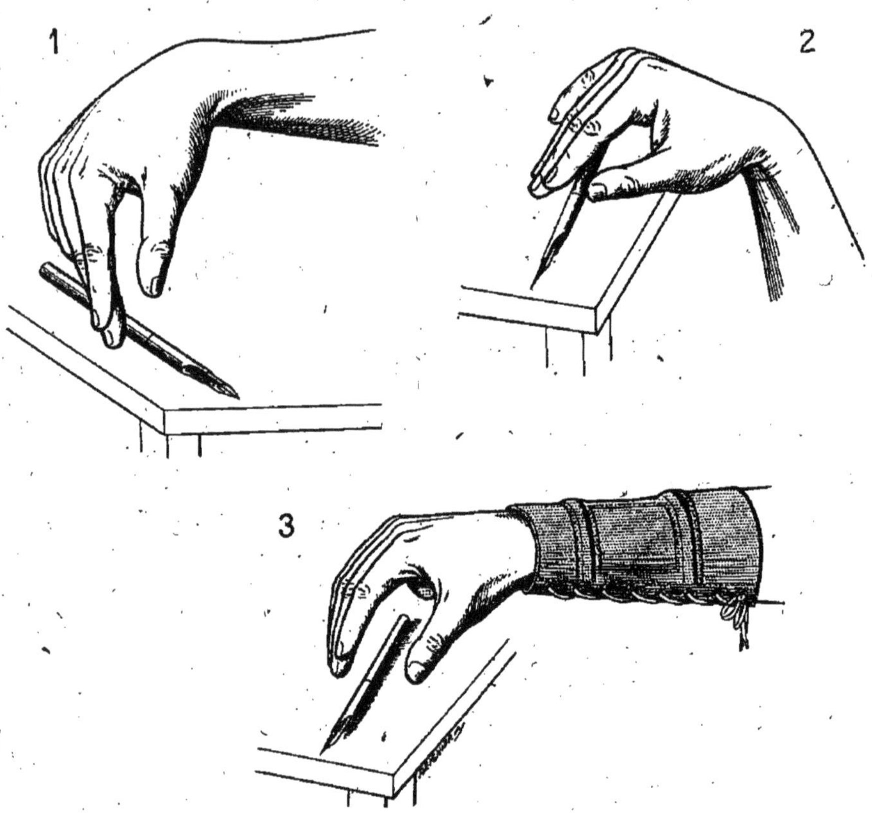

Fig. 193. — Paralysie radiale. Essai de prise d'un porte-plume.
1, Si l'avant-bras est horizontal le pouce ne peut faire opposition. 2, La prise est possible si le sujet, se mettant à genou, met l'avant-bras en position verticale. 3, L'appareil relevant le poignet rend la prise possible avec bras horizontal.

cale la première phalange. Les extrémités du mors, pulpe du pouce et du médius, étant parallèles au plan de la table la prise redevient possible (fig. 193-3).

Un appareil fort simple permet de fixer le poignet, un appareil plus important, donc plus encombrant, qui en même temps que le poignet relève la première phalange facilite encore davantage la prise. De là résultent deux sortes d'appareils, les uns redressent le poignet, les autres poignet et phalanges.

Ce que nous venons de dire du pouce et du médius est également vrai du mouvement de prise d'un objet volumineux, par les

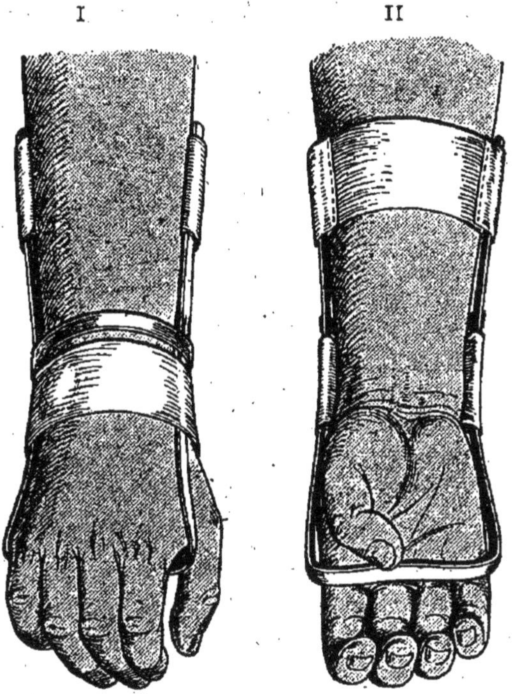

Fig. 194. — Appareil pour paralysie radiale muni d'un pont métallique dorsal ne touchant pas le poignet et de deux demi-bracelets (Dr Ducroquet).

doigts qui se referment sur la paume de la main. Ce qui, dans ce cas, rend la prise difficile pour un sujet non appareillé, c'est que la flexion des doigts s'accompagne d'une flexion du poignet qui met en rapport avec le plan de la table, non la pulpe des doigts, qui se trouve relevée, mais leur face dorsale.

Les appareils, leurs principes

Deux variétés d'appareils, avons-nous dit : les uns relèvent le poignet, les autres relèvent le poignet et les premières phalanges.

Appareils qui relèvent le poignet. — Ces appareils comprennent trois variétés, ce sont :

Des appareils d'immobilisation.
Des appareils à ressort.
Des appareils à verrou.

I

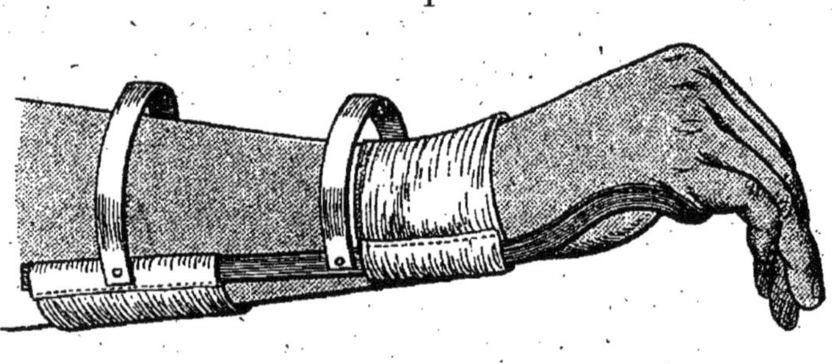

II

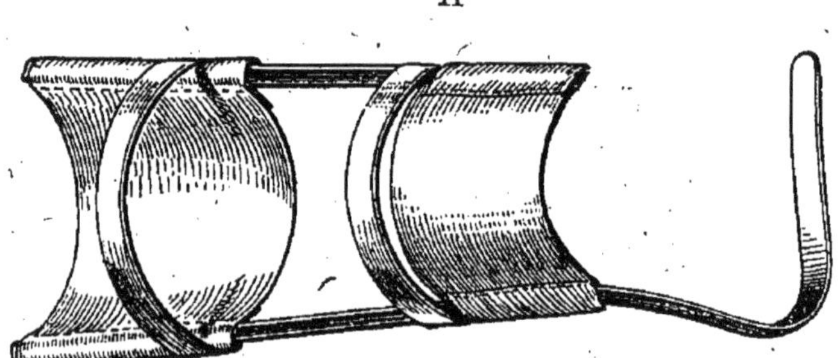

Fig 195. — Appareil pour paralysie radiale muni de deux ponts métalliques dorsaux et de deux demi-bracelets en toile (Ducroquet.)

1° *Appareils d'immobilisation.* — Ils doivent mettre obstacle à la flexion du poignet.

Pour empêcher la fermeture d'un angle, trois points d'appui sont nécessaires : deux points de pression situés aux extrémités de l'angle et un point de contre-pression placé au sommet de l'angle. Nous avons fait construire conformément à ces données un appareil pour ainsi dire schématique qui donne les meilleurs résultats.

Cet appareil réduit au minimum d'encombrement se compose de deux branches métalliques en forme d'U réunies par deux bandes de toile doublées de flanelle (fig. 194-1 et 2). L'anse de l'U et la lame de toile placée à ses extrémités forment les points de pres-

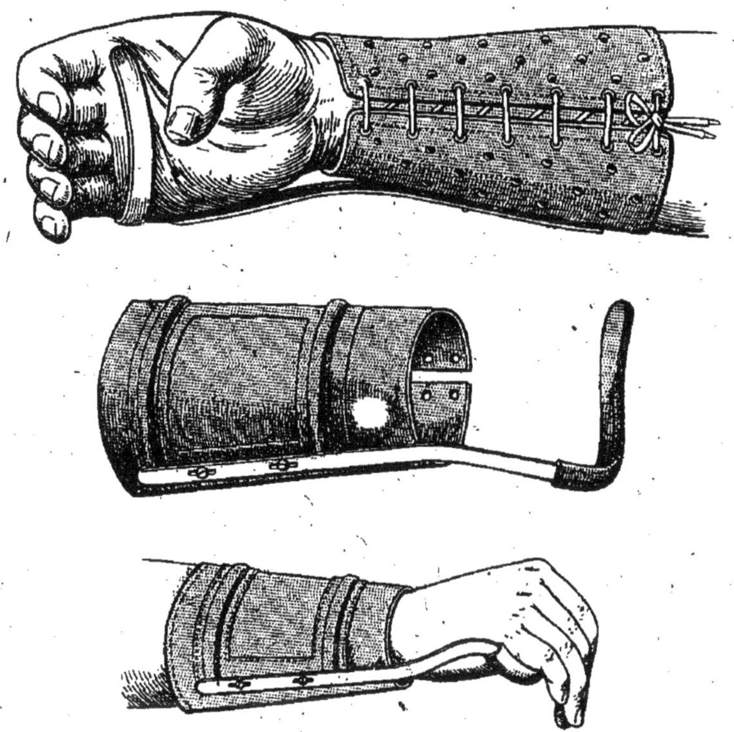

Fig. 196. — Appareil pour paralysie radiale facile à dissimuler sous un gant.

sion et la lame qui double la face dorsale du poignet le point de contre-pression. Les branches de l'appareil tendraient à se resserrer et à venir presser désagréablement les bords latéraux du bras, mais un pont métallique en acier indéformable réunit ces deux branches un peu au-dessus de l'articulation radio-carpienne, remédie à cet inconvénient et met obstacle au rapprochement des branches. La branche transversale qui croise la tête des métacarpiens est légèrement rembourrée afin de rendre l'appui de la main plus agréable. L'appareil est peu visible mais il ne peut être dissimulé complètement.

En supprimant la partie de la tige qui répond au bord radial de la main nous obtenons un appareil plus facile à mettre et à dissimuler sous un gant. Il est nécessaire alors de réunir par un second pont l'extrémité supérieure des branches (fig. 195-3).

Nous avions fait au début de nos recherches des appareils plus complexes, les branches métalliques étaient fixées à l'avant-bras sur un manchon en cuir, c'est inutile, encombrant et chaud (fig. 196). Tout appareil d'immobilisation doit avoir, outre les

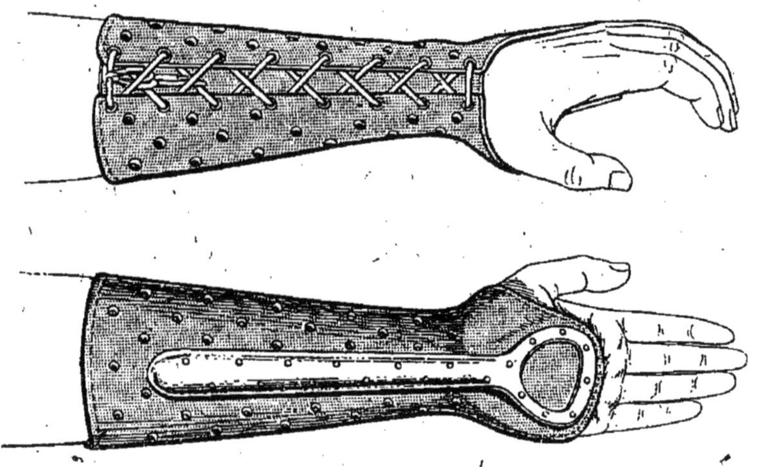

Fig. 197. — Palette à prise palmaire pour paralysie radiale.

points d'appui, trois points de fixation. Dans les bracelets en cuir ils sont bien visibles, le dessus du poignet, l'apophyse proéminente du radial forment point de support en même temps que point de contre-rotation ; l'avant-bras étant conique l'appareil ne peut remonter. Dans l'appareil à bande de toile, l'évasement des lames modelées sur le bras donne le point de contre-ascension, et la bande de toile qui entoure la face dorsale du poignet modelée sur la saillie radiale, assure la suspension de l'appareil. Il ne faut pas oublier qu'elle presse fortement sur le poignet, la main ayant une tendance constante à revenir en flexion. L'appareil étant très léger a peu tendance à descendre, de plus la flexion des doigts remonte constamment la branche qui croise les métacarpiens.

J'avais fait avant la guerre, quelques appareils pour paralysie radiale, c'étaient des gantelets entourant l'avant-bras et terminés à la racine des doigts ; la partie dorsale de la main était libre mais son bord radial était pris ce qui empêchait sa chute en valgus (fig. 197). Ces appareils ont l'avantage d'être légers, faciles à dissimuler, peu encombrants et l'inconvénient de recouvrir la paume de la main. La prise est défectueuse, les objets glissent sur la partie palmaire rigide. Un parapluie, une poignée de bicyclette sont de préhension difficile.

2° *Appareils à ressorts.* — Ces appareils ont un gros inconvénient, ils ne permettent pas la fixité de la prise, si le sujet fait

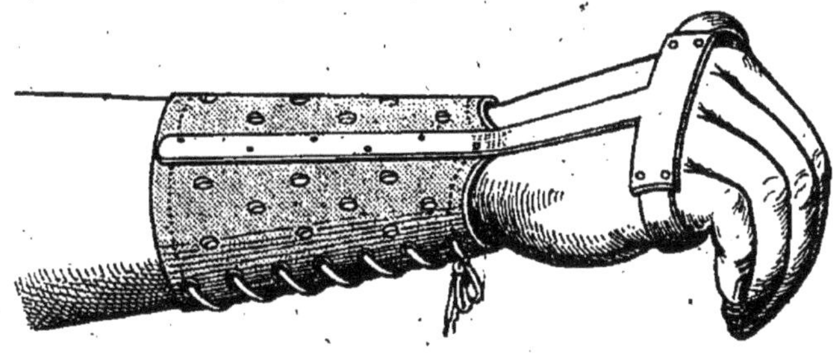

Fig. 198. — Appareil à lame de ressort dorsale permettant les mouvements de flexion du poignet.

un effort ou soulève un objet pesant le poignet fléchit en même temps alors qu'avec les appareils d'immobilisation que nous venons de décrire il reste fixe et le sujet est maître de son effort. L'appareil a un autre inconvénient, il place la main en tension constante, les muscles fléchisseurs, qui luttent sans cesse contre la tendance de la main à se placer en hypertension, se fatiguent et le port de l'appareil longtemps continué est pénible. Divers modèles ont été proposés. La figure représente un de ces modèles (fig. 198). Une gaîne en cuir qui entoure l'avant-bras est réunie par une tige formant ressort à un cercle qui embrasse la tête des métacarpiens.

3° *Appareils à verrou.* — Ils sont peu nombreux parce qu'inutiles.

La figure 199 donne un modèle qui est formé d'une gaîne brachiale en cuir et d'un étrier métallique. Les branches de l'étrier articulées en charnière au niveau de la radio-carpienne réunissent ces deux parties. L'une des branches, la charnière interne, possède un secteur muni de trous et l'autre présente une vis qui permet l'arrêt du secteur en diverses positions. En desserrant la vis on rend la liberté de l'articulation qu'un ressort placé sur la charnière externe maintient en position d'extension. Nous avons indiqué les inconvénients de l'appareil à

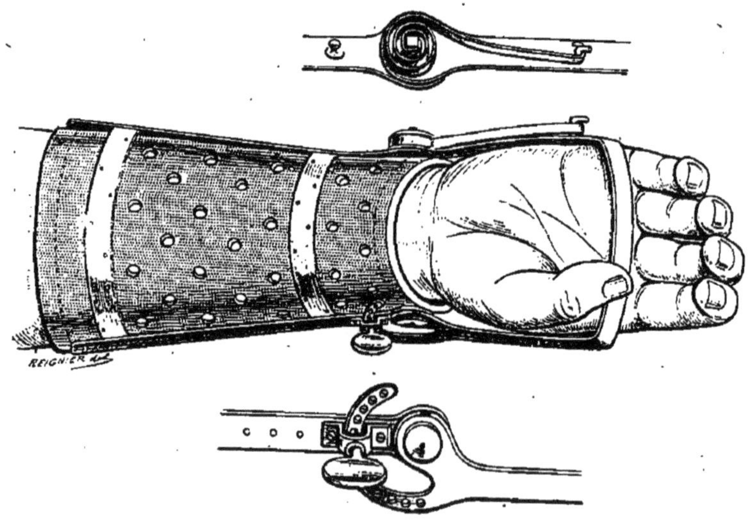

Fig. 199. — Appareil à verrou pour paralysie radiale. Modèle de Saint-Maurice. En haut, détail du verrou ; en bas, profil du ressort qui relève le poignet.

ressort et par suite l'inutilité du verrou. Cet appareil peut servir à redresser une attitude vicieuse du poignet. Il a l'inconvénient énorme de brider, d'immobiliser trop complètement la main qui ne peut plus faire aucun mouvement, or l'expérience nous a prouvé que l'immobilisation du poignet devait être peu rigoureuse et permettre une flexion (2 ou 3°) mais non 20 comme cela se produit avec les modèles à ressort.

Les deux ponts métalliques qui doublent le brassard accroissent les défectuosités de l'appareil qui roule et tourne lorsque, l'avant-bras en appui sur une table, le sujet veut écrire.

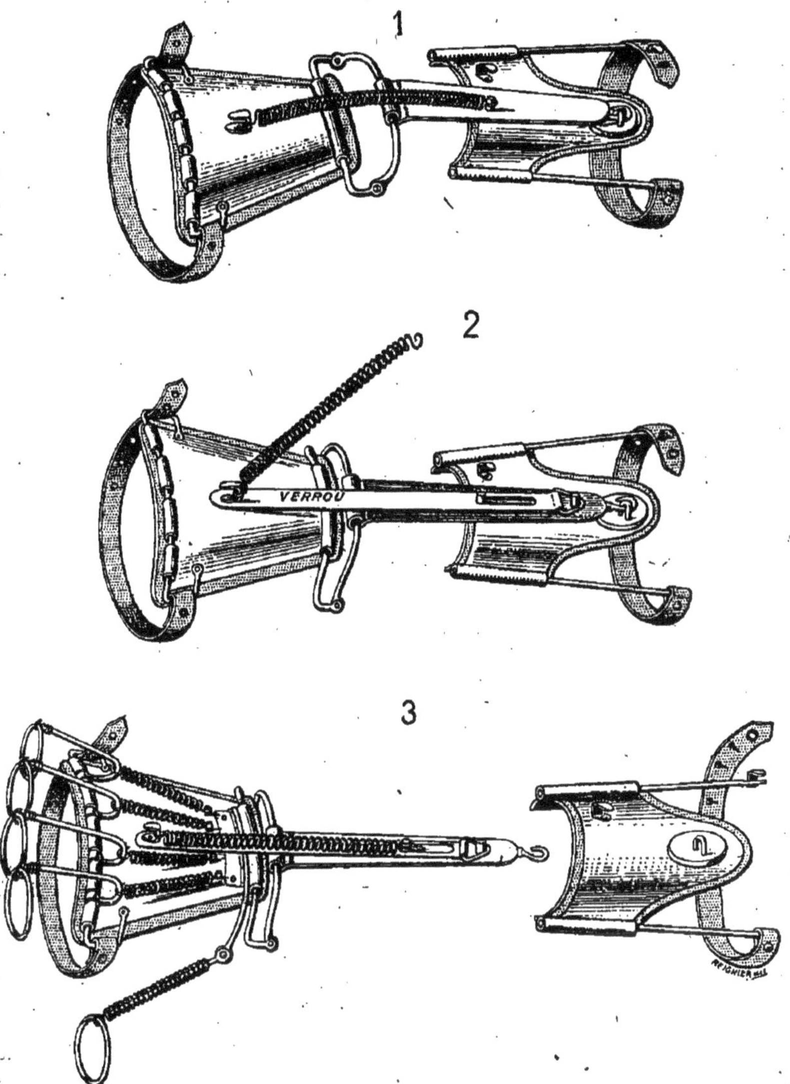

Fig. 200. — Appareil du Grand Palais pour paralysie radiale.

1, La flexion du poignet est libre, le ressort dorsal ramène le poignet en extension. 2, Tige métallique munie d'un anneau triangulaire qui bloque la flexion si l'anneau est en prise dans le tenon qui se voit sur la figure. Si on décroche l'anneau le poignet est libre. 3, Appareil complet muni des ressorts qui relèvent les premières phalanges.

Appareils fixant le poignet et relevant la première phalange. — Ces appareils ne sont pas nouveaux. Delacroix et Duchenne de Boulogne, avaient imaginé un modèle satisfaisant dont dérive celui du Grand Palais qui au reste lui est très supérieur (fig. 200).

Deux plaques de tôle en forment l'armature principale. Elles sont toutes deux à la face dorsale du membre, l'une couvre l'avant-bras et l'autre la main, des sangles (fig. 200-1) fixent

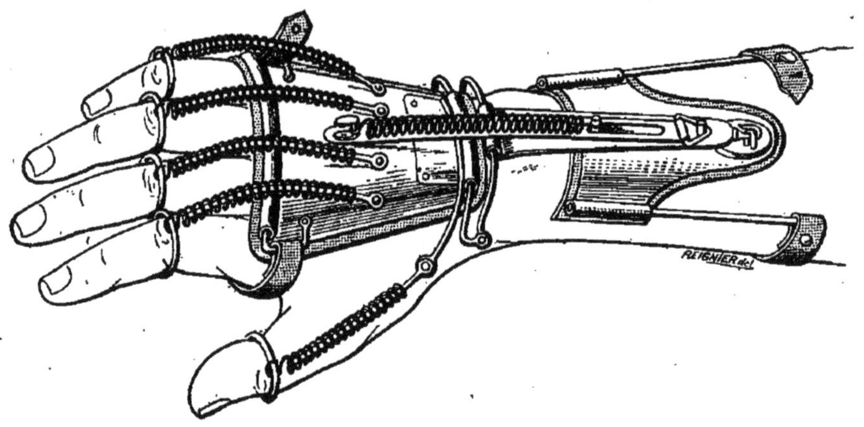

Fig. 201. — Appareil du Grand Palais. Dans ce deuxième modèle les ressorts qui relèvent les phalanges sont directement fixés sur l'anneau qui embrasse les phalanges.

l'appareil au bras et à la main. A la plaque brachiale se trouve fixée, mais lâchement, une lame munie d'un bouton. La lame répondant à la main présente un demi-cercle dont les extrémités unies à un demi-cercle brachial forme l'articulation radio-carpienne. De cette même plaque part une lame de ressort munie d'une rainure qui joue dans le bouton placé sur la tige qui descend du bras ; c'est le verrou de l'appareil. Veut-on rendre l'appareil flexible, on soulève la tige en lame de ressort de façon qu'elle ne soit plus en prise dans le bouton. Un ressort à boudin fixé en haut à la plaque brachiale, en bas à celle qui couvre le dos de la main permet la flexion du poignet (fig.200-2).

Fixons sur la plaque de main (fig. 200-3) que nous venons de décrire des tiges en forme d'U mais à tiges inégales, l'une des extrémités offre un cercle de prise pour la première phalange. Maintenons ces tiges parallèlement à la plaque grâce à de petits ressorts fixés d'une part dans l'anse de l'U d'autre part sur la plaque. Le doigt veut-il fléchir, le ressort se tend et redresse la phalange dès que la prise est terminée. La fig. 201 représenté un modèle différent inférieur puisque les doigts sont toujours en

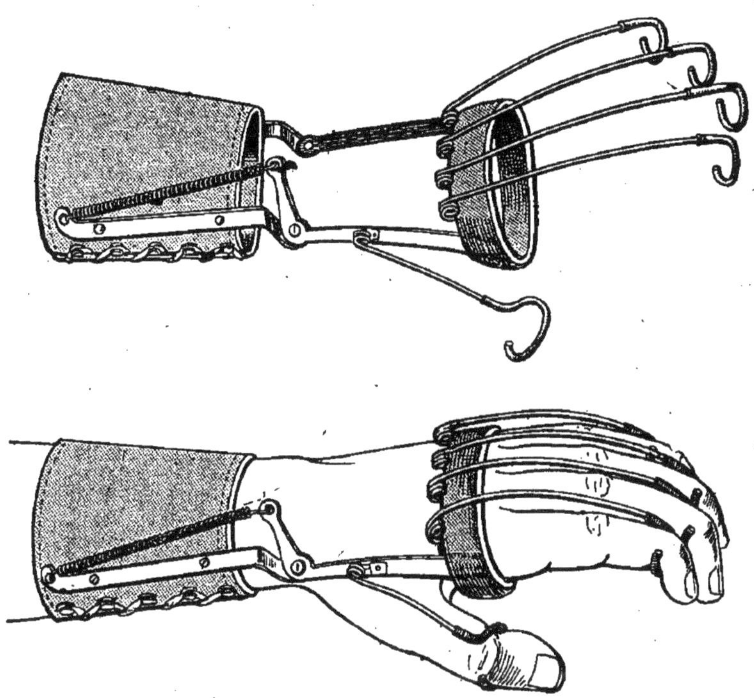

Fig. 202. — Appareil pour paralysie radiale. Rupture fréquente des ressorts allant aux phalangines. Action non physiologique, la prise des phalanges suffit.

tension. La butée de l'U sur la plaque obvie à cet inconvénient. Un ressort maintient le pouce en extension et abduction.

On peut également ajouter à un appareil flexible au niveau du poignet celui du Dr Souques par exemple (fig. 202) des ressorts pour les doigts. Ce sont de longs fils d'acier flexible qui viennent prendre les doigts sous la 3e phalange.

Ce procédé n'est pas rigoureusement physiologique puisqu'il suffit de relever la première phalange, il est cependant avantageux de maintenir en extension les articulations des deux dernières phalanges, et de s'opposer à leur déformation en flexion. En outre durant la flexion des doigts, l'extrémité de prise du ressort glisse sous le doigt et change de position. De plus le ressort trop fin se brise souvent et l'appareil doit être renvoyé chez le fabricant.

Nous ne parlerons que pour les rejeter, des modèles à doigtier munis d'un tendeur à la partie dorsale de la main (fig. 203). La traction sur le doigtier comprime douloureusement la racine des doigts.

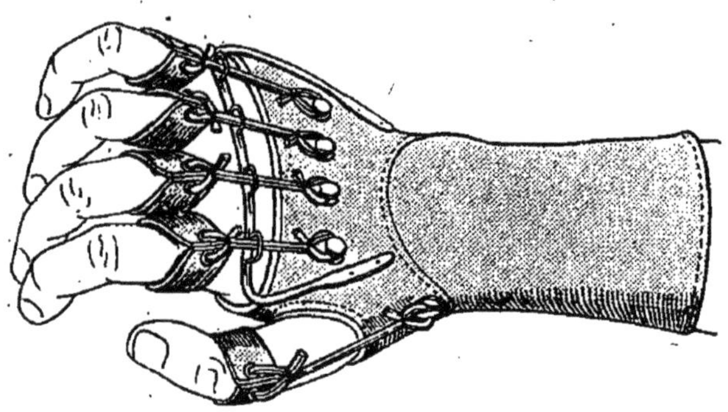

Fig. 203. — Mauvais appareil pour paralysie radiale, les doigtiers compriment douloureusement la racine des doigts.

Du choix d'un appareil. — Nous conseillons deux appareils, un modèle qui immobilise le poignet, la fig. 194 ou 195 convient très bien.

C'est l'appareil que le sujet porte le plus ordinairement, qu'il prend pour sortir et pour travailler.

L'appareil à ressort du Grand Palais sera porté à la maison, c'est un excellent appareil de mécanothérapie, il permet de faire travailler les doigts et le poignet et d'entretenir la mobilité des articulations.

Il rend incontestablement plus de services que le modèle précédent mais son encombrement en rend difficile l'usage journalier.

CHAPITRE XII

CONTRACTURES ET LÉSIONS MUSCULAIRES DU MEMBRE INFÉRIEUR

Le triceps sural et les muscles postérieurs de la cuisse sont fréquemment le siège de lésions étendues que nous devons étudier.

LÉSIONS MUSCULAIRES DU MEMBRE INFÉRIEUR

Le corps du muscle a été labouré par les éclats d'obus et les fibres musculaires ont perdu au niveau du traumatisme leur orientation. Elles ne courent plus longitudinalement dans la direction du membre, elles sont obliques en tous sens. A la palpation on sent un muscle flasque, mou, sans consistance et cet état est particulièrement accentué au niveau de la lésion. Si le muscle entre en contraction ces parties deviennent dures, plus résistantes même qu'à l'état normal, il semble qu'on ait sous la main un sac de vipères ; cela est dû à la dispersion en tous sens des fibres musculaires. Cette myosite traumatique disparaît au bout d'un temps assez long et les parties musculaires dilacérées font place à du tissu fibreux cicatriciel qui se rétracte et donne lieu a des attitudes vicieuses.

Les deux groupes musculaires offrant un ensemble clinique différent nous les étudierons séparément.

Lésions du triceps sural

On doit tout d'abord, durant le traitement, prévenir les attitudes vicieuses soit par un plâtre, soit par des attelles qui fixent le pied en flexion. J'ajouterai même qu'il est nécessaire de prendre le genou.

On n'enlèvera le plâtre que pour le jour tout d'abord, le sujet devra continuer à porter la nuit pendant plusieurs mois ces appareils car le pied a une tendance constante à se placer en extension.

Le jour il est nécessaire de faire porter soit une chaussure à contre-fort arrière, soit un appareil à tuteurs analogue à ceux qui sont utilisés dans les paralysies du sciatique poplité externe.

Dans les six premiers mois qui suivent l'accident, la mise en tension du muscle est douloureuse. Deux procédés permettent au sujet durant la marche d'éviter la tension du muscle : la marche en rotation externe ou en salutation ; la marche genou fléchi et pied équin.

La marche en rotation externe ou en salutation est employée avec leurs variantes et cela suivant le degré de fermeture possible indolore de la tibio-tarsienne (voir ankylose tibio-tarsienne).

Parfois le sujet relâche le muscle en ajoutant à l'extension du pied la flexion du genou.

Dans les cas où la lésion siège à la partie supérieure du muscle, le sujet fléchit le genou et marche sur la pointe du pied bien que l'articulation tibio-tarsienne soit à angle droit. Les parties inférieures du muscle sont saines, le mutilé relâche les fibres lésées qui partent de la région condylienne du fémur, l'attitude vicieuse consécutive c'est la flexion du genou.

Si l'attitude vicieuse du pied n'a pu être évitée, la rétraction fibreuse du muscle fixe la mauvaise position. Le sujet marche en équinisme sur la pointe du pied, cette marche est absolument indolore.

Un talon surélevé ou une talonnette dans la chaussure rendent possible l'appui du talon.

Un sujet atteint d'équinisme prend appuie sur l'avant-pied dès le début de la période d'appui du membre malade.

Les troubles de la locomotion sont de deux ordres ; ils sont dus à un équilibre anormal, ils sont la conséquence de l'allongement excessif du membre. Le sujet, qui est en appui constant sur la pointe du pied, ne peut conserver son équilibre qu'à une condition, c'est de maintenir le corps incliné en avant durant la marche.

L'allongement du membre provoque une série d'élévations et d'abaissements du corps que nous allons étudier.

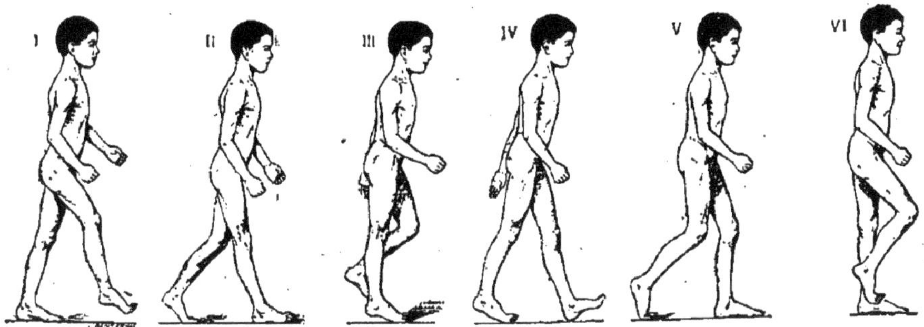

Fig. 204. — La marche pathologique dans l'équinisme.

II, La sole plantaire pose à plat dans sa totalité au début de l'appui, mais le talon appuie à peine. III, Au moment de la verticale, le sujet se trouve en appui sur la pointe du pied. IV et V même position du pied et ouverture exagérée de l'articulation tibio-tarsienne. VI, Le membre est trop long, flexion exagérée du genou au moment du passage de la verticale.

Relativement aux divers mouvements du membre malade deux périodes sont à considérer, la période d'appui, la période oscillante.

Dans la période d'appui le pied aborde le sol, le genou tendu. Le talon du pied correspondant au côté malade s'élève et continue à s'élever de telle façon qu'au moment de la verticale le sujet est en appui sur l'avant-pied (fig. 204-III). Durant tout ce temps, le corps s'élève de façon continue

Le corps, surelevé durant la période d'appui unilatéral, s'abaisse progressivement durant le deuxième double appui ; à cet instant le pied sain aborde le sol par le talon et le corps baisse continuellement jusqu'au moment où toute la sole plantaire est en appui. En résumé donc, le corps qui s'élève dans le premier double appui, reste élevé dans la période d'appui unilatéral et s'abaisse dans le deuxième double appui.

Dans les cas où l'équinisme du pied est plus important, le membre malade aborde le sol par l'avant-pied et le genou est fléchi afin de diminuer la longueur du membre qui est trop long du fait de l'équinisme. Le talon du pied sain, qui est à l'arrière, continue à s'élever de façon exagerée de telle façon qu'à la fin du premier double appui le sujet ressemble à une danseuse qui fait des pointes

Dans la période oscillante, le membre malade, passe d'arrière à l'avant et exécute son pas. Le sujet, qui a un membre trop long, est obligé de s'élever sur la pointe du pied sain au moment du passage de la verticale. Il facilite ainsi le passage du membre. Il en résulte donc que l'élévation du corps commence avant le premier double appui, dès la période oscillante.

Traitement de l'équinisme. — L'équinisme ne devient généralement important que lorsque la rétraction cicatricielle est effectuée. Il n'est guère utile d'opérer en période de myosite.

Nous avons vu quantité de récidives chez les sujets opérés à cette période de la maladie. Du reste la marche adoptée par le malade après l'opération, type en rotation externe ou avec salutations, ne varie guère ainsi que nous l'avons souvent constaté.

La myosite une fois guérie et la rétraction devenue définitive, la ténotomie suivie du redressement du pied devient le traitement de choix. Les phénomènes inflammatoires descendent quelquefois jusqu'au tendon qui se trouve fixé dans une gaine fibreuse (Broca).

Les mois qui suivent l'opération le mutilé devra porter une chaussure sans talon.

Lésions des muscles postérieurs de la cuisse

Les mêmes principes doivent nous guider; il faut s'opposer aux attitudes vicieuses en flexion du genou.

Des attelles plâtrées ou autres fixeront le genou durant la cicatrisation de la plaie et continueront d'être appliquées la nuit de longs mois encore après la guérison de la plaie. Il est bon de faire porter au sujet une genouillère rigide amovible plusieurs heures par jour. Notre appareil à verrou facultatif est particulièrement indiqué (fig. 205). Le sujet marche une partie du temps le genou tendu et verrou bloqué et le reste de la journée le genou libre, mais l'appareil possédant un secteur qui limite la flexion, les muscles ne peuvent se mettre en relâchement complet, on augmente la flexion progressivement, bien entendu

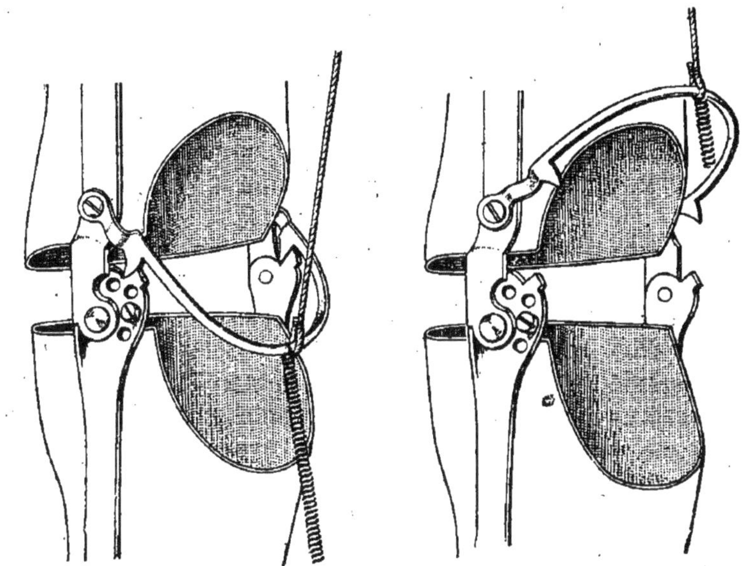

Fig. 205. — Articulation à double effet ; à butée et à verrou facultatif.

comme pour le triceps ; le massage et la mobilisation restent nécessaires.

Lorsque le membre est abandonné à lui-même, le genou ne tarde pas à prendre une attitude vicieuse en flexion.

Le sujet accentue en marchant son attitude vicieuse. Le membre lésé aborde le sol genou fléchi et conserve cette position durant toute la période d'appui ; chez certains sujets la tension du muscle est douloureuse, ils s'effondrent au moment de l'appui sur le membre malade ; en augmentant la flexion du genou ils relâchent leur muscle.

Le traitement de ces attitudes vicieuses est parfois fort laborieux.

CONTRACTURES MUSCULAIRES ET PIED BOT VARUS

Ce pied bot varus est souvent **d'ordre psychique.** Nous en avons vu à certains moments de véritables épidémies. Il peut être consécutif à n'importe quelle lésion du membre inférieur, à une contusion de la cuisse, de la jambe ou du pied, à une entorse du pied, à une plaie légère ou grave de ces mêmes régions. Dans beaucoup de cas la lésion n'explique pas l'attitude.

Ces pieds bot sont dus à la contraction des muscles jambier antérieur, extenseur propre de l'orteil et jambier postérieur.

Lorsque le sujet est en position debout, le pied prend une attitude vicieuse en varus ou en varus équin qu'il conserve et tend à augmenter pendant la marche (fig. 206 et 207). En appui sur le membre malade le corps bascule plus ou moins en dehors, le sujet sautille en marchant et diminue la durée de l'appui sur le pied déformé.

La contracture est d'intensité et de durée variable. Parfois la contracture est constante ; elle peut être légère, mais elle augmente toujours au moment de la marche.

Dans beaucoup de cas il est possible de ramener le pied, passivement, en bonne position ; si la contracture est accentuée c'est impossible, la déformation est irréductible.

La suppression des fonctions normales du pied entraîne les troubles consécutifs à l'immobilisation : atrophie musculaire, raréfaction osseuse, rétraction capsulaire, troubles circulatoires.

A côté de ces pieds bots d'ordre psychique il y a des pieds bots par **contracture réflexe.**

Nous avons vu dans le chapitre précédent les troubles et les déformations consécutives aux lésions des muscles. Si la lésion siège au niveau des jambiers, ces muscles qui sont adducteurs et élévateurs du bord interne du pied, se contractent et maintiennent le varus évitant ainsi l'allongement et par suite la douleur que provoque la mise du pied en bonne position. Par la suite les muscles se rétractent et fixent l'attitude vicieuse.

Les pieds bots réflexes se voient encore à la suite d'une lésion quelconque de la jambe et du pied.

Les muscles en se contractant fixent le pied en position

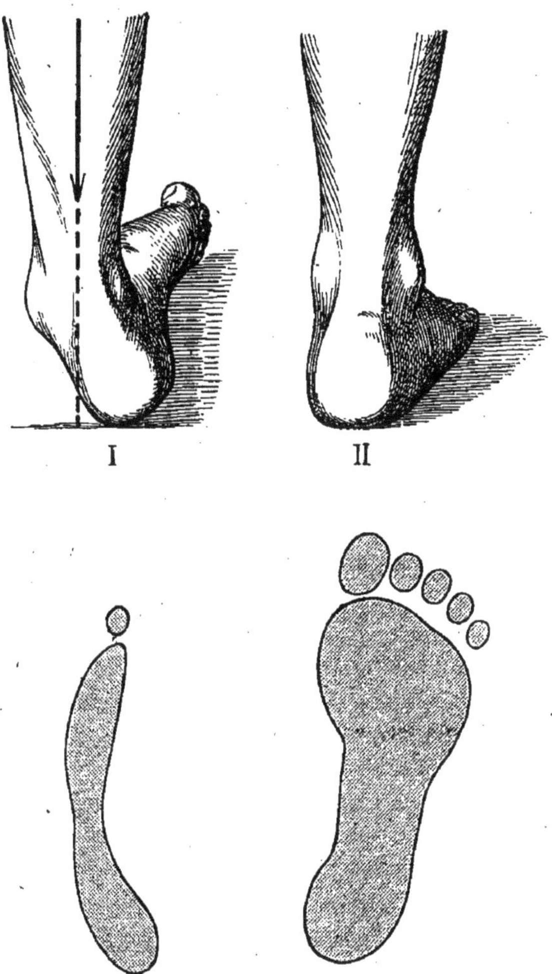

Fig. 206. — Pied bot varus par contracture et son empreinte plantaire.

vicieuse et suppriment les douleurs que provoque la mise en bonne attitude de cet organe.

Chez un sujet qui est au lit et plus encore s'il est en position assise, le pied entraîné par son propre poids tombe mécaniquement en position de varus-équin. Cette position se fixe plus ou moins et d'autant plus que la lésion est grave. Lorsque le sujet reprend la marche il appuie sur le bord externe du pied qui tend à se redresser, cela amène des tiraillements ligamentaires qui occasionnent la contraction volontaire des muscles ou leur contracture réflexe, si la chose est très douloureuse, et par suite le blocage du pied en attitude vicieuse.

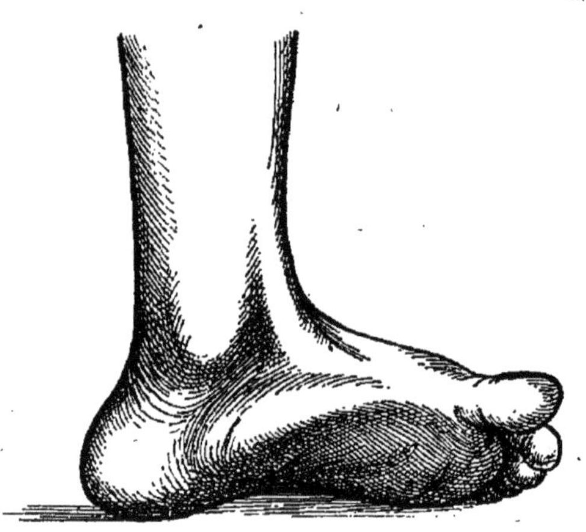

Fig. 207. — Degré important de pied bot varus par contracture.

Les belles recherches de M. Babinski ont montré que la contracture dans le cas de pied bot réflexe disparaît dans l'anesthésie chloroformique profonde et reparaît avant le réveil total.

Au bout d'un temps plus ou moins long le pied bot psychique peut se compliquer de pied bot réflexe. Je m'explique et prends pour exemple le début d'un pied plat valgus, en contracture, des adolescents. Le réflexe qui amène la contraction des muscles part des articulations médio-tarsiennes. Faites asseoir le sujet devant vous jambes tombantes et palpez les muscles de la région externe de la jambe : ils ne sont pas en état de contraction ; si vous essayez de ramener la pointe du pied en dedans, de redresser la voûte plantaire, vous voyez immédiatement les muscles (péroniers et extenseurs des orteils) entrer en contracture et fixer le valgus.

En tentant de redresser le pied vous avez tendu, tiraillé les ligaments dans la partie externe de la médio-tarsienne, vous avez réveillé une douleur, produit une sorte de jiu-jitsu, d'entorse de l'articulation qui par reflexe a amené la contracture des muscles. Les ligaments de la partie dorsale externe sont relâchés, plissés sur eux-mêmes et les plis formés sont adhérents les uns aux autres. Lorsque nous tentons de redresser le pied ces ligaments devenus trop courts ne permettent plus le mouvement, et si nous insistons les muscles viennent à leur secours. Durant la marche, le tiraillement étant constant il en est de même de la contracture. La volonté du sujet n'intervient pas, et au début les malades sentent parfaitement les muscles se durcir, c'est une sorte de crampe continue.

La marche après lésions du pied est souvent pénible et le mutilé qui veut éviter la douleur place le pied en varus, il contracte volontairement ses muscles. Si cette position est maintenue un temps assez long les ligaments qui se trouvent à la région interne du pied se rétractent et il devient mécaniquement impossible de rendre au pied son attitude normale sans tirailler ces ligaments qui entraînent une contracture reflexe des muscles jambiers antérieurs et postérieurs ; ces phénomènes se reproduisent du reste pendant la marche, transformant ainsi un pied bot psychique en pied bot reflexe. Toutefois si le sujet cherche volontairement à redresser le pied les ligaments s'allongent progressivement et la bonne attitude finit par être maintenue sans douleur.

Traitement. — Le traitement du pied bot psychique doit être aussi précoce que possible. Il doit être effectué dans les centres de neurologie. Les beaux travaux de mon ami le Dr OEsnitz, faits en collaboration avec MM. Rousset et l'Hermite ont montré tout le parti qu'on pouvait tirer d'un traitement judicieux.

Il faut prévenir le pied bot par contracture, ne permettre la marche que lorsque le pied est indolore, et remettre le malade au lit dès qu'on voit la contracture apparaître. Le pied dès les premiers essais de marche doit être en bonne position.

Dans les cas de pieds bots invétérés datant de plus d'un an, quelle qu'en soit l'origine, si le traitement psychique a échoué on doit recourir à l'arthrodèse médio-tarsienne et sous-astragalienne, opération Ducroquet-Launay que nous avons décrite en 1909 (1).

Nous avons depuis modifié notre technique principalement dans le traitement qui suit l'opération. Divers chirurgiens ont pratiqué cette opération dans des cas de pieds-bots invétérés, nous citerons surtout le Professeur Broca et M. Mouchet.

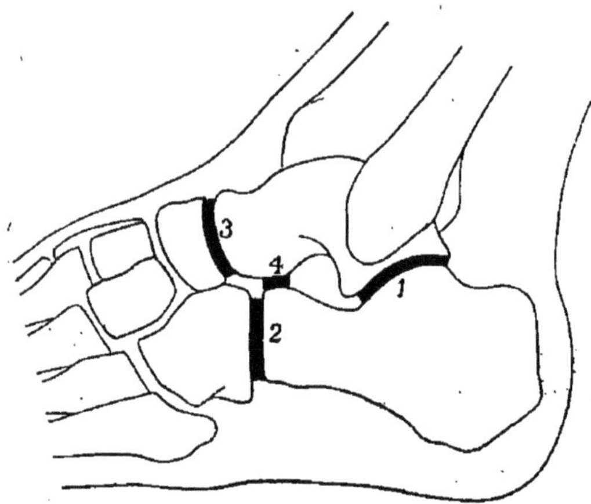

Fig. 208. — Dans l'arthrodèse médio-tarsienne et sous-astragalienne, les cartilages des articulations 1, 2, 3 et 4 doivent être enlevés.

Arthrodèse médio-tarsienne et sous-astragalienne

Ces opérations présentent deux temps différents : une intervention chirurgicale, une intervention orthopédique.

1° Intervention chirurgicale. — Cette opération comprend deux opérations successives : d'abord l'arthrodèse des articulations astragalo-calcanéennes (fig. 208-1 et 2), puis celle des articulations médio-tarsiennes, la première ne pouvant, à elle seule, maintenir l'avant-pied dans la position corrigée (fig. 208-2-3 et fig. 209 et 210).

1. *Arthrodèse sous-astragalienne.* — Le tarse est découvert

(1) *Presse médicale*, 1909, n° 52.

par l'incision ordinaire. Le pied est couché par sa face interne sur un coussin de sable. L'incision, située sur la face externe du pied, est courbe, à concavité antérieure; la partie supérieure suit le bord antérieur de la malléole péronière, la partie inférieure se dirige vers le quatrième métatarsien. L'incision dépasse en haut l'interligne tibio-astragalien, en avant l'interligne calcanéo-cuboïdien.

Après avoir coupé peau et aponévroses, supprimant les duril-

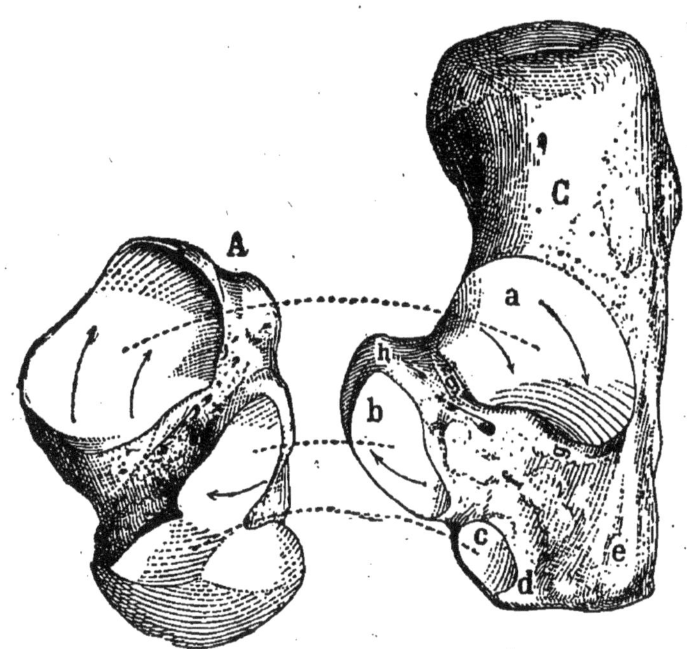

Fig. 209. — Pied gauche. Face inférieure de l'astragale A et face supérieure du calcaneum C (Farabeuf).

lons et bourses séreuses s'il y a lieu, on désinsère et sépare les fibres du muscle pédieux, et on ouvre l'articulation tibio-astragalienne en coupant la capsule le long du bord antérieur de la malléole péronière. Dès qu'on voit le cartilage de l'astragale, le pied étant placé en légère flexion, on introduit horizontalement sous la lèvre interne de l'incision capsulaire la lame du bistouri et on désinsère la capsule en haut et en bas, suivant le col puis la tête de l'astragale jusqu'au delà du scaphoïde, afin de charger sur un écarteur toutes les parties molles du dos du pied, tendons compris, et de les récliner en dedans. On engage ensuite de la même façon le bistouri sous la lèvre externe de l'incision capsulaire, coupant le ligament péronéo-astragalien antérieur, pour arriver jusqu'aux tendons péroniers latéraux que l'on reconnaît et protège d'un écarteur.

L'astragale est aussi bien découvert par sa face externe

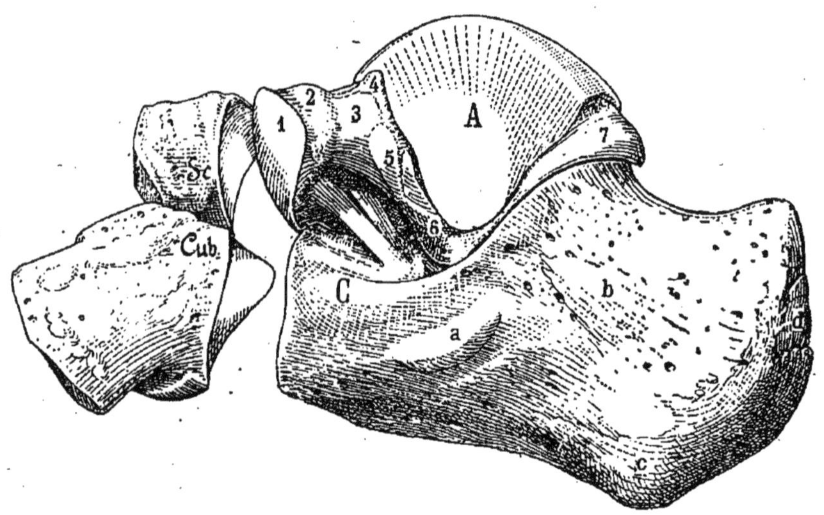

Fig. 210. — Profil externe des os du tarse gauche (Farabeuf).

C, grande apophyse du calcaneum ; *a*, crête tuberculeuse qui sépare les tendons péroniers ; *b*, plaquette d'attache du ligament péronéo-calcanéen ; *c*, tubérosité plantaire postérieure.

A, astragale facette articulaire pour la malléole péronière ; 1, tête ; 2, collier ; 2, bord externe du col ; 4, ligne d'insertion de la capsule tibio-tarsienne venue de 2 et allant à 5, attaches du ligament péronéo-astragalien postérieur ; 6, apophyse externe ; 7, insertion du ligament péronéo-astragalien postérieur.

(fig. 211). On commence l'arthrodèse par l'articulation astragalo-calcanéenne postérieure. Le pied étant tordu, sur le sac de sable, en varus équin forcé, on voit le bord antérieur de la surface articulaire astragalienne externe, dépassant en avant la malléole péronière ; on suit ce rebord cartilagineux antérieur jusqu'à son extrémité inférieure, et à quelques millimètres au-dessous, on trouve l'interligne articulaire astragalo-calcanéen postérieur.

L'interligne ouvert de la pointe du bistouri, on fait bâiller l'articulation en augmentant l'attitude en varus équin du pied, et on peut pénétrer entre les surfaces cartilagineuses. Avec une

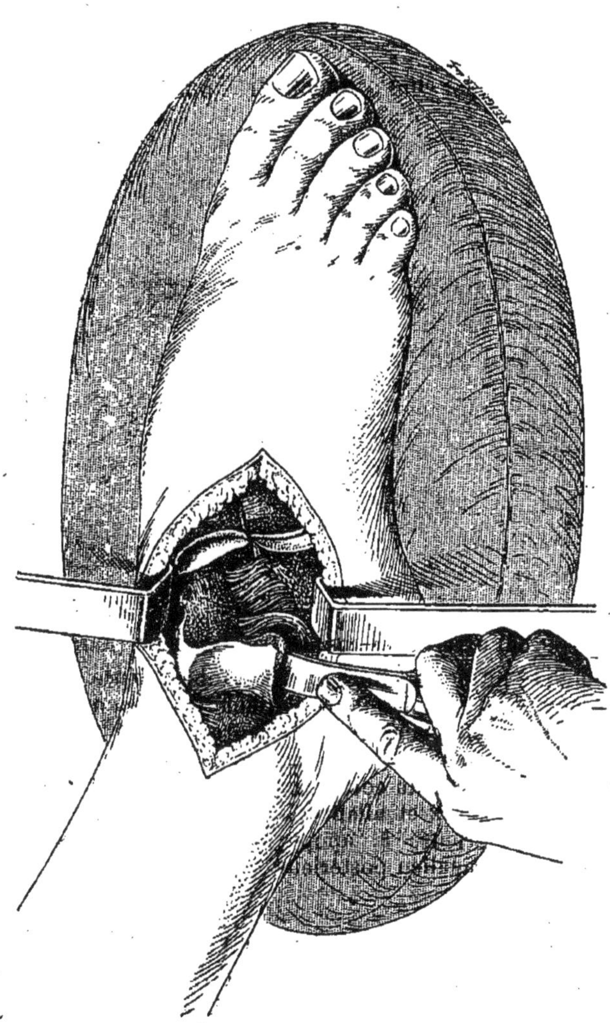

Fig. 211. — Mise à nu des surfaces à opérer, le ligament en Y cache la sous-astragalienne antérieure. Les parties molles, muscles et tendons, sont largement réclinés par les écarteurs.

gouge spéciale (fig. 212), à manche court et renflé, à lame solide, peu épaisse, légèrement concave, et tranchante seulement par son bord antérieur, on enlève en larges écailles le cartilage articulaire en commençant par la surface supérieure, astragalienne (fig. 213). Il est utile, pour mieux voir, de supprimer les lamelles les plus externes de la haie interosseuse.

Pour aborder l'articulation astragalo-calcanéenne antérieure, il est nécessaire de commencer par dépouiller de son cartilage la tête de l'astragale, ce qui est facile en faisant soulever fortement les parties molles du dos du pied par l'écarteur. Lorsqu'on arrive au bas de la tête arrondie, on déblaie le bord du calcanéum des débris ligamenteux, on coupe et supprime le ligament en Y, et on arrive sous l'articulation sous-astragalienne antérieure souvent divisée en deux surfaces. L'abord de cet interligne est difficile, il faut placer le pied en demi-extension avec rotation interne modérée et commencer le dépouillement par la surface cartilagineuse inférieure, celle du calcanéum. Pendant le dépouillement de la tête astragalienne (fig. 214), il ne faut pas craindre de rogner largement; la tête plus mince découvre mieux la surface sus-tentaculaire lorsqu'on la luxe en dedans et en arrière. En outre, dans certaines déviations accentuées, la diminution du volume de la tête astragalienne permet une correction plus facile et plus large. Il vaudrait mieux d'ailleurs laisser quelques parcelles de cartilage que d'arracher, par un trop grand écartement, la haie interosseuse; la soudure serait encore très suffisante.

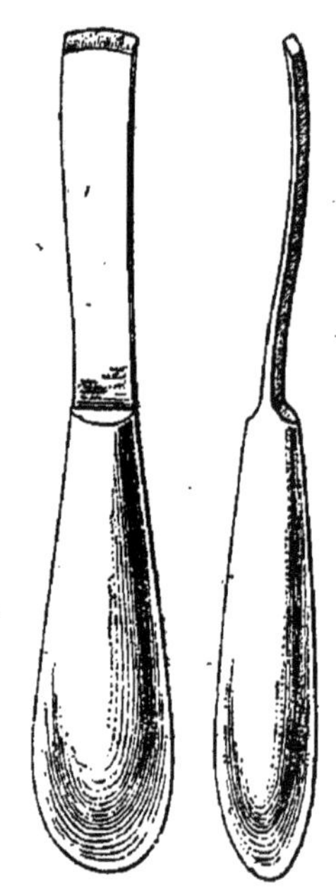

Fig. 212. — Gouge plate, vue de face et de profil.

2° **Arthrodèse médiotarsienne.** — L'arthrodèse médiotarsienne est facile. On dégage très en avant les parties molles du dos du pied pour les écarter. L'adduction exagérée du pied fait bâiller les interlignes. La main gauche de l'opérateur embrasse l'avant-pied pour effectuer cette adduction forcée en même temps que l'index gauche vient appuyer, à travers les parties molles internes sur la tête astragalienne pour la refouler vers l'instrument qui achève son dépouillement. On enlève ainsi successivement tout le revêtement cartilagineux des surfaces scaphoïdienne, calcanéenne antérieure et cuboïdienne.

Lorsque l'opération osseuse est terminée, l'assèchement étant

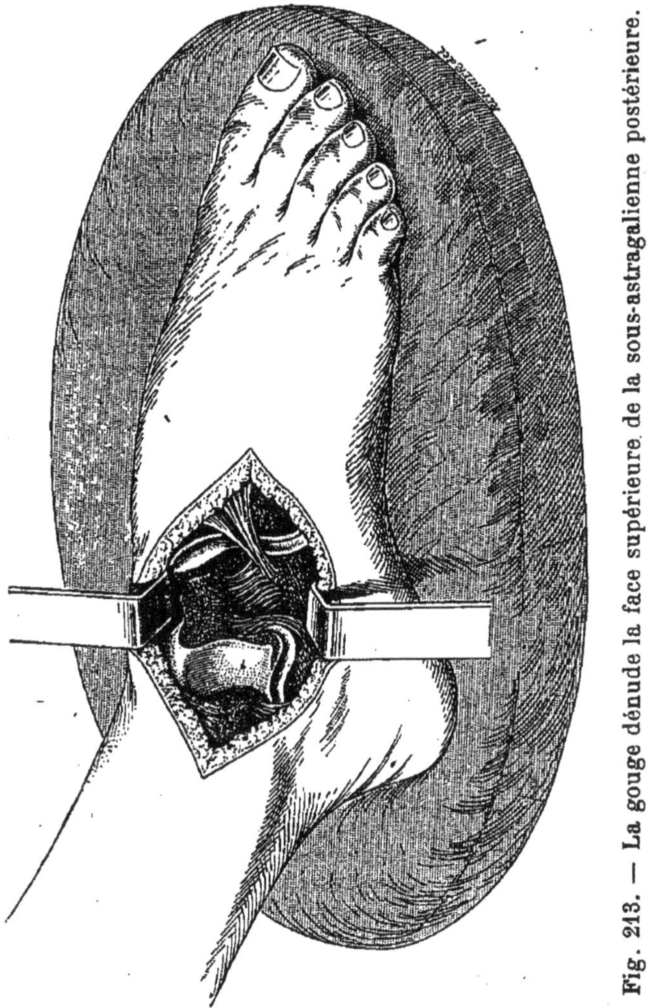

Fig. 213. — La gouge dénude la face supérieure de la sous-astragalienne postérieure.

obtenu par la compression, il est utile de faire, à l'aide d'une mince canule en verre, un lavage à l'eau stérile chaude pour chasser les débris cartilagineux libres restés dans la plaie, et montrer les débris flottants restés attachés et qu'on achève de séparer.

Un surjet de catgut referme les capsules articulaires, recon-

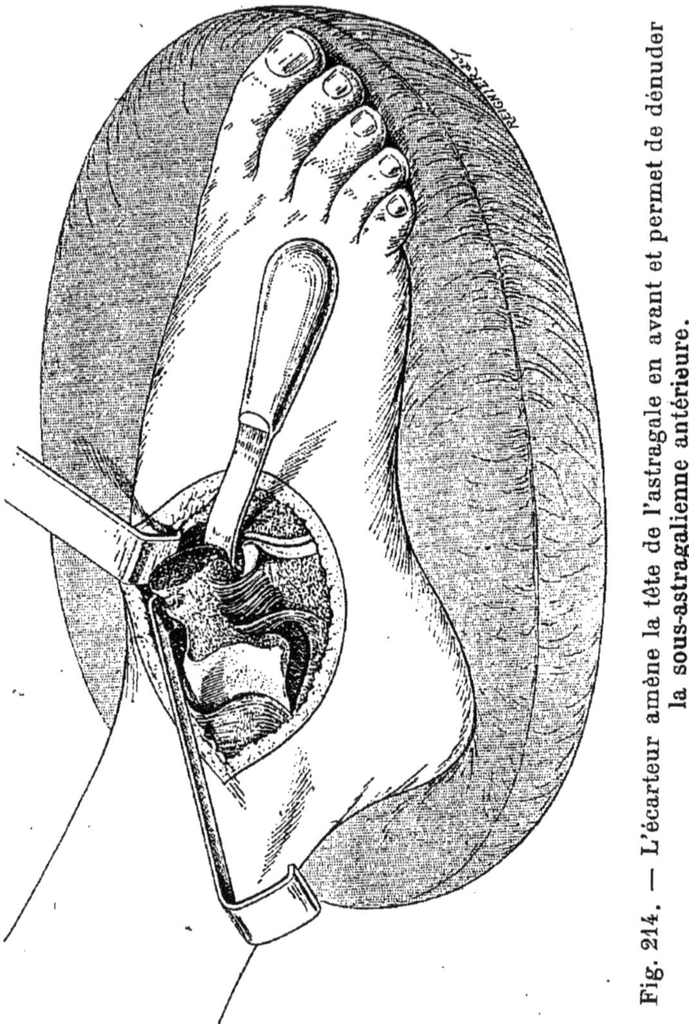

Fig. 214. — L'écarteur amène la tête de l'astragale en avant et permet de dénuder la sous-astragalienne antérieure.

stitue le pédieux, et, plissant les parties molles, amorce la correction de l'attitude du pied. La peau est suturée sans drainage.

Un appareil plâtré circulaire fait à l'aide de bandes roulées

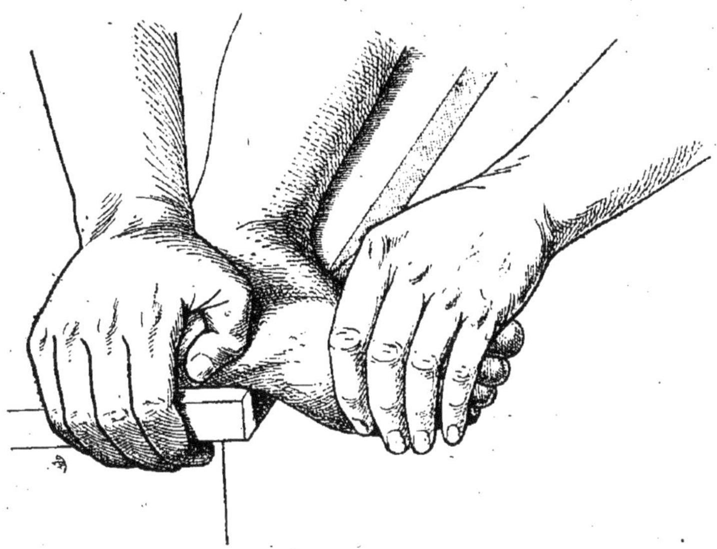

Fig. 215. — Un bon procédé permettant de corriger le varus.

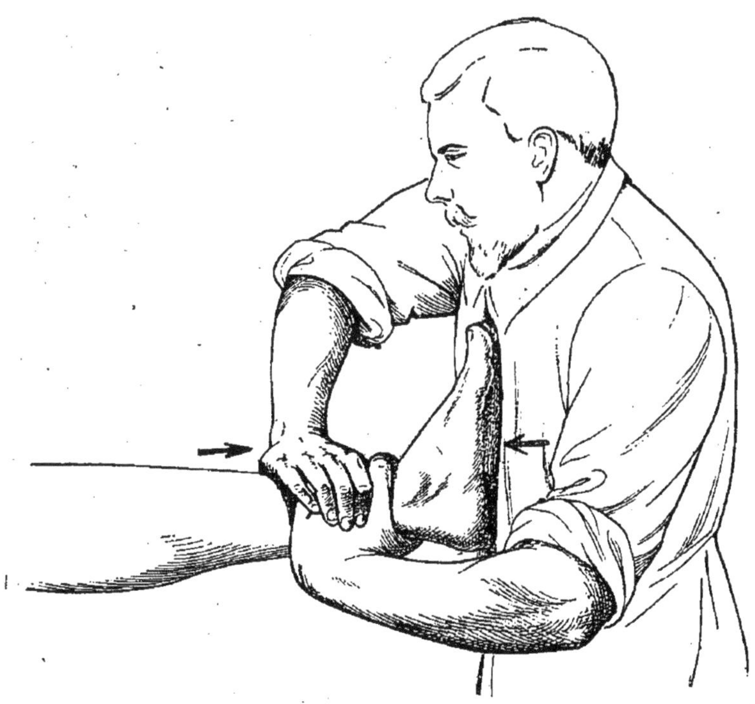

Fig. 216. — Ce procédé permet de corriger la flexion et de parfaire le redressement du varus.

maintient le pied dans l'attitude de correction cherchée. Inutile de dire qu'on ajoutera à cette opération une ténotomie du tendon d'Achille lorsque celle-ci sera utile.

3° **Intervention orthopédique. Redressement et Ténotomie.** — Il ne nous a jamais paru raisonnable d'effectuer des manœuvres de redressement sur un pied qui venait de subir une intervention chirurgicale. C'est pourquoi nous renvoyons à quinze jours, une fois la plaie cicatrisée, la correction des attitudes vicieuses. Lorsque l'intervention chirurgicale n'a pas permis une hypercor-

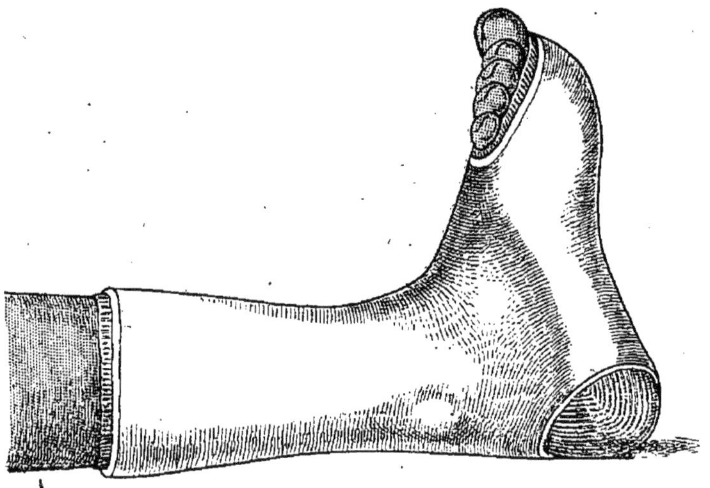

Fig. 217. — Position du pied varus après son redressement et muni de sa botte plâtrée de fixation.

rection de l'attitude vicieuse il est bon de conserver la ténotomie du tendon d'Achille pour cette seconde intervention. Elle sera effectuée avant tout redressement. La correction se fait suivant la technique ordinaire ; pour avoir raison du varus, il suffit de placer le pied au bord d'une table, l'avant-pied débordant, et de presser vigoureusement avec la paume de l'une des mains sur l'avant-pied tandis que l'autre appuie fortement sur le talon et l'applique sur le plan de la table. La correction de l'équinisme suit la correction du varus, et s'opère de la façon suivante : l'une des mains empaume le cou de pied qu'elle presse sur le plan de la table, pendant que l'autre presse sur l'avant-pied. Un excellent mode de redressement consiste à fixer solidement, des deux mains, le cou de pied tandis que l'on presse vigoureusement avec le sternum sur l'avant-pied (fig. 216). Il faut dépasser et de beaucoup la position à angle droit, l'on doit arriver à 70° de flexion. A cela deux raisons : la première est que le plâtre enlevé l'on perd toujours sur la position fixée, la seconde est qu'il ne faut jamais fixer dans la position de redressement maxima. Si, ayant atteint 70° de flexion, on maintient le pied à 80°, il n'y

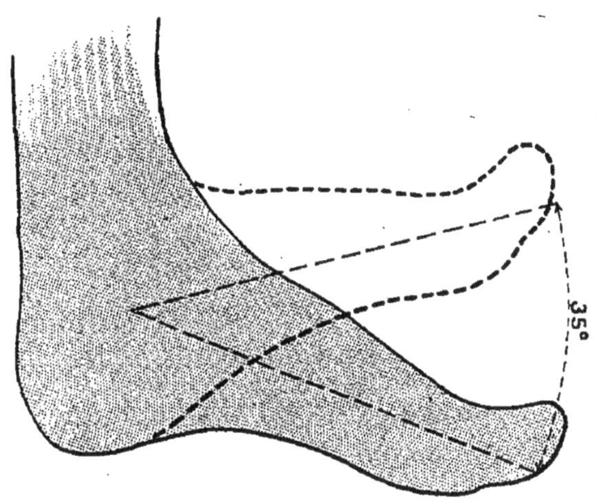

Fig. 218. — Etendue des mouvements du pied d'un sujet qui a subi l'arthrodèse médio-tarsienne et sous-astragalienne.

a pas de mise en tension des ligaments et le malade ne souffre pas.

L'appareil plâtré fixe le pied en *talus valgus* (fig. 217). L'appareil est conservé quatre semaines chez l'adulte.

La chaussure a grosse importance, elle continue, pendant la marche, le modelage du pied et elle empêche la récidive de la déformation. Elle doit être, tout au moins la première chaussure, sans talon, à semelle plus épaisse et largement débordante en dehors. Les autres chaussures pourront être munies d'un talon, bas, désaxé en dehors et plus élevé à ce niveau.

Résultats fonctionnels. — Les articulations médio-tarsienne et sous-astragalienne étant soudées le pied forme bloc, il n'obéit plus aux mouvements de rotation. Quels que soient les muscles, antérieurs ou postérieurs, qui se contractent, ils ne produisent que la flexion ou l'extension directe. Ces mouvements sont du reste beaucoup plus limités qu'à l'état normal où ils ont une amplitude de 80°, allant de 70 de flexion à 150 d'extension. Ici l'amplitude ne dépasse guère 20° à 30° (fig. 218). Ces limites, qui sont plus que suffisantes, permettent une exécution de la marche absolument parfaite.

Chez l'adulte le pied reste souvent sensible les premiers mois, ce qui est plus rare chez l'enfant.

TABLE DES MATIÈRES

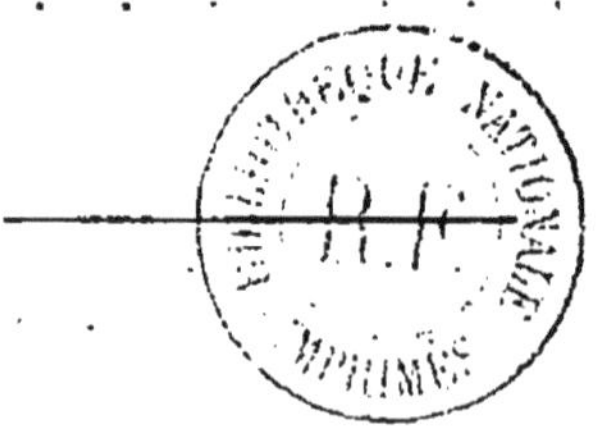

LAVAL — IMPRIMERIE L. BARNÉOUD ET Cie.

www.ingramcontent.com/pod-product-compliance
Ingram Content Group UK Ltd.
Pitfield, Milton Keynes, MK11 3LW, UK
UKHW020211250726
13967UKWH00003B/1392